rororo

rororo

«Am 10. November 2012 veränderte sich mein Leben für immer. Kurz nach 20 Uhr verließ ich das Haus meiner Freunde als glücklich verheirateter dreiunddreißigjähriger Vater. Um 21.17 Uhr saß ich ganz in der Nähe ihrer Wohnung in einem Krankenwagen auf der Straße – unter Schock und als Witwer. Mein Sohn und ich entgingen knapp dem Auto, das die Frau tötete, die ich seit acht Jahren liebte. Die Frau, die ich ein Jahr zuvor geheiratet hatte. Es tötete eine Ehefrau, eine Tochter, eine Schwester, eine von vielen geschätzte Freundin. Aber, was vielleicht am schlimmsten war, es tötete die schöne, liebevolle Mutter eines kleinen Jungen. Wie schafft man es bloß, nach einem so tragischen Verlust wieder ein halbwegs normales Leben zu führen? Diese Frage quälte mich. Ich wollte über meine Erfahrung reden und mich mit Menschen austauschen, die dasselbe durchgemacht hatten wie ich: jung verwitwet, allein mit der Sorge um trauernde Kinder. Aber erst einmal blieb meine Suche nach solchen Menschen vergebens. Und ich fühlte mich noch einsamer.»

Benjamin Brooks-Dutton, geboren 1979, arbeitet als Kommunikationsberater und lebt mit seinem Sohn Jackson in London.

Benjamin Brooks-Dutton

# *Du fehlst uns jeden Tag*

*Unser erstes Jahr ohne Desreen*

Aus dem Englischen von Katharina Förs und
Thomas Wollermann

Rowohlt Taschenbuch Verlag

Deutsche Erstausgabe
Veröffentlicht im Rowohlt Taschenbuch Verlag,
Reinbek bei Hamburg, Juli 2015

Die englische Originalausgabe erschien 2014 bei Hodder & Stoughton,
an Hachette UK company, London, unter dem Titel «It's Not Raining, Daddy,
It's Happy» Copyright © Benjamin Brooks-Dutton
Umschlaggestaltung ZERO Werbeagentur, München
Umschlagabbildung Harry Borden/Kontributor/Getty Images
Satz DTL Documenta PostScript (InDesign) bei
Pinkuin Satz und Datentechnik, Berlin
Druck und Bindung CPI books GmbH, Leck, Germany
ISBN 978 3 499 62932 7

## *Widmung*

Dieses Buch schrieb ich zum Andenken an die Vergangenheit meiner wunderschönen Frau, und ich widme es der Zukunft meines geliebten Sohnes.

Jackson, obwohl du erst zwei Jahre alt warst, als dir deine Mutter genommen wurde, werde ich nie zulassen, dass du vergisst, was für eine unglaubliche Frau sie war. Eines Tages wird dieses Buch dir hoffentlich helfen zu verstehen, welch großen Einfluss du in den dunkelsten Tagen meines Lebens auf mich hattest.

Manchmal merken wir erst, wie glücklich wir sind,
wenn der Augenblick vorbei ist. Aber hin und wieder,
wenn der Zufall es will, erkennen wir das Glück,
wenn es sich tatsächlich ereignet.

*Tony Parsons, Männlich, alleinerziehend, sucht …*

# *Vorwort*

Am 10. November 2012 veränderte sich mein Leben für immer. Kurz nach 20 Uhr verließ ich das Haus meiner Freunde als glücklich verheirateter dreiunddreißigjähriger Vater. Um 21.17 Uhr saß ich ganz in der Nähe ihrer Wohnung in einem Krankenwagen auf der Straße – unter Schock und als Witwer. Die Uhrzeit weiß ich nur noch, weil die Zeiger auf der Uhr in derselben Position standen wie zwei Jahre und drei Wochen zuvor bei der Geburt unseres Sohnes.

Mein Sohn und ich entgingen knapp dem Auto, das die Frau tötete, die ich seit acht Jahren liebte. Die Frau, die ich ein Jahr zuvor geheiratet hatte. Es tötete eine Ehefrau, eine Tochter, eine Schwester, eine von vielen geschätzte Freundin. Aber, was vielleicht am schlimmsten war, es tötete die schöne, liebevolle Mutter eines Kleinkinds.

Wie schafft man es bloß, nach einem so tragischen Verlust wieder ein halbwegs normales Leben zu führen? Diese Frage quälte mich. Ich wollte über meine Erfahrung reden und mich mit Menschen austauschen, die dasselbe durchgemacht hatten wie ich: jung verwitwet, allein mit der Sorge um trauernde Kinder. Aber erst einmal blieb meine Suche nach solchen Menschen vergebens. Und ich fühlte mich noch einsamer.

«Ich überlege, ob ich nicht einen Blog über Dessies Tod schreiben sollte», sagte ich zu einem Freund. «Es beschäftigt mich, dass es für Männer, die allein Kinder aufziehen müssen, kaum etwas gibt.»

«Dann los!», meinte er, denn er begriff sofort, worum es mir ging.

Also postete ich am 7. Januar 2013, zwei Monate nach dem Tod meiner Frau Desreen Brooks, meinen ersten Blog-Eintrag. Eine Woche später bat mich der *Guardian*, in einem Feature für die Familienbeilage zu schildern, wie ich meinem zweijährigen Sohn verstehen half, was mit seiner Mami passiert war. Außerdem wurde ich zum selben Thema auf *BBC Breakfast* und *This Morning* von ITV interviewt. Innerhalb von vier Monaten hatte mein Blog ein breites Medienecho ausgelöst, ein treues Publikum nicht nur in Großbritannien gefunden, wurde von über einer halben Million Nutzer aufgerufen und erhielt einen Preis, weil er die Menschen dazu anhielt, sich mit einem Problem zu beschäftigen, das letztlich jede Mutter und jeden Vater treffen kann.

Ursprünglich wollte ich anderen Männern Mut machen, sich zu öffnen und Vorstellungen von männlicher Trauer zu hinterfragen – nicht zuletzt die Meinung, es sei eine Frage der Ehre, angesichts eines Trauerfalls Haltung zu bewahren. Der Blog lockte jedoch Menschen in unterschiedlichen Lebenssituationen an, die eins gemein hatten: einen gerade erlittenen Verlust oder die Sorge um trauernde Freunde und Angehörige.

Es meldeten sich alle möglichen Menschen: nicht nur Männer, auch Frauen; nicht nur junge, auch alte; Menschen, die ihren Ehepartner in derselben Woche verloren hatten wie ich; Eltern, die um Kinder trauerten; Partner, die noch gar nicht angefangen hatten zu trauern, weil ihre todkranken Lebensgefährten noch nicht ganz aufgegeben hatten; Lehrer, die Anregungen gefunden hatten für den Umgang mit Kindern, in deren Familien ein Elternteil verstorben oder unheilbar krank war, und Menschen, die Wege finden wollten, wie sie geliebten Menschen angesichts von Verlust und Schmerz helfen können.

Ich möchte ein ungeschminktes, unmittelbares Bild der Trauer zeichnen. Deshalb habe ich alles so dokumentiert, wie es passiert ist. Mir wurde klar, dass ich bald nach dem Tod meiner Frau mit dem Schreiben beginnen musste, weil mir eines Tages eine Analogie in den Sinn kam: Wenn Frauen sich an die Schmerzen bei der Geburt genau erinnern könnten, würde vielleicht keine mehr als ein Kind bekommen. Das Schmerzgedächtnis des Menschen ist nicht sehr ausgeprägt, und in vieler Hinsicht ist das gut und notwendig. Doch so morbide es klingen mag, die Vorstellung, dass ich die Qualen meiner Trauer je vergessen würde, machte mir Angst. Und noch mehr beunruhigte mich, dass ich sie meinem Sohn nicht würde erklären können, wenn er alt genug wäre, um ernste Fragen zu stellen.

Dieses Buch handelt von der Reise, die mein Sohn und ich hinter uns haben. Ich habe die Welt der Trauer durch die Augen von Erwachsenen und Kindern gesehen. Dabei habe ich sehr viel gelernt über tiefen Kummer, Elternschaft und das Leben mit einem Verlust, und unterwegs haben mein Sohn und ich unschätzbare Einsichten gewonnen. Von einem kleinen Kind, meinem Sohn Jackson, habe ich mehr gelernt, als mir irgendein Erwachsener je beibringen konnte.

Ich hoffe wirklich, dass wir mit der Schilderung unserer Erfahrungen anderen Menschen helfen können, die entweder selbst trauern oder trauernden Freunden und Angehörigen helfen wollen.

# *Winter*

# *Jener Abend*

Desreen wurde uns ohne Vorwarnung genommen.

Wir hatten mit unserem Sohn Jackson und zwei engen Freunden, Zac und Laura, gerade einen wunderbaren Tag verbracht. Ich gehöre nicht zu den Leuten, die Vergangenes durch die rosarote Brille sehen, denn auch meine besten Zeiten mit Desreen hatten ihre Schönheitsfehler, aber dieser Tag hielt wirklich alles bereit, was meine Frau liebte. Sie hatte sogar eine Bemerkung darüber gemacht, wie glücklich sie in Gesellschaft ihres Mannes, ihres Kindes und ihrer Freunde war.

Einige Zeit hatte sie damit zugebracht, «kreativ zu sein», wie sie es nannte, und zwar in einem Kunst-Café, wo sie fröhlich Tassen und Bleistiftbecher für ihr neues Büro bemalte, das sie aufpolieren wollte. Wir lachten alle darüber, wie entschlossen Jackson Farbe auf ihr «Kunstwerk» patschte, statt sich auf sein eigenes kleines Projekt zu konzentrieren. Er wollte ihre Aufmerksamkeit von der Keramik ablenken, weil er sie innig liebte und ganz ungern teilte. Später ließ sie uns Übrige kochen, während sie wie immer zuschaute, plauderte und Prosecco trank, weil Küchenarbeit sie langweilte. Sie brachte Jackson bei, wie man zu Bill Hayleys «Rock Around the Clock» tanzt, und sie gestand Zac, den sie vom Studium kannte und bei dem wir zu Besuch waren, dass sie ihn, obwohl sie ihn nicht mehr so oft anrief, unheimlich gern mochte.

Zum Abendessen kamen noch mehr Gäste, und nach dem Essen verabschiedeten wir uns und gingen aus der Souterrainwohnung die Treppe zur West End Lane in West Hampstead hinauf. Mit seinen zwei Jahren war Jackson ein munteres Kerlchen, das nie ohne großes Theater in seinen Buggy einstieg. Als Desreen und ich es endlich geschafft hatten, unser sich windendes Kleinkind anzuschnallen, sahen wir einander an und lachten. Er war wieder einmal besiegt worden, aber nicht, ohne sich wacker zu schlagen.

«Macht nichts», sagte sie. «Er war heute so brav, so lustig. Ich bin so stolz auf ihn.» Das waren die letzten Worte, die über ihre Lippen kamen.

Ich schob den Buggy und ging die Straße entlang zum Bahnhof, meine Frau folgte uns mit ein paar Schritten Abstand. Ich weiß noch, dass ich mein Handy aus der Innentasche holte, um Nachrichten zu checken, dann aber dachte: Lass es, das kannst du im Zug immer noch machen. Gott sei Dank für diese kleine Gnade, denn genau als mir dieser Gedanke durch den Kopf ging, kam ein Auto um die Ecke gerast – so schnell, wie ich noch nie einen Wagen im eher schleppenden Verkehr auf Londons Straßen gesehen hatte. Eine Verfolgungsjagd, schoss es mir durch den Kopf. Polizei jagt Drogendealer, überlegte ich. Ich weiß auch noch, dass ich mich seltsam distanziert fühlte, als würde ich gleich mit meiner Frau darüber reden, dass wir so etwas noch nie erlebt hätten, und als würden wir gemeinsam über den Fahrer schimpfen, der ohne jede Rücksicht andere Menschen in Gefahr brachte.

Aber dann war das Auto plötzlich auf dem Bordstein. Das Licht der Scheinwerfer traf uns, und ich sah im Geist schon vor mir, wie der Wagen meinen Sohn erfasste, seinen Buggy in die Luft schleuderte und Jackson tot auf der Straße liegen blieb. Es gibt eine Szene aus dem Film *Speed* mit Keanu Reeves und Sandra Bullock, in der sie einen Bus fährt, in dem eine Bombe explodieren wird, sobald sie langsamer als 80 km/h fährt. In panischem Schrecken fährt sie einen Kinderwagen an, dem sie nicht ausweichen kann. Glücklicherweise ist er nur mit Dosen gefüllt. Diese Szene sah ich plötzlich in meinem Kopf, aber im wirklichen Leben würden es nicht Nahrungsmittel sein, die auf der Straße landeten – sondern unser Sohn. Ich stellte mir vor, wie wir schreiend zu ihm rannten. Und dass unser Leben dann mit seinem vorbei wäre, obwohl wir weiteratmeten. Während ich das dachte, in diesen wenigen verrückten Sekunden, in denen mein Hirn so viele Bilder produzierte, waren Desreen und ich in meiner Vorstellung nicht wirklich in Gefahr.

Also reagierte ich rein impulsiv; ich fand eine Lücke. Glücklicherweise stand eine schmale Einfahrt offen, in die ich Jacksons Buggy hastig hineinstieß. Dabei gewann ich so viel Schwung, dass ich ebenfalls aus der Bahn geriet, aber nur um Haaresbreite.

Als ich mich nach Desreen umdrehte, sah ich, dass sie angefahren worden war, und schrie um Hilfe. Dass ich eine solche Lautstärke in mir hatte, hätte ich nie geahnt. Ich war wie ein Tier.

«Hilfe! Helft uns!», brüllte ich die Straße hinunter.

Überall waren Leute, aber sie standen bloß reglos da und gafften.

«Warum tut ihr nichts?», donnerte ich. «Warum zum Teufel hilft uns niemand?»

Zweifellos wählten in diesem Moment Dutzende Leute den Notruf. Aber ich befand mich auf einmal in einer Art Blase, in der ich nur meine eigene Stimme hörte und verschwommene Gesichter sah, Straßenlaternen und meine Frau, die auf dem Boden lag – mit offenen Augen, aber leblosen Augen.

Abgesehen davon sah sie unversehrt aus. Ein Auto hatte sie angefahren, aber sie sah genauso aus wie vorher, kein Kratzer, kein sichtbarer Bruch, sie lag nur einfach still auf dem Gehsteig.

Es waren ihre Augen und ihr Mund, die mir Angst machten. Sie waren offen, sahen mich aber nicht an, sprachen nicht zu mir. Sie wirkten weder ängstlich noch friedvoll noch schmerzerfüllt. Sie waren einfach nur geöffnet.

Sekunden später bog ein Krankenwagen um die Ecke. Er war nicht hierhergerufen worden, sondern kam zufällig vorbei und hielt an. Ich stürzte auf den Wagen zu, bettelte um Hilfe. In meiner angstinduzierten Kurzsichtigkeit ahnte ich nicht, dass noch ein weiteres Mädchen überfahren worden war und ebenfalls dringend Hilfe brauchte oder dass der Fahrer den Wagen gegen eine Mauer gelenkt hatte und auch versorgt werden musste. Ich wusste nur, dass meine Frau, Jacksons Mutter, regungslos auf dem Gehsteig lag, in der Kälte – im Dunkeln.

«Bitte, helft uns doch!», flehte ich wieder.

Dann war plötzlich eine junge Frau an Desreens Seite.

«Bewegen Sie sie nicht», rief ich, nach zahlreichen Arztserien davon überzeugt, dass Desreen querschnittsgelähmt enden könnte, wenn man sie bewegte. Aber diese Frau war Ärztin und zur rechten Zeit am rechten Ort. Ehe ich mich versah, waren noch mehr Mediziner zur Stelle.

Inzwischen war die Straße voller Menschen. Mein Sohn saß noch in seinem Buggy, das Gesicht von der Unfallszene abgewandt. Ich durfte nicht zulassen, dass er mich sah, weil er dann merken würde, dass etwas Schreckliches passiert war. Bestimmt würde er Angst bekommen, wenn er ein vertrautes, aber urplötzlich verändertes, schmerzverzerrtes Gesicht erblickte. Also bat ich die Passanten nachzusehen, ob mit ihm alles in Ordnung war.

«Es geht ihm gut, es geht ihm gut», versicherten mir weibliche Stimmen ohne Gesicht.

Ich lief zu unseren Freunden, die inzwischen auch auf der

Straße waren, und bat sie, Jackson mit hineinzunehmen. Ein Blick in Zacs Gesicht schmetterte mich nieder. Offenbar war ihm klar, dass sie sterben würde, während ich zu geschockt und durcheinander war, um irgendetwas zu kapieren.

Laura sprach schließlich die beruhigenden Worte aus: «Ruhig Blut, ruhig Blut, alles wird gut», erklärte sie uns beiden.

Die Sanitäter und zufällig anwesenden Ärzte versuchten, Desreen wiederzubeleben – nicht gerade ein Hinweis darauf, dass alles gut wird.

Ich hielt mir den Kopf mit beiden Händen, raufte mir die Haare, rieb mir wie wild die Augen und schrie und schrie, stampfte mit den Füßen auf wie ein Kleinkind, dem noch die Worte fehlen, um sich auszudrücken.

Der Krankenwagen, der zufällig vorbeigekommen war, hatte nicht die gesamte Ausrüstung dabei, die die Sanitäter benötigten, und ich hörte, wie sie leise darüber sprachen, was alles fehlte.

«Sagen Sie mir, was Sie brauchen, ich besorge es», heulte ich, völlig außer mir, weil alles so locker abzulaufen schien, wie ein x-beliebiger Tag im Büro. Es fehlte ihnen irgendein Gerät, um Desreen den Magen auszupumpen, also lief ich zu den anderen Krankenwagen und schrie um Hilfe.

«Es gibt hier noch andere Leute, die Hilfe brauchen, Sir», sagte einer der Sanitäter zu mir.

«Ja, aber die anderen Leute sind nicht meine Frau, und sie haben kein Kleinkind, das in dem Haus da sitzt, während seine Mutter auf der Straße stirbt. Geben Sie mir so eine verdammte Pumpe», schrie ich ihn an. Mit der Pumpe lief ich zurück und gab sie den Leuten, die Desreen zu retten versuchten und sofort damit arbeiteten.

Wie viel Zeit verging, weiß ich nicht. Keine Ahnung, wie lange sie sich um meine Frau bemühten, aber ich erinnere mich, dass mir die seltsamsten Gedanken durch den Kopf gingen und mein Hirn völlig durchdrehte angesichts dessen, was meine Augen mit ansahen.

Sie wird verdammt wütend sein, dass sie ihr einfach den Pullover zerschneiden, dachte ich, während die Sanitäter versuchten, Desreens Tod abzuwenden.

Wenn sie rausfindet, dass sie praktisch nackt auf der Straße gelegen hat und so viele Leute herumgestanden sind, wird sie sich unheimlich ärgern.

Deswegen sollte man immer schöne Unterwäsche tragen, wenn man aus dem Haus geht, nur für alle Fälle.

Gedanken, für die ich mich später schämen würde, die ich aber in diesem Moment nicht kontrollieren konnte.

«Alles wird gut», sagte Laura noch einmal. «Jetzt legen sie sie auf eine Trage und bringen sie ins Krankenhaus.»

Als ich die Trage auf der Straße sah, durchflutete mich Erleichterung. Doch dann kamen sie: die Worte, von denen ich nicht geglaubt hatte, dass Menschen sie tatsächlich aussprachen; Worte, die nur Text sein sollten, den man im Fernsehen hört.

«Wir können nichts mehr für Ihre Frau tun. Wir haben alles getan, was wir auch im Krankenhaus getan hätten.»

Ein Heulen brach aus mir heraus. Das Geräusch, das ich von mir gab, kann ich nicht einmal buchstabieren, und wenn ich es versuchte, würde es auf einer Buchseite lächerlich aussehen, aber Zeugen sagten, es sei mehr als erschütternd gewesen. Als sie für tot erklärt wurde, weinte ich Tränen, wie ich sie noch nie zuvor vergossen hatte. Wie viele Leute das mit ansahen, bekam ich nicht mit.

Von weit her hörte ich Laura, deren Dad vor Jahren durch einen Autounfall gestorben war. Sie fragte mit ruhiger Stimme: «Wie kann das bloß noch einmal passieren?» Ich habe nie einen

Menschen gesehen, der angesichts solch tragischer Umstände so gefasst blieb. Irgendwie war sie wohl dazu bestimmt, da zu sein an dem Abend, an dem mein Leben in die Brüche ging. Zac und ich brauchten sie, um uns wieder zu fangen, weil wir buchstäblich am Boden waren und heulten und beteten, nicht gerade gehört zu haben, dass Desreen tot war.

Dann, ganz plötzlich griff Lauras Ruhe auf mich über, und ich richtete mich auf. Und fing an, Witze zu machen. Zu Zac sagte ich, es sei unverzeihlich, wenn einem erwachsenen Mann so abscheulich die Nase lief, und gab ihm ein Papiertaschentuch aus dem Krankenwagen, der nutzlos auf der Straße herumstand. Jetzt war er eher eine Wärmestube als ein Minikrankenhaus, das meine Frau hätte retten können.

Ich entschuldigte mich bei der Polizei für die Fleecedecke, die mir jemand umgelegt hatte, denn ich wusste, meine Frau hätte mich lieber in walisische Lammwolle eingehüllt gesehen. Ich fing an, Pläne zu entwerfen, und bat Zac, für die Arbeit am Montag eine Checkliste zusammenzustellen, denn wir waren nicht nur enge Freunde, sondern auch Kollegen. Dann ging ich zu Desreens Leichnam und versicherte ihr, alles sei in Ordnung, ich würde mich um unseren Sohn kümmern. Ich stand vollkommen unter Schock und befahl mir, stark zu sein.

Die Polizei nahm meine Erstaussage auf, und dann tranken wir scheinbar stundenlang Tee in Zacs und Lauras Wohnung. Ich sollte nach Hause gebracht werden, aber ich wollte nirgends hingehen, ehe ich wusste, dass Polizisten aus Hampshire Desreens Eltern informiert hatten. Ich hätte es mir nicht verziehen, wenn man sie nur telefonisch informiert hätte oder sie ins Auto gesprungen und bei einer nächtlichen Fahrt nach London ein Risiko eingegangen wären. Die Sache verzögerte sich, weil die Beamtin, die den Anruf entgegennahm, eine Freundin der Familie war – eine junge Frau, die Desreen seit Jahren kannte – und es nicht über sich brachte, Desreens Mutter, die sie als Tante Bev kannte, die Todesnachricht zu überbringen. Ohnehin konnten wir nirgendwo hinfahren, bis die Londoner Polizei einen Kindersitz aufgetrieben hatte, in dem wir Jackson sicher nach Hause befördern konnten.

An diesem Abend stellte ich fest, dass sich der Körper, wenn man ein Trauma erleidet und unter Schock steht, sofort völlig verändert. Meine kurze Aussage musste ich mehrmals unterbrechen, um auf die Toilette zu gehen. Das hielt wochenlang an, ebenso wie meine erhöhte Körpertemperatur. Während sich andere im November und Dezember warm anzogen, sehnte ich mich nach kälteren Wintertagen, damit ich im T-Shirt nach draußen gehen und mich abkühlen konnte.

Als der Kindersitz eintraf, musste ich meinen Sohn aufwecken, aus einem fremden Bett holen und in einen Wagen setzen, der das Auto seiner Träume hätte sein können, ein Auto, das Tatütata macht! Nur dass er es nicht spannend fand, sondern durcheinander und erschöpft wirkte. Normalerweise war er eine kleine Quasselstrippe, aber jetzt saß er einfach da, lehnte seinen Kopf an meinen und hielt meine Hand, während ich ihm sagte, dass ich ihn liebhätte und wir das schon schaffen würden. Ich stand zu dem Zeitpunkt unter Schock, woher zum Teufel sollte ich wissen, ob wir irgendetwas schaffen würden?

Wenn ich mir den Abend aus der Sicht eines Zweijährigen vorstelle, dann sieht die Sache so aus: Als wir an dem Tag aus dem Haus gingen, war er mit beiden Eltern unterwegs; als er abends nach Hause kam, gab es nur noch Daddy. Irgendwann an dem Abend war Mami gegangen, ohne tschüs zu sagen.

Es war nach Mitternacht, als wir in West Hampstead losfuhren, das weiß ich, weil auf dem Etikett der durchsichtigen Plastiktüte, in der sich ihre Sachen befanden, 23.59 Uhr steht. Ich erinnere mich, dass ich hörte, wie ein junges Paar, das nach einem vergnüglichen Abend Arm in Arm heimkam, einigen Beamten erklärte, sie müssten durch die Absperrung, um zu ihrem Haus zu gelangen. «So wie es aussieht, wurde niemand verletzt», beruhigte der Mann seine Frau oder Freundin.

Während wir durch die Londoner Straßen krochen, hatte ich aus irgendeinem Grund das Bedürfnis, mit den beiden Polizisten zu reden, die uns nach Hause fuhren. Ich hielt die Stille nicht aus, die im Wagen herrschte. Den Namen des Beamten auf dem Beifahrersitz weiß ich nicht mehr, aber der Fahrer hieß Barrington. Er hatte sich um mich gekümmert, als ich von Desreen Abschied nehmen musste, und mich richtig fest im Arm gehalten, als ich von der Toten wegging. Er erinnerte mich ein bisschen an einen ihrer Onkel, und angesichts der Gefühle, die sich in seinem Gesicht spiegelten, drängte sich mir die Frage auf, ob Desreen ihn vielleicht an eine Nichte erinnerte. Als ich ihm meine Adresse in East Dulwich nannte, sagte er, er kenne die Gegend gut, und ich fragte, woher, um ein Gespräch anzufangen. Es stellte sich heraus, dass er hier in den siebziger Jahren sein Revier gehabt hatte. Lächelnd schüttelte ich den Kopf. Mir wurde klar, dass die Ehe mit einer schwarzen Frau mir nicht half, das Alter schwarzer Männer zu schätzen – ich hielt sie immer für mindestens zehn Jahre jünger, als sie waren.

Zu Hause begleiteten mich die Polizeibeamten noch in unsere Wohnung und warteten auf dem Flur, während ich versuchte, Jackson ins Bett zu bringen. Beim Abschied bedankte ich mich bei ihnen für alles, was sie getan hatten.

Jackson fand keine Ruhe, aber ich brachte es nicht fertig, mich mit ihm hinzulegen, während er nicht schlafen konnte, und meine Gedanken rasten, also nahm ich ihn mit ins Wohnzimmer und bettete ihn aufs Sofa. Ich hatte Zac und Laura gebeten, rüberzukommen und uns Gesellschaft zu leisten.

Als wäre es für ein Kleinkind nicht verwirrend genug, nach Mitternacht im Polizeiauto, aber mit einem Elternteil weniger heimzukommen, wurde unser Wohnzimmer mit fortschreitender Stunde immer voller. Desreens beste Freundinnen – die selbsternannten Spice Girls – kamen zu uns, nachdem die Polizei uns abgesetzt hatte, also kurz nach eins. Marianne hieß Baby Spice wegen ihrer verblüffenden Ähnlichkeit mit Emma Bunton, Caroline Sporty Spice, weil sie die aktivste der Gruppe war, Anna war Posh Spice, einfach weil sie braunes Haar hatte, und Desreen nannte sich Scary Spice, und zwar nur aus dem Grund, weil beide dunkelhäutig waren. Die Ginger Spice der Clique habe ich nie kennengelernt, aber soviel ich weiß, hat sie die Pseudo-Spice-Girls von Hampshire etwa zu der Zeit verlassen, als sich auch Geri Halliwell für eine Solokarriere entschied. Und jetzt hatte die Gruppe noch ein Mitglied verloren.

Ich weiß nicht recht, warum wir in dieser Nacht alle zusammenkamen. Es war schon ziemlich spät, als Desreens Eltern von ihrem Tod erfuhren, aber ich glaube, Desreens Mutter Bev rief Carolines Mutter Ethna an, um ihr zu erzählen, was passiert war. Ethna rief daraufhin Caroline an, und dann meldete sich Caroline als Erste bei mir, als Jackson und ich auf der Rückbank des Polizeiwagens saßen. Mit der einen Hand hatte ich nach dem Telefon gegriffen und sprach leise, mit der anderen hielt ich Jacksons kleine Hand. Er schaute aus dem Fenster. Obwohl es mitten in der Nacht war, sagte ich Caroline, sie und die anderen könnten ruhig vorbeikommen, wenn sie zusammen sein wollten. Heute Nacht würde ohnehin niemand von uns Schlaf finden, und sie wohnten alle in der Nachbarschaft.

Als sie an der Haustür läuteten, beschloss ich, nach unten zu gehen und sie abzuholen, statt den Türöffner zu drücken. So konnte ich noch kurz mit ihnen reden, ohne Jackson noch mehr durcheinanderzubringen. Zac und Laura kümmerten sich unterdessen im Wohnzimmer um ihn. Ich führte alle in unsere Wohnung im zweiten Stock und sah eine Nachbarin, die auf ihrem Balkon rauchte.

«Hi, Babe», sagte sie keck. Sie war unterwegs gewesen, es war spät, und es hatte wohl den Anschein, als würden wir alle nach einem durchzechten Tag nach Hause kommen und entsprechend miserabel aussehen. «Alles in Ordnung?», fragte sie.

Ich brachte die Wörter nicht heraus. Meine Kinnlade bewegte sich, und ich schüttelte den Kopf, aber es kam nichts; ich konnte nicht sprechen. Sie muss gedacht haben, ich wäre entweder sturzbesoffen oder verdammt unhöflich, als ich die Tür schloss, ohne ihre Frage zu beantworten.

Ich führte alle in Jacksons leeres Zimmer, um vollständig zu erklären, was passiert war. Bis zu diesem Abend hatte ich es nie erlebt, dass eine der jungen Frauen richtig aufgelöst gewesen wäre. Marianne beendet normalerweise jeden Satz mit einem Witz und einem Kichern, und Desreen, Mariannes beste Freundin und ihr größter Fan, hatte immer in ihr Lachen eingestimmt. Ich war es gewohnt zu hören, wie Caroline irgendeinen Schabernack mit Des ausheckte, während sie und Anna sich gern über ihren riesigen gemeinsamen Vorrat an wenig wahrscheinlichen Gefahren austauschten – angefangen mit Tauben, die einem in die Haare flattern, bis zu Selbstmordattentätern, die sich im Kino in die Luft sprengen.

An diesem Abend schluchzte Marianne und fragte, wie das nur passieren konnte, und die anderen gaben kaum ein Wort von sich. Paul, Annas Mann, war auch mitgekommen. Keiner von uns wusste, was er sagen sollte. Ich bot Getränke an: Wasser, Tee und

Hennessy war alles, was ich im Haus hatte. Ich entschied mich für den Cognac, weil ich dachte, das wäre zu diesem Anlass das Richtige. Mein Sohn aß Joghurt und spielte schlecht gelaunt mit seiner Eisenbahn.

Keine Ahnung, wie lange unsere Freunde blieben. Mit Ende zwanzig hatten wir oft gemeinsam gefeiert oder in Spanien und Ibiza Urlaub gemacht, wir waren es also gewohnt gewesen, bis in die Puppen aufzubleiben. In letzter Zeit hatten jedoch die meisten von uns Kinder bekommen, um die man sich am Morgen kümmern musste. Marianne hatte erst vor einer Woche ihre zweite Tochter Lucia zur Welt gebracht; Desreen hatte das Baby erst einmal gesehen. Mariannes ältere Tochter Annalise und Carolines Sohn Arlo – Jacksons beste Freunde – waren zu Hause bei ihren Vätern Olly und Lee.

Als alle gingen, gab ich Marianne ein kleines handgestricktes Wollkleid, das Desreen am selben Tag für Lucia gekauft hatte. Es war das letzte Geschenk, das sie je besorgte. Ein paar Stunden später würden Caroline und Lee erfahren, dass sie wieder Eltern wurden – diesmal waren Zwillinge unterwegs, die Desreen nie kennenlernen würde.

Schließlich brachte ich Jackson ins Bett und hoffte, dass wir beim Erwachen merken würden, dass das alles nur ein böser Traum gewesen war. Erschöpft schlief ich ungefähr eine Stunde lang, ehe ich wieder die Treppe hinunterging.

Ich hatte Zac und Laura gebeten zu bleiben, und sie hörten mich auf dem Sofa schluchzen, also standen wir alle auf und stellten uns der Situation, überbrachten unseren Angehörigen und Freunden die schreckliche Nachricht und begannen den ersten Tag unseres neuen Lebens. Eines Lebens, das wir so nicht geplant hatten. Eines Lebens, das wir um alles in der Welt gern verhindert hätten.

# *Zufällige Begegnungen*

«Da kommt ihr heute Abend nie und nimmer rein», erklärte ich. «Wir setzen uns jetzt in die Bar da drüben, kommt doch nach, wenn ihr Lust habt.» Das waren die ersten Worte, die ich an meine spätere Frau richtete, als wir uns am 17. Dezember 2004 zufällig in der Warteschlange vor einer Londoner Disco kennenlernten.

Unmittelbar vor unserer Begegnung war ich ziemlich genervt gewesen. Nach einer Stunde Warterei fand mein Freund Martin, mit dem ich an diesem Abend unterwegs war, nun sei es genug. Er wollte den Türsteher becircen, damit wir sofort reinkamen. Woraufhin der Typ, der mit Martin einen Deal gemacht hatte, prompt verschwand, was bedeutete, dass wir uns nun, vollkommen frustriert, ganz am Ende der Schlange wiederfanden, die inzwischen fast einen Kilometer lang war. «Vergesst es!», rief ich, kochend vor Wut, dass er uns den Abend verdorben hatte.

Rückblickend sagt mir eine innere Stimme, dass ich an diesem Abend das *Fabric* einfach nicht betreten sollte. Mein Tag war bisher wirklich super gewesen: Ich war auf der Weihnachtsfeier eines Kunden gewesen und hatte bei einem Kneipenquiz für mich und mein Team dreißig Flaschen Wein und Champagner gewonnen. Mit meinen Antworten hatte ich eine Glückssträhne und wurde darum auserwählt, meine Gruppe bei einer Stichfrage aus der Kategorie Popmusik zu vertreten. Ich brauchte nur als Erster den Namen eines Songs allein am Text zu erkennen.

«In France ...», begann der Quizmaster.

«‹Sign o' the Times.› Prince!», rief ich sofort.

«Abgekartetes Spiel!», behaupteten die Umstehenden, die nicht glauben konnten, dass ich nach zwei Worten das Lied erkannt hatte.

Daraufhin begann ich, den ganzen Song Wort für Wort zu rezitieren, und versprach, wenn noch irgendwelche Zweifel bestünden, würde ich ihn auch gerne vorsingen. Mein Team und ich kosteten unseren Sieg aus. Dieser Erfolg – dank Prince, den ich liebe – noch dazu an einem Tag, an dem ich auf Kosten anderer gut gegessen und getrunken hatte, gab mir, einem Fünfundzwanzigjährigen mit wenig Geld in der Tasche, das Gefühl, besser könne es gar nicht mehr laufen. Dann fiel mir ein, welche DJs später am Abend im *Fabric* auflegen sollten. Vielleicht hatte der Spaß ja gerade erst begonnen? Aber unsere Glückssträhne war offenbar vorbei.

Im Nachhinein scheint es, als wären jegliche Ablenkungen nach und nach aus dem Weg geräumt worden, um mich auf die Begegnung mit Desreen vorzubereiten. Einer nach dem anderen bröckelten die Freunde weg, mit denen ich losgezogen war, und machten sich auf den Heimweg. Mit jedem, der ging, wurde meine Laune schlechter.

Als Martin und ich uns geknickt davonmachten, um uns für den letzten Freitagabend vor Weihnachten eine andere Kneipe zu suchen, entdeckte ich in der Schlange Jenny, eine Arbeitskollegin, die mit ein paar Freundinnen unterwegs war. Ich erklärte ihnen, was passiert war und dass wir jetzt woanders hingingen. Die Warteschlange war so lang, und sie standen so weit hinten, dass sie sich keine großen Chancen ausrechnen konnten. Ich schlug vor, sie sollten doch mit uns in eine Bar in der Nähe gehen.

Allerdings sprach ich eigentlich nicht mit meiner Kollegin. Ich sprach mit ihrer Freundin. Ich sprach mit meiner neuen Welt. Mit der schönen jungen Frau, die fünf Jahre und zehn Monate später (auf den Tag genau) die Mutter unseres anbetungswürdigen Sohnes wurde. Mit meiner zukünftigen besten Freundin, die ich sechseinhalb Jahre später heiraten sollte. Mit einem Mädchen, das damals voller Leben war. Ihr Tod acht Jahre später sollte die Inhaber des Clubs, in den wir an diesem Abend nicht hineinkamen, dazu bewegen, meinem Sohn und mir Blumen zu schicken, als sie durch die Zeitung von ihrem Tod erfuhren.

«Meinst du, sie werden kommen?», fragte ich Martin, während ich im Weitergehen einen Blick zurückwarf. Aber es spielte eigentlich keine Rolle. Wir waren damals jung und frei und genossen unser Singleleben in vollen Zügen. Ich war schon eine ganze Weile solo, aber im Grunde legten ich und meine Freunde wenig Wert darauf, etwas Ernstes anzufangen. Wir waren alle um die fünfundzwanzig, und es ging uns einzig und allein darum, Spaß zu haben. Beziehungen konnten warten.

Zumindest sah ich das so. Es heißt, Liebe hat die Angewohnheit, dich zu finden, wenn du am wenigsten nach ihr suchst, und ich versteckte mich regelrecht vor ihr: bei privaten Feiern, in Nachtclubs, auf Festivals und im Urlaub mit meinen Freunden. Der Gedanke, an die Kette gelegt zu werden, nicht mehr genau das tun zu können, was ich wollte, wann ich wollte, ließ mich vor Angst erstarren.

Doch dann sah ich plötzlich diese schönen, großen braunen Augen; und sie sahen mich ebenfalls. Und sahen mich wirklich. Sie sahen mich, wie ich lange nicht mehr gesehen worden war. Und sie hörten nie auf, mich zu sehen. Sie verfolgten mich in der Bar, wo wir den ersten Teil des Abends verbrachten, und folgten mir dann in die Wohnung ihrer Freundin Alice, wo wir schließlich landeten.

«Ich glaube, der Kerl gefällt mir», verriet Desreen Alice in dieser Nacht.

Martin bekam von der Liaison, die sich vor aller Augen anbahnte, offenbar nichts mit. «Sie hat sich mit dir verabredet?», rief er zwei Wochen später erstaunt aus. «Komisch. Ich dachte, sie hätte mich im Visier.»

Zu Martins Verteidigung muss ich sagen, dass sein Irrtum vielleicht der Tatsache geschuldet war, dass Desreen und ich den gesamten ersten Abend damit zubrachten, über alles Mögliche zu streiten: Darüber, welche Musik gespielt werden sollte, was wir trinken, wo wir hingehen, wann und ob wir wieder abhauen sollten – buchstäblich alles bot uns Anlass für Zankerei. Ich glaube, dass uns das, was gerade seinen Lauf nahm, ein bisschen durcheinanderbrachte. Zwei laute, fiese fünfundzwanzigjährige Partylöwen hatten ihre Höhle verlassen, um eine Nacht durchzufeiern, ihren Spaß zu haben und hemmungslos zu flirten, und sahen sich – unversehens und kaum merklich – in Fesseln gelegt.

Die Wohnung war voller Menschen, und trotzdem schien es uns, als wären wir ganz allein. Martin war in der Küche damit beschäftigt, einen neuen besten Freund zu finden, weil sein ehemaliger ihn wegen eines Mädchen hatte fallenlassen, und Desreen flirtete, auf dem Sofa zusammengerollt, mit mir. Ich kann mich kaum daran erinnern, worüber wir sprachen, lauter angetrunkener Quatsch, aber sie war so witzig und so schön. So schön, dass ich nie für möglich gehalten hätte, was aus diesem Flirt noch werden sollte. Ich kann, wenn nötig, auf selbstbewusst machen, aber das ist nur gespielt. In Wirklichkeit bin ich schüchtern und war immer darauf angewiesen, dass die Frau den ersten Schritt tut.

Martin und ich verließen die Party schließlich gemeinsam mit Desreen. Sie musste in den Osten von London, wir in den Westen. Als wir im Morgengrauen zu unseren Taxis gingen, nahmen Desreen und ich einander gleichzeitig an der Hand. Wir küssten uns nicht, weil sie keine Anstalten dazu machte und weil wir immer noch meinen Freund dabeihatten; also gingen wir einfach händchenhaltend wie unschuldige Kinder die Straße entlang. Und mit der freien Hand trug ich galant ihre Tüten. Nur jemand wie Desreen, dem Shoppen als Therapie dient, geht mit seinen Einkäufen abends aus!

Ohne einen Gedanken an Telefonnummern zu verschwenden, ging dann jeder seiner Wege, aber das Schicksal verlangte nicht von uns, dass wir ihm die Arbeit abnahmen. Gleich am nächsten Tag, dem letzten Samstag vor Weihnachten, entdeckte sie mich auf der Oxford Street, wo sie mit ihrer Mutter Geschenke einkaufte. Ich hatte sie nicht bemerkt, aber diese zweite zufällige Begegnung gab ihr offenbar Gelegenheit, die «Ware» vom Vorabend im kalten Tageslicht noch einmal zu prüfen.

Glücklicherweise schien sie ihr gut genug, um den nächsten Schritt zu tun. Als ich am Montag wieder im Büro saß, kam meine Kollegin Jenny, die an jenem Abend mit Desreen vor dem *Fabric* in der Schlange gestanden hatte, quer durchs Büro mit Neuigkeiten auf mich zugeschossen. Sie hatte von Des eine Nachricht erhalten, in der sie um meine Kontaktdaten bat. Kurz darauf erhielt ich eine E-Mail; so fing alles an.

Der erste Abend in unserem gemeinsamen Leben kam für mich vollkommen überraschend, wie ein Blitz aus heiterem Himmel. Unsere Beziehung begann genau so, wie Desreens Leben später endete: willkürlich und ohne jede Vorwarnung. Zwei perfekte Tage, deren Ende ich niemals vergessen werde: eines voller Freude, das andere in tiefster Verzweiflung.

## Stark sein

Es ist unglaublich, wie viel Angst ich davor hatte, am Morgen nach Desreens Tod zum Telefon zu greifen. Ich hatte soeben die schlimmste Erfahrung meines Lebens durchlitten, und doch ertappte ich mich dabei, dass ich die Telefonate mit Freunden und Verwandten aus Angst hinausschob. Vielleicht, weil es allzu real geworden wäre, wenn ich mich gezwungen hätte, die Worte *Sie ist tot* auszusprechen.

Ich beschloss, die Anrufe noch ein wenig länger hinauszuschieben und vorher zu duschen. Das Wasser brannte in meinem Gesicht, meine Augen waren wund von den Tränen am Vorabend. Unaufhaltsam waren sie mir übers Gesicht geströmt, irgendwie salziger als alle anderen, die ich je geweint hatte. Tränen, die auf meiner Haut richtig weh taten.

Während ich noch mein Gegenüber im Spiegel anstarrte, erschöpft, hohlwangig und grau, hörte ich, wie die Haustür aufging. Es waren Desreens Eltern.

Mit bleischweren Gliedern öffnete ich die Badezimmertür. Desreens Mutter Bev stieß einen Schrei aus und schloss mich in die Arme.

«Es tut mir so leid, es tut mir so schrecklich, schrecklich leid», schluchzte ich.

Sie zog sich augenblicklich zurück, und ihr Griff wurde so fest, als wollte sie mich eher mahnen als trösten. «Wofür entschuldigst du dich? Du hast es nicht getan!», rief sie. «Jetzt hör mir mal gut zu. Wir müssen stark sein, für Jackson!»

Ich nickte weinend. Am Abend zuvor hatte ich mir selbst gesagt, ich müsse *stark sein*, und so versuchte ich, mich zusammenzureißen. Ich setzte mich und erzählte ihnen alles, verzweifelt bemüht, es richtig zu vermitteln, aber dazu war ich vollkommen unfähig.

Beim Anblick dieser beiden Menschen, gewöhnlich stoische Felsen in der Brandung, die jetzt im Sturm der Trauer zu bröckeln begannen, empfand ich das schmerzlichste Gefühl, das es gibt: Ich fühlte mich schuldig, weil ich am Leben war. *Warum ihre Tochter, warum nicht der Sohn meiner Eltern?*, begann ich mich zu fragen. *Hätte ich nicht irgendetwas tun können?*

Desreens Vater, Kelson, wirkte gebrochen. Normalerweise war er redselig und fröhlich, nun versank er still in dem Sessel, in dem er immer saß, wenn er zu Besuch kam. Der Schock sollte uns beide auch mit gesundheitlichen Problemen konfrontieren: Verdauungsstörungen, Sodbrennen und Diurese. Zum ersten Mal sah dieser Mann, mit dem ich manchmal im Fitnessstudio trainierte und der mit einundsechzig immer noch einen Waschbrettbauch hatte, alt aus. Doch das Gleiche galt für seinen dreiunddreißigjährigen Schwiegersohn, wie mir jeder Blick in den Spiegel zeigte.

Wie gewohnt übernahm Bev die Regie im Haushalt. Sie versuchte, ihre Trauer wegzukochen und wegzuputzen, ihre ganze Aufmerksamkeit galt ihrem Enkel. Schon zu diesem Zeitpunkt, als wir noch gar nicht besprochen hatten, wie wir künftig für Jackson sorgen sollten, wussten wir schon Bescheid. Uns war klar, dass wir uns einige Zeit beurlauben lassen mussten, um mit dem Schock fertigzuwerden und uns um Jackson zu kümmern. Alles Übrige würde sich ergeben.

Als ich endlich den Mut aufbrachte, ein paar Anrufe zu machen, wählte ich als Erstes die Nummer meiner Eltern. Wenn ich so früh am Tag anrief, wussten sie, dass etwas nicht in Ordnung war. Normalerweise antworteten sie munter, wenn sie meine Stimme hörten, doch diesmal klang das «Hallo» meiner Mutter müde. Ich weiß den genauen Wortlaut nicht mehr, aber ich sprach schnell und ohne Umschweife – etwas im Sinne von «Desreen ist ums Leben gekommen. Sie ist tot».

Ich sah meine Eltern vor mir, in ihrem Ehebett in dem Haus in Southport, in dem unsere Familie seit meinem siebten Lebensjahr wohnte. Es war, als hätte ich einen Blitz durch die Leitung geschickt, der sie aus dem Schlaf rüttelte. Seit Jahren hielten Sorgen meine Mutter nachts wach, aber so etwas wäre ihr, glaube ich, nie in den Sinn gekommen. Bestimmt war ihr erster Gedanke, es könnte Jackson etwas zugestoßen sein. Auch Desreens Mutter hatte mir erklärt, um ihre Tochter habe sie sich nie Sorgen gemacht, weil Des immer so vorsichtig war.

Ich erzählte meinen Eltern noch ein paar Einzelheiten und schlug dann vor, sie sollten erst einmal versuchen zu verdauen, was sie gerade erfahren hatten, und mich dann zurückrufen.

Dann rief ich meine besten Freunde an. Es war immer noch früh am Morgen, kurz vor sieben, also begann ich mit Lee, der vermutlich schon wach war, weil er einen vierjährigen Sohn hatte. Seit Jackson auf der Welt war, fand ich es wunderbar, mit Lee frühmorgens plaudern zu können, weil wir im gleichen Boot saßen.

Seine Frau, Olive, kam mit einem fröhlichen «Hey, Alter!» ans Telefon. Ich konnte auf ihren Ton nicht einsteigen, und so platzte ich wieder einfach damit heraus. Ich weiß nur noch, dass Lee sagte: «Wir kommen sofort.» Sie wohnen in Leeds, aber er gab mir das Gefühl, sie würden in einer Stunde in London sein.

Meine Eltern kamen auch, so schnell sie konnten, mussten aber erst noch meine Großmutter und ihren Mann aufsuchen, um sie persönlich zu informieren. Die beiden Alten waren zu gebrechlich, um am Telefon zu erfahren, dass sie ihre Schwiegerenkelin verloren hatten.

Lee war bei meiner Hochzeit einer der Trauzeugen gewesen. Der andere, Woody, war um diese Zeit noch nicht wach. Er lebte noch in dem Stadium, in dem man seine Samstagabende bis zur Neige auskostet, aber Lee würde es so lange bei ihm probieren, bis er ans Telefon ging.

Als meine Eltern eintrafen, spürte ich, dass sich in unserer Beziehung eine neue Dynamik anbahnte. Verstehen sollte ich das erst elf Monate später. Ich nehme an, sie brauchten das Gefühl, sich genauso um mich kümmern zu können wie damals, als ich ein kleiner Junge war. Wahrscheinlich wollten sie mir den Schmerz nehmen und alles in Ordnung bringen, so wie früher, wenn ich mir das Knie aufgeschlagen oder mir einen blauen Fleck zugezogen hatte. Etwas Vergleichbares war bei uns nie vorgekommen, wir waren die typische Familie, die nach dem Motto lebte: «Das kann uns doch nicht passieren.» Aber jetzt war es doch passiert, und keiner von uns hatte einen Schimmer, wie man damit umgehen sollte.

Das begriff ich sofort, und trotzdem waren mir ihre Besorgnis und Teilnahme fremd und unangenehm. Ich war sogar ganz grundlos wütend auf sie. Mir war nur klar, dass ich nicht bemuttert oder betüddelt werden wollte. Ich hatte schon alles verloren, also musste ich mich an dem Gefühl festhalten, die Lage im Griff zu haben. Ich konnte nicht zulassen, dass andere Menschen die Verantwortung übernahmen – das hätte mir nur das Gefühl gegeben, ich sei jetzt, als Witwer, nutzlos und inkompetent. Schon dass mir in meinen eigenen vier Wänden die Frage gestellt wurde, ob ich etwas trinken wolle, machte mich rasend.

Am meisten Angst jedoch hatte ich vor der Begegnung mit

Desreens großem Bruder Anthony. Wie sehr Desreens Tod ihn treffen würde, lag außerhalb meiner Vorstellungskraft. In den dreiunddreißig Jahren, die sie auf dieser Erde verbracht hatte, war er immer ihr Beschützer gewesen. Ihre Mutter hat mir erzählt, wie er schon in der Krabbelgruppe, als sie beide noch klein waren, auf die Betreuerin losgegangen war, weil er irrtümlich annahm, sie wollte seiner kleinen Schwester etwas zuleide tun. Was würde er von dem Fahrer halten, dessen Wagen sie getötet hatte?

Als ich Anthony die Tür öffnete, fiel er regelrecht in den Flur, fast hyperventilierend. Er ist ein großer Kerl, überragt mich um einiges, und ich wäre nicht in der Lage gewesen, ihn zu stützen, wenn wir betrunken zusammen in einer Bar herumgehangen hätten, doch plötzlich besaß ich die Kraft. Wie ich hatte er das Gefühl, im falschen Film zu sein. Wir sprachen miteinander, redeten aber solchen Unsinn, als hätten wir irgendwelche falschen Tabletten geschluckt.

Als Jackson am Morgen nach dem Tod seiner Mutter spät aufwachte, nörgelte er und war durcheinander, weil er in der Nacht so wenig geschlafen hatte. Es freute ihn kein bisschen, dass im Wohnzimmer lauter Menschen herumstanden, die er eigentlich unheimlich mochte. In dem ganzen Chaos waren die drei Dinge, die ihm am meisten bedeuteten, verlorengegangen: seine Mutter, sein Roller und Thomas, die Tenderlok. Während ich mich auf die Suche nach den beiden Dingen machte, die ersetzbar waren, tauchten andere Dinge auf: Erwachsene, jede Menge Erwachsene.

Unsere kleine Wohnung war voller Menschen: Großeltern, Onkel, Taufpaten, Freunde und Nachbarn. Bev und ich spielten für die Besucher von nah und fern die Gastgeber. Eine Art düsterer Karneval nahm seinen Lauf, es war, als drängen die melancholischen Klänge einer Conga-Trommel durch die Eingangstür, in alle Räume und wieder zurück, die Treppe zur Wohnung hinunter und geradewegs in den Pub auf der anderen Straßenseite hinein, der als Auffangbecken für die Gästehorden diente. Drei Wochen zuvor hatten wir dort Jacksons zweiten Geburtstag gefeiert. Jetzt wurde das Lokal zu unserem zweiten Zuhause – nur dass wir diesmal Trost suchten und niemand zum Feiern aufgelegt war.

Jackson hatte bei seiner Geburtstagsparty die letzte Stunde schmollend zugebracht, überwältigt von so viel Aufmerksamkeit. Den gleichen Ausdruck zeigte sein Gesicht auch jetzt. Alle Menschen, die er gut kannte, befanden sich im Raum, alle außer seiner Mum. *Wieso machen wir so bald schon wieder eine Party, aber diesmal ohne sie? Warum weinen alle? Wo ist der Kuchen?*

Zwar las ich all die Fragen in seinen großen braunen Rehaugen, die er von seiner überirdisch schönen Mutter geerbt hat, aber er stellte sie nicht, und zwar wochenlang. Er war es gewohnt, dass Desreen und ich zur Arbeit gingen oder mehrere Tage mit Freunden wegfuhren, und außerdem war das, was für ihn nach Party aussehen musste, einen Monat lang der Normalzustand. Die Wohnung war immer voller Menschen, und sie brachten Geschenke mit – genug Ablenkung für einen kleinen Jungen, der wohl zu jung war, um sicher zu wissen, ob er seine Mummy nun gestern oder vor vierzehn Tagen zuletzt gesehen hatte.

Es war tröstlich, dass alle versammelt waren, aber all der Trost, all die Anteilnahme konnten den Ernst der Lage nicht kaschieren. Ich spürte in meinem Herzen und sah im schönen kleinen Gesicht meines Sohnes, dass das Leben nie wieder wie früher sein würde. Besonders deutlich wurde das, als am Tag nach Desreens Tod die Polizei kam, um mit uns über den Vorabend zu sprechen.

«Darf ich Sie etwas fragen?», bat ich, als die beiden Beamtinnen mit ihrer Schilderung der Begleitumstände des Unfalls fertig waren. «Wie nah ist das Auto meinem Sohn gekommen?»

Sie tauschten einen Blick, als wüssten sie mehr, als sie herausließen.

«Wir haben uns die Bänder der Videoüberwachung angesehen», erwiderte eine Beamtin. «Und ich muss ehrlich sagen, es ist ein Wunder, dass Sie und Ihr Sohn noch am Leben sind.»

Ich kann mir nicht vorstellen, dass Polizisten, deren Arbeit ja darin besteht, konkrete Beweise zu finden, das Wirken höherer Mächte einbeziehen. Doch ich las in ihren Augen, dass sie keine Ahnung hatten, wie wir beide ohne den kleinsten Kratzer davongekommen waren. Natürlich sind Wunden nicht immer äußerlich sichtbar. Vielleicht waren wir physisch unversehrt geblieben, doch im Innern war ich vollkommen gebrochen, und welchen Schaden mein Kind davongetragen hatte, konnte ich noch gar nicht ermessen.

Drei Tage nach Desreens Tod wurden ihre Familie und ich ins gerichtsmedizinische Büro in London King's Cross geladen. Auf dem Weg dorthin fühlte ich mich vollkommen fehl am Platz. Ich sollte mit der Polizei über den Tod meiner Frau sprechen, ihren Leichnam sehen und Zeuge des Ausdrucks in den Gesichtern ihrer Eltern und ihres Bruders werden, als sie ein für alle Mal mit eigenen Augen sahen, dass es wirklich Desreen war. Dass tatsächlich ihr schönes Mädchen tot war, dass keine Verwechslung vorlag.

Aber warum dort? Überall, bloß nicht dort. Diese einst versteckte Ecke im Herzen Londons beherbergte früher die Highlights des Nachtlebens, Clubs, in die kein Tourist sich verlief; Treffpunkte, die uns früher die vergangene Woche vergessen und denken ließen: Zum Teufel mit der neuen Woche, die vor mir liegt. Wir standen in der Blüte unseres Lebens; nichts konnte uns aufhalten. Alles, was wir wollten, war Spaß. Und jetzt, als ich eine einstmals schäbige Straße entlangging, die vollkommen saniert und mit Läden, Restaurants, Büros und Wohnungen zu neuem Leben erwacht war, sah ich nur Desreens Tod ins Auge. Die glücklichen Zeiten unseres Lebens wurden nun offiziell begraben.

Jetzt sah ich sie zum letzten Mal, davon war ich überzeugt. Sie lag in der Leichenhalle der Gerichtsmedizin, hinter einer Glaswand, nur ihr Gesicht war sichtbar. Desreens Eltern, ihr Bruder und ich gingen nacheinander hinein, gefolgt von meinen Eltern. Sie sah friedlich aus, fast, als würde sie nur schlafen. Ich lehnte mich an die Scheibe und weinte. «Wie kann das bloß sein? Wie kann es sein, dass du tot bist?», heulte ich. Dann fasste ich mich wieder.

Lächerlichkeiten gingen mir durch den Kopf, denn ich war vor Bestürzung und Trauer so außer mir, dass ich mir gar nicht vorstellen konnte, dass sie tot war, so tot, dass sie mich nicht mehr hörte. Also wiederholte ich wie ein Echo, was ich ihr am Abend ihres Todes gesagt hatte: Dass sie sich keine Sorgen zu machen brauche, dass alles gut werden würde, dass ich sie liebte. Außerdem versprach ich ihr, mich gut um unseren Sohn zu kümmern.

Das war der Tag, an dem der Wahnsinn erst richtig losging. Mein Wahnsinn. Ich hob vollkommen ab. Der Cocktail aus emotionalen Drogen verwandelte mich in einen Menschen, dem ich nie zuvor begegnet war. Während alle um mich herum weinten, ernste Gesichter machten und verzweifelt versuchten, das Geschehene zu begreifen, war ich nach diesem letzten Blick auf Desreen die Effizienz in Person. Keine Tränen mehr, ich hatte zu tun. Ich musste stark sein, denn das sagten mir alle. Und wenn man dergleichen noch nie erlebt hat, nimmt man wohl jeden Befehl und jeden Rat an, der einem geboten wird.

Leider weiß ich inzwischen, dass einige der Menschen in meiner Umgebung das falsch verstanden. Rückblickend schäme ich mich wirklich für die Kälte, die ich nach dem Tod meiner so sehr verehrten Frau an den Tag legte. «Was ist los, Kumpel? Du wirkst ganz deprimiert», fragte ich im Pub herzlos einen von Desreens ältesten Freunden, Olly. Wenn Menschen die rhetorische Frage stellten: «Warum ausgerechnet du?», blaffte ich zur Antwort: «Warum nicht ich? Außerdem ist es ja nicht mir passiert, oder? Es ist Des passiert.»

«Nun, ihr Leben war kurz, aber wenigstens hat sie es genossen.» Was für eine Sorte Mann sagt so etwas über seine Frau, die ihm nur fünf Wochen nach ihrem dreiunddreißigsten Geburtstag und drei Wochen nach dem zweiten ihres Sohnes genommen wird? Die Sorte Mann, die sich selbst nicht mehr kennt. Die Sorte Mann, die unter Schock steht, verzweifelt ist und keinen Ausweg sieht. Die Sorte Mann, die sich von den unschuldigen, gutgemeinten, oft aber lächerlichen Platituden zu sehr beeinflussen lässt, mit denen Trauernde von Leuten überhäuft werden, die nur ihr Mitgefühl zeigen wollen.

*Du musst stark sein. Es hätte schlimmer kommen können. Wenigstens war es ein schneller Tod. Jetzt ist sie in einer besseren Welt. Sie ist immer noch bei dir. Ich weiß, was du empfindest.*

Meist waren es nur abgedroschene, aber gut gemeinte Äußerungen. Doch eine unterschied sich von den anderen; es war ein Befehl. Du *musst* stark sein. Also riss ich mich zusammen. Ich bin nur eins siebzig groß, doch zum ersten Mal in meinem Leben hatte ich das Bedürfnis, ein großer Mann zu sein. Und als die Reporter drei Tage nach Desreens Tod vor Zacs Haus Stellung bezogen und ihn mit Anrufen bombardierten, merkte ich, dass ich die Regie übernehmen musste. Dass unsere persönliche Tragödie es in die Nachrichten schaffen würde, hatte ich nicht erwartet, aber so war es. Ich las im *Evening Standard* einen Artikel, der mich ärgerte, weil Desreen darin als «namenlose Mutter» bezeichnet wurde und ich einfach als «dieser Typ». Mir war klar, dass der Zeitung die Einzelheiten fehlten, um richtig über den Ablauf der Geschehnisse berichten zu können, aber so hörte sich die Tragödie, die uns getroffen hat, hohl und vage an.

Ich arbeitete seit zwölf Jahren in der Öffentlichkeitsarbeit, wusste also, wie man einem Journalisten klarmacht, dass er eine Grenze übertreten hat. Und es entging mir auch nicht, wenn ich es mit jemandem zu tun hatte, dem die Erfahrung fehlte. Wie unsensibel ein junger zukünftiger Nachrichtenredakteur sein kann, ist allerdings wirklich bemerkenswert. Es geht nicht um die Fragen selbst, sondern darum, wie sie gestellt werden. Nach einem Telefonat mit einem Journalisten musste ich sogar lachen vor Erstaunen – weniger darüber, dass er als Interviewer nicht viel taugte, als über seine Unfähigkeit, auch nur die geringste menschliche Regung zu zeigen.

Trotzdem, ich musste selbst mit den Medien fertigwerden. Wenn die Fakten nicht klar waren, das wusste ich, würde jemand sie erfinden. Ich unterstelle keine böse Absicht, aber ab meinem Besuch in der Gerichtsmedizin konnte ich zusehen, wie die Buschtrommel arbeitete. «Ich muss Sie warnen, es geht das Gerücht um, Desreen sei schwanger gewesen», erklärte mir die Opferschutzbeamtin. «Ich kann aber bestätigen, dass dies nicht der Fall war.»

Ich verstehe, wie solche Dinge zustande kommen. Die Geschichte beginnt: «Mein Gott, gerade ist unten auf der Straße eine Frau umgekommen», und schaukelt sich rasch hoch über «Sie war Mutter» und «Sie hatte ein Kind» bis hin zu «Sie erwartete ein Kind». Die Geschichte endet: «Lieber Himmel, gerade ist auf der Straße unten eine schwangere Frau umgekommen.»

Aber ich wollte nicht, dass die Geschichte für Desreens Familie und Freunde oder künftig für unseren Sohn noch schmerzvoller wurde. Während sich also die anderen bei einem Café im St. Pancras International von dem schrecklichen Erlebnis erholten, Desreen tot in der Gerichtsmedizin liegen zu sehen, lief ich in der eiskalten Halle auf und ab, nahm Anrufe entgegen und tätigte welche, gab Kommentare ab und rollte die Augen über den Mangel an Einfühlungsvermögen, den ein paar Nachwuchsreporter an den Tag legten.

Es war, als wäre ich wieder bei der Arbeit, aber dieses Mal war ich der Kunde und mein Leben die Geschichte. Nach und nach regulierte sich mein Adrenalinspiegel wieder. In den folgenden Tagen war mein Gesicht überall zu sehen. Mein ganzes Leben stand in der Zeitung, es konnte keinem entgehen. Ich musste selbst das Heft in die Hand nehmen, so viel war mir klar, aber ich war nicht darauf vorbereitet, was für ein Gefühl es sein würde, *der arme Kerl* zu sein, auf den Passanten tuschelnd mit dem Finger zeigten – der Mann, bei dessen Anblick eine Fremde über ihrer Pizza in Tränen ausbrach, als er den Pub betrat. Also versuchte ich, mich hinter einer Sonnenbrille zu verstecken, tarnte mich mit Hüten und einem Bart, den ich mir wochenlang nicht abrasierte. Ich meinte aller Augen auf mir zu spüren, selbst wenn dies nicht der Fall war. Und ich fand es entsetzlich.

Diese Zeit unmittelbar nach Desreens Tod kann ich heute kaum mehr in meinem Kopf aufdröseln – die ersten drei Wochen erschienen mir eher wie ein einziger langer schlafloser Tag. Ich hatte niemals Tagebuch geführt und keine Texte verfasst außer meiner Dissertation und Pressemitteilungen, aber aus irgendeinem Grund begann ich nun jeden Tag aufzuschreiben, wie ich mich fühlte. Allerdings kam es mir, wenn ich es noch einmal las, blöd vor, denn die trägen Listen von Adjektiven wurden dem Schmerz, den ich empfand, überhaupt nicht gerecht. Wahrscheinlich hatte ich unbewusst das Bedürfnis, meine Emotionen festzuhalten, vielleicht sogar die naive Hoffnung, ein wenig Ruhe zu finden, wenn sich in kommenden Wochen doch der eine oder andere kleine Fortschritt zeigte.

Am 19. November schrieb ich folgende Worte in mein Tagebuch: «Hilflos. Atemlos. Unsicher. Hoffnungslos. Verstört. Leer. Frustriert. Beklommen. Dumpf.»

Am Tag darauf hielt ich nur ein Wort fest: «Gefühllos.» Sicher bin ich mir nicht, aber ich nehme an, dass ich an diesem Tag zum ersten Mal Valium genommen hatte – ein Medikament, das hilft, den Schmerz ein wenig zu dämpfen, aber gleichzeitig den natürlichen Trauerprozess unterdrückt. Einen Prozess, von dem ich heute glaube, dass Hinterbliebene ihn wirklich durchleben müssen.

# *Unzertrennlich*

Nach jener ersten Begegnung vergingen dreieinhalb Wochen, bis Desreen und ich einander wiedersahen. Ich bin aus Merseyside, sie war aus Hampshire, und wir verbrachten die Weihnachtsfeiertage jeder bei seiner Familie. So planten wir unsere erste richtige Verabredung für den 3. Januar 2005, wenn wir beide wieder in London sein würden. Erst einmal galt es, Weihnachten durchzustehen und über Silvester mit unseren Freunden abzuhängen, dann würde man weitersehen.

Um den zweiten Weihnachtsfeiertag herum allerdings begann sie sich zu Hause zu langweilen, und es trafen immer öfter SMS ein. *Hey! Hast du eigentlich mal vor, dich zu melden?* Das war ihr Eröffnungszug. Mir war immer schon klar gewesen, dass ich einmal in einer Beziehung landen würde, in der die Frau die Hosen anhatte; mein Selbstbewusstsein war damals ziemlich im Keller. Sie brachte mich sofort zum Lachen, dazu musste sie nicht einmal physisch anwesend sein.

*Ich könnte jetzt kommen, wenn ich den Zug nehme, aber die Fahrt dauert ungefähr sieben Stunden*, schrieb ich zurück.

*Nein danke*, tippte sie unverzüglich zur Antwort, *ich bürste mir gerade die Haare.*

Ich war sprachlos; sie war doch diejenige, die mir nachstellte, und nun war sie plötzlich zu beschäftigt. Außerdem *wusch* sie sich nicht die Haare, sie *bürstete* sie nur. War das etwa eine Anspielung auf Rapunzel? Ihr langes, lockiges schwarzes Haar war mir fast als Erstes aufgefallen, gleich nach ihren atemberaubend großen braunen Augen. Nicht nur mich hauten diese Augen um; seit ihrem Tod habe ich von mehreren ehemaligen Mitschülern, die ich zum Teil nie kennengelernt habe, gehört, dass sie aus diesen schönen Augen auf Befehl Tränen fließen lassen konnte, um Lehrern gegenüber ihren Willen durchzusetzen. Schon bald wurde ich selbst Zeuge, dass kaum jemand ihrem spitzbübischen Charme widerstehen konnte, den sie sich auch als erwachsene Frau bewahrt hatte.

*Hat sich gelohnt, den ganzen Abend daheimzubleiben*, begann ihre letzte Nachricht an diesem Abend. *Habe gerade eine Pfund-Münze gefunden*! Später sollte ich erleben, dass die Anspielung aufs Haarebürsten in Desreens Fall keine Übertreibung war: Sie brauchte tatsächlich fast einen ganzen Tag, um ihr Haar zu waschen, zu bürsten und zu trocknen.

Und auch die unverhältnismäßige Freude über die Pfund-Münze war vollkommen echt. Dauernd bat sie mich um «Goldmünzen», wie ein Kind, das nachgiebige Verwandte um Süßigkeiten anbettelt. Anfangs konnte ich einfach nicht nein sagen; ihre urkomischen kindischen Manipulationen mitzuerleben war locker ein Pfund wert. Als es jedoch zwischen uns ernster wurde, versuchte ich ihr zu erklären, dass ich derjenige war, der versuchte, die Anzahlung für eine Wohnung zusammenzusparen, und dass da jede einzelne Münze zählte.

«Wo hast du das Geld her?», fragte ich oft. «Du hast doch nie Bares bei dir?»

«Ach, hab ich gestohlen, von dir, Benji», gab sie dann zurück. «Du solltest es nicht rumliegen lassen, wenn du nicht willst, dass ich es nehme.»

«Okay, machst du das oft?»

«Ich habe seit Monaten kein Mittagessen mehr selbst bezahlt!», gestand sie stolz und musste anschließend über ihren eigenen

Scherz so lachen, dass ihr die Tränen aus den Augen schossen. Wie gesagt, sie war spitzbübisch, aber unwiderstehlich.

Als der 3. Januar gekommen war, rief ich Martin an. Wir hatten zusammen Silvester gefeiert, und die Party war eigentlich bis zum Geburtstag meines Mitbewohners Michael am 2. Januar ausgedehnt worden.

«Wann triffst du denn nun das Vögelchen, das es auf mich abgesehen hat?», wollte er wissen.

«Morgen Abend, Kumpel», gab ich zurück und blickte dabei auf das Datum, das meine Armbanduhr anzeigte. «Oh, Mist! Es ist ja *heute*! Ich hab's verpasst!» Vor lauter Feiern war mir ein Tag abhandengekommen.

Glücklicherweise war ihr das Gleiche passiert. Sie war tagelang mit Marianne und ein paar anderen Freundinnen herumgezogen, und ich hörte am anderen Ende der Leitung nur Erleichterung und Mitgefühl, als ich anrief, um mich zu entschuldigen, dass ich mich nicht gemeldet hatte. Wir verabredeten uns für den nächsten Sonntag. Ganz zwanglos wollten wir mit einigen der Freunde, die bei unserer ersten Begegnung dabei gewesen waren, ein Konzert besuchen. Ich beschloss aber, allein zu gehen, weil ich mich nicht um einen Freund kümmern wollte; nichts sollte mich davon ablenken, sie besser kennenzulernen.

Ich war aufgeregt, richtig nervös – schließlich hatte ich seit einer Ewigkeit keine richtige Verabredung mehr gehabt. Mein Magen flatterte, nicht aus Angst, es könnte nicht gut laufen, sondern weil ich immer noch nicht richtig wusste, wie man ihren Namen aussprach. Ich hatte sie seit Wochen Des'ree genannt, wie die Sängerin, aber es hatte sich herausgestellt, dass sie das nicht mochte. Da sie mir noch nicht einmal selbst ihren Namen gesagt hatte, befürchtete ich, vielleicht überhaupt nicht viel von dem zu verstehen, was sie sagte. Ich komme aus dem Norden, sie war aus dem Süden, und an dem Abend, an dem wir uns kennenlernten, hatte ich bloß ein paar Brocken von dem aufgeschnappt, was sie sagte. Damals hatte das keine Rolle gespielt, weil wir alle so betrunken waren, dass mir vermutlich nicht einmal aufgefallen wäre, wenn Desreen holländisch geredet hätte.

Aber als wir an der Bar standen und versuchten, uns über die Musik der hinter uns spielenden Band weg zu verständigen, merkte ich, dass es nicht ihr Akzent war, der mich verwirrte – nein, sie sprach sogar ziemlich deutlich –, sondern ihre Art zu reden. Was sie sagte, glich oft einem verbalen Bewusstseinsstrom, absoluter Nonsens, oft ohne Inhalt und meist ohne Richtung. Außer ihr selbst wurde keiner daraus schlau. Wenn sie nervös war, vermied sie außerdem Blickkontakt, und ich war von unserem Austausch so verwirrt, dass ich ernsthaft überlegte, ob sie jetzt mit mir sprach oder versuchte, an der Bar einen Drink zu bestellen.

Damals ahnte ich noch nicht, dass ich eines Tages zweisprachig sein würde; dass ich neben Englisch auch *Desreen* flüssig beherrschen würde. Irgendwann gab es keinen besseren Dolmetscher mehr als mich. Wenn Leute über ihre Äußerungen so ratlos wirkten wie ich wohl an jenem Abend, schaltete ich mich ein und erklärte ihnen genau, was sie zu sagen versuchte. Und erntete damit häufig noch perplexere Blicke, weil es die entsprechenden Leute in Erstaunen versetzte, dass jemand so schnell einer dermaßen konfusen Aneinanderreihung von Wörtern einen Sinn abgewinnen konnte.

An jenem Abend jedoch lächelte ich bloß, wenn sie lächelte, und lachte, wenn sie lachte, genau wie jeder andere Typ, der sich mit einem schönen Mädchen trifft, das er kaum hören oder richtig verstehen kann.

«Ist es sehr dreist, wenn ich ihn heute Abend frage, ob er mit zu mir kommen will?», wollte Desreen von ihrer Freundin Alice wissen, in deren Wohnung wir in der Nacht gelandet waren, in der wir uns kennenlernten.

Wenn Sie mich fragen, ich fand es schon ziemlich dreist, aber auch ziemlich toll, von einem Supergirl beim ersten Date nach Hause eingeladen zu werden.

«Das Problem ist bloß, es ist Sonntag», sagte ich ungeschickt. «Morgen muss ich arbeiten, und ich hab keine Klamotten zum Wechseln dabei. Außerdem trage ich Kontaktlinsen und habe keine mit.»

«Also, das Wichtigste zuerst, wie viel Dioptrien?», fragte sie ohne Zögern.

«Blind wie ein Maulwurf», erwiderte ich.

«Ich auch, das passt also. Du kannst welche von mir haben», beharrte sie. «Und dann – mit wem wohnst du zusammen? Kannst du dir mit einem Taxi ein paar Klamotten schicken lassen?»

Das war Desreen, wie sie leibte und lebte. Für jedes Problem gab es eine Lösung. Sie kriegte gern, was sie wollte, ohne allzu penetrant zu wirken, und sie hasste negatives Denken.

Wir fuhren also zu ihr, und Montagmorgen waren wir schon ein Paar. Kein Gewese. Wir verstanden uns einfach auf Anhieb blendend, und wir mochten einander sehr, also verschwendeten wir keine Zeit damit, um den heißen Brei herumzustreichen. Wir waren ein Paar, und ehe wir es uns versahen, waren wir ein Liebespaar.

Ich sprach nur noch von ihr. In der Brieftasche trug ich ein Passfoto mit mir herum, um meinen Freunden – von denen viele sie noch nicht kannten – beweisen zu können, dass sie real (Facebook gab es damals eigentlich noch nicht) und wirklich wunderschön war.

Niemand hat mich jemals so zum Lachen gebracht wie sie. Sie gehörte nicht zu den Leuten, die Witze erzählten, eher zu jenen, die Pointen nicht verstehen, aber sie war einfach von Natur aus urkomisch. Kindisch, schelmisch, unartig, aber so süß, dass man ihr nie böse sein konnte; ohne Hemmungen; Slapstick-Humor; Lieblingsfilm: *Der Mann mit zwei Gehirnen*; Lieblingsserie: *Der Prinz von Bel-Air*; und wenn jemand auf der Straße stolperte, lachte sie unkontrolliert laut. Sie war die Art Frau, mit der man eine Menge Spaß hat, wenn sie bei einer Hochzeit, wo man keinen kennt, am gleichen Tisch sitzt. Sie war eine, die dich den ganzen Abend unter ihre Fittiche nimmt und über die du Monate später noch lachen musst.

«Welche Partei wählst du morgen, Brooksie?», fragte Michael am Vorabend der Wahlen 2005 Desreen in der Küche der Wohnung, die ich mit ihm teilte.

«Keine, Kumpel», erwiderte sie, um gleich darauf einen Luftsprung zu machen, die Gummihandschuhe, die sie zum Geschirrspülen nach dem Abendessen angezogen hatte, noch an den Händen. «Ich gründe meine eigene Partei: die Party-Partei!»

Schon bald waren wir unzertrennlich. Leuten, die uns noch nicht kannten, erzählte sie sogar, wir seien Zwillinge. Ausnahmslos alle mussten dann lachen, manchmal ein wenig verhalten, weil jeder sah, dass sie schwarz war und ich weiß, und dass wir uns überhaupt nicht ähnlich sahen.

«Was gibt's da zu lachen?», fragte sie dann mit steinerner Miene. «Wir gleichen uns aufs Haar. Das sieht doch ein Blinder.»

Zwar glichen wir uns keineswegs, aber wir verstanden uns sehr wohl wie Zwillinge, «besonders wenn Probleme im Anzug waren», wie Desreens Cousin Jerome es nach ihrem Tod formulierte. Und wie Zwillinge liebten Des und ich einander bedingungslos; wir neckten uns weiterhin genauso wie bei der ersten

Begegnung; wir teilten uns immer einen Sitzplatz, selbst in Räumen mit jeder Menge anderer Sitzgelegenheiten, und wir passten in die gleichen Jeans. Bei unserer ersten Urlaubsreise trafen wir uns unabsichtlich vollkommen identisch gekleidet am Flughafen: weiße Converse-Turnschuhe, schmal geschnittene Jeans, schwarz-weiß gestreifte Breton-T-Shirts, graue Kapuzenpullis und identische Rucksäcke, vollgestopft mit den Klamotten, die wir für zwei Wochen Brasilien brauchten. Die Blicke, die uns trafen, machten uns beide so verlegen, dass ich mich beim Check-in auszog und andere Kleidung aus der Tasche kramte.

Es dauerte nicht lange, bis wir zusammenzogen. Das Geld, das wir verdienten, gaben wir für Freizeitvergnügungen und wundervolle Urlaube in Europa, Südostasien, Indien und Nordamerika aus. Zum Geburtstag luden wir einander zu kleinen Reisen ein, auf die Île de Ré, nach Paris oder Rom. Manchmal leisteten wir uns sogar in London ein Hotel, einfach weil wir die Stadt so liebten und uns betrogen gefühlt hätten, wären wir um den Genuss ihrer edelsten Zimmer gekommen.

Zu meinem Dreißigsten ließ mich Desreen von einem Taxi von der Agentur abholen und an einen Ort fahren, über den der Fahrer, das hatte er schwören müssen, Stillschweigen wahrte. Wir kurvten durch die Straßen von Mayfair und fuhren schließlich vor dem Claridge's vor, dem Fünf-Sterne-Hotel im Artdéco-Stil, wo ich, wie sie wusste, immer schon eine Nacht hatte verbringen wollen. Sie bot an, mich in eines der hoteleigenen Restaurants auszuführen, aber ich hatte in unserer Suite alles, was ich mir wünschte, und so bestellten wir Zimmerservice: etwas Ausgefallenes für mich und vornehme Fischstäbchen und Pommes für sie. Fischstäbchen waren für sie so ziemlich das Höchste, und sie bezeichnete sie als «Sushi», damit es klang, als wäre sie ein ausgesprochener Gourmet.

So also lebten wir. Wir verwöhnten uns und einander, wir tobten uns aus, und wir genossen jede gemeinsame Minute. Heute danke ich Gott, dass wir es getan haben. Manchmal höre ich noch die zaghafte Stimme, mit der ich Des erklärte, sie könne eine Goldmünze nicht bekommen, oder wir könnten uns etwas, das sie sich wünschte, nicht leisten, oder wir müssten versuchen, mehr zu sparen, aber am Ende bekam sie doch immer ihren Willen. Rückblickend bin ich froh darüber, weil ihre Zeit auf der Erde zu kurz war, um in Grenzen gelebt zu werden.

## *Kalter Trost*

Natürlich verspüren Menschen, die einem nahestehen, das Bedürfnis, da zu sein, wenn eine Tragödie hereinbricht, aber wenn sie dann kommen, wissen sie nicht, was sie tun sollen – woher auch? Ich kann mir vorstellen, dass alle, die mich besuchten, das Gefühl hatten, nichts ausrichten zu können. Und die meisten konnten das auch nicht. Alle, so schien es, wollten mein Leben wieder in Ordnung bringen oder mir den Schmerz nehmen, und genau das ist unmöglich, wenn man jemanden verliert, den man liebt. Manchmal ertappte ich mich dabei, wie ich fast die Augen verdrehte, wenn ich die letztlich überflüssigen Kommentare immer und immer wieder hörte. Um zu verhindern, dass ich wütend wurde – und vielleicht auch, um den Menschen etwas zu tun zu geben, damit sie sich besser fühlten –, entgegnete ich auf Äußerungen wie «Ich wünschte, ich könnte irgendwas für dich tun» mit Vorschlägen wie «Kannst du. Du kannst das Bad putzen».

Ob ich je erfahren werde, wie die anderen mich in jenen ersten Tagen erlebten, ist fraglich, aber ich bin mir ziemlich sicher, dass ich mich anders verhielt, als sie erwartet hatten. Das ist nicht sonderlich überraschend, denn mein Verhalten entsprach auch nicht meinen eigenen Erwartungen. Hätte ich mein Schicksal vorhersehen können und gewusst, dass meine Frau nur ein Jahr nach unserer Hochzeit sterben würde, dann hätte ich mir einen Mann an der Grenze zum Wahnsinn vorgestellt, am Boden zerstört und vollkommen lebensunfähig, niedergestreckt durch den

Schock. Und ich stand tatsächlich unter Schock, doch der Schock wirkte sich ganz anders aus, als ich vermutet hätte. Er ließ mich stark erscheinen; vielleicht sogar stark *sein*. So sahen das wohl die Menschen in meiner Umgebung, und darum ermunterten sie mich auch immer wieder, stark zu sein. Schließlich war ich dank meiner Stärke pflegeleichter, als wenn ich den Eindruck eines gebrochenen Mannes vermittelt hätte.

Doch zu diesem Zeitpunkt waren meine seelischen Probleme noch gar nicht in ihrer vollen Intensität zutage getreten. Schock produziert chemische Stoffe, die verhindern, dass Menschen, die Unvorstellbares erlebt haben, hysterisch werden. Wie jede andere Droge lässt die Wirkung dieser Stoffe jedoch mit der Zeit nach. Eine kleine Weile lang wirkte ich außerordentlich ruhig, und viele Leute ließen sich von dieser Ruhe täuschen. Das tun wir alle: Wir beurteilen aufgrund eines flüchtigen Eindrucks, wie es einem Menschen geht. Wahrscheinlich hat man mich entsprechend etikettiert: *Er kommt unglaublich gut zurecht. Er ist so stark. Er ist ein Fels in der Brandung.* Es war, als würde ich in Überschriften charakterisiert. Nur wenige machten sich die Mühe, den Text darunter zu studieren. Während andere mein Verhalten in zwei, drei Worten zusammenfassen konnten, brauchte ich ein größeres Tagebuch, um all die Adjektive festzuhalten, die beschrieben, was in meinem Kopf und meinem Herzen vor sich ging.

Ich wurde fast schon Ansprechpartner für den Schmerz aller Übrigen. Ich bestand auf drei Wochen Trauerzeit, bevor Desreen schließlich beigesetzt wurde. Diese Zeit brachte ich damit zu, sicherzustellen, dass alle anderen zurechtkamen.

Die Gründe dafür lagen vermutlich teilweise in den Schuldgefühlen, die ich hegte. Ich wusste, dass um ein Haar nicht Desreen, sondern ich ums Leben gekommen wäre, und mit der Unterstützung, die ich ihren Freunden und Verwandten bot, wollte ich dieses Gefühl überkompensieren. Das merkten wohl einige Leute auf einer unbewussten Ebene und kamen eher zu mir, um sich Hilfe zu holen, statt sie mir anzubieten.

Ich fing an, goldige Videos von Jackson zu drehen, wenn wir mitten in der Nacht wach wurden, und schickte sie an Freunde und Verwandte, um sie aufzuheitern; vielleicht sogar, um ihnen zu beweisen, wie gut wir beide zurechtkamen. Er sprach noch nicht flüssig und machte lustige und bezaubernde Fehler, wenn er mit Menschen sprach – so nannte er zum Beispiel Marianne «Tante Maus» statt Tante Maz. Ich rief die Leute auch regelmäßig an, um mich zu versichern, dass es ihnen gutging, und wenn ich mehr Blumen bekam, als in unserer Wohnung Platz fanden, brachte ich sie Freunden vorbei. Vielleicht glaubte ich, der Schmerz würde nachlassen, wenn ich nicht wütend und verbittert war, sondern nett.

Aber als der Schock nachließ, verflüchtigte sich auch dieses Gefühl. Vier Tage nach Desreens Tod kamen meine beiden älteren Brüder nach London. Der Älteste von uns, Matthew, der in Southport wohnt, traf als Erster ein, Nicholas später am Tag aus Hebden Bridge in Yorkshire. Beide sind verheiratet, jeder von ihnen hat zwei Kinder, im Alter zwischen sechzehn und vier Jahren. Bevor sie nach London fuhren, um Jackson und mich zu besuchen, mussten sie ihren Kindern erklären, was passiert war, und sie trösten. Mat versuchte seinen Töchtern, der damals sechzehnjährigen Sophie und der vierzehnjährigen Lucy, begreiflich zu machen, dass sie Desreen, die sie eher wie eine Freundin als wie eine Tante liebten, verloren hatten, und damit den ersten Menschen, der ihnen etwas bedeutete. Nick wiederum hatte seinen Kindern Reuben, damals sechs, und Willow, vier Jahre, erklären müssen, dass sie ihre Tante Desreen nie wiedersehen würden.

Meine Nichten und Neffen, die sie allesamt vergötterten, traf Desreens vorzeitiger Tod schwer. Wo auch immer Desreen auftauchte, kümmerte sie sich als Erstes um die Kinder und Jugendlichen. Sie konnte zu launischen Teenagern durchdringen, die auf Familienfeiern schmollend in einer Ecke saßen, und zog das schüchterne Mädchen, das auf einer Hochzeit niemanden kannte, aus dem Stuhl auf die Tanzfläche. Am Ende des Abends war das stille junge Mädchen, das sich zunächst nicht getraut hatte mitzufeiern, der Mittelpunkt der Party. Mit Desreens Hilfe, so ihre Überzeugung, würde sie im Leben alles erreichen können. Dabei hatten sie sich noch nie zuvor gesehen.

Ich bin mit meinen beiden älteren Brüdern – Mat ist sieben und Nick zweieinhalb Jahre älter als ich – sowie meinem Cousin Graham, der zwölf Jahre älter ist, im selben Haus aufgewachsen. Als Jüngster blieb ich für meine Familie wohl immer das Baby. Und wenn man immer das Baby gewesen ist, kommt man aus dieser Schublade schwer wieder heraus. Wahrscheinlich habe ich unbewusst deshalb ziemlich hart gekämpft, um ernst genommen zu werden. Ich weiß noch, wie ich meine Brüder einmal sagen hörte, der «kleine Benji» werde wohl nie das Elternhaus verlassen. Aber ich tat es doch und zog mit achtzehn Jahren zum Studieren nach Leeds (mit einem Abstecher nach Malaga) und anschließend, mit einundzwanzig, nach London.

Mat, das merkte ich sofort, als er kam, wollte einfach nur etwas – irgendetwas – tun, um mir zu helfen. Ich habe immer zu ihm aufgeblickt, und trotz der sieben Jahre Altersunterscheid haben wir unser Leben lang über die gleichen Witze gelacht und einer für den anderen die Sätze beendet. Aber jetzt war nichts lustig, und plötzlich war ich in der Beziehung der Erwachsene. Zeuge des Todes meiner Frau zu werden hatte mich schlagartig erwachsen gemacht. Während er sich nutzlos fühlte, tat ich alles, was getan werden muss, wenn ein Mensch stirbt. Und weil mich immer noch Schuldgefühle quälten, konzentrierte ich mich mehr auf Desreens Freunde und Verwandte als auf meine.

Mat bot an, die Rechnung für einen Weidenkorb zu übernehmen, den ich brauchte, um all der Schuhe Herr zu werden, die sich im Flur türmten, weil immer mehr Besucher kamen. Ich merkte selbst, wie der liebevolle, empathische Tonfall, in dem ich mit den Menschen sprach, die Desreen am nächsten gestanden hatten, verschwand, wenn ich mit meinen eigenen Angehörigen sprach. «Ich habe diese verdammten Schuhe so verdammt satt», fuhr ich Mat an, als wir in dem Laden am Ende meiner Straße standen.

Den Korb in der Hand, kehrten wir beide auf dem Heimweg in einem Pub ein. Jackson schlief zu Hause unter der Obhut aller vier Großeltern, also entschieden wir uns für einen Tapetenwechsel. Es dauerte nicht lange, da bekamen wir Gesellschaft. Ein paar Freunde von mir schauten nach Des' Tod täglich vorbei, ebenso wie die Spice Girls und ihre Partner. Auch meine Eltern kamen in den Pub, weil Nick bald eintreffen sollte und sie die Familie um sich versammeln wollten.

Als Nick eintraf, versuchte ich gerade Olly, einen von Desreens ältesten Freunden und Ehemann ihrer besten Freundin Marianne, zu trösten. Nick stand allein an der Bar und schluchzte, und ich spürte, dass meine Mutter mit den Augen meinen Blick suchte. Ich sah hinüber, und sie gab mir wortlos zu verstehen, ich solle aufstehen und zu meinem Bruder gehen. Meine ganze Familie war versammelt, und trotzdem war es meine Aufgabe, mich um ihn zu kümmern, obwohl gerade schon jemand anderes an meiner Schulter weinte. Ich war derjenige, der seine Frau verloren hatte. *Und wer tröstet mich?*, dachte ich plötzlich, als ich zu Nick hinüberging.

Aber in Wahrheit, so widersprüchlich es klingen mag, wollte ich im tiefsten Innern gar nicht getröstet werden. Ich wollte weder umarmt noch bemuttert noch abgeküsst werden. Ich schlüpfte in die Rolle des Ehemanns, der sich darauf konzentriert, die nächsten Angehörigen seiner Frau zu trösten, und in die des Vaters, der seinem Sohn Trost spendet. Ich war nicht mehr der Sohn, der von seinen Eltern umsorgt werden will, und nicht der kleine Bruder, der sich wünscht, die älteren Jungs sollten sich um ihn kümmern. Ich habe nur eine leise Vorstellung, wie schwer es für sie gewesen sein muss, dass sie dem Jungen, den sie früher liebevoll «Boof» genannt hatten, nicht helfen konnten. Aber für den Sohn und Bruder, für den es jetzt wichtig war, sich zu beweisen, dass er seinen Mann stehen konnte, kam nicht mehr in Frage, sich wie ein Kind behandeln zu lassen.

Die Unterstützung, die mir angeboten wurde, ärgerte mich allmählich, egal woher sie kam. Ich empfand sie eher als Druck denn als Fürsorge. Mein Telefon klingelte unaufhörlich. «Wie geht es dir?», fragten mich die gleichen Leute mehrmals am Tag, als hofften sie, ich würde Fortschritte machen. Ich befand mich im Konflikt: Einerseits wollte ich in Ruhe gelassen werden, andererseits wusste ich, dass ich Hilfe brauchte, nicht so sehr um meinetwillen wie Jacksons wegen. Aber an diesem Druck erstickte ich fast: der Druck, mich besser zu fühlen, besser auszusehen, mich besser zu verhalten, besser zu sein. Die Frau, mit der ich den Rest meines Lebens hatte verbringen wollen, war mir in einer Sekunde genommen worden, und ich spürte den Wunsch der anderen, ich solle versuchen, darüber hinwegzukommen, damit sie mich nicht in diesem Schmerz erleben mussten. Heute weiß ich, dass sie nur fürsorglich waren, aber damals reizte und ärgerte es mich. Und je mehr die anderen sich wünschten, es möge mir bessergehen, desto wütender wurde ich auf sie.

Die Menschen, die angesichts meines Schmerzes am meisten litten, waren meine Eltern. Wie ich es selbst schmerzlich erlebt habe, ist es schwer, sein eigenes Kind leiden zu sehen. Aber es gibt ein Spannungsverhältnis in der Eltern-Kind-Dynamik. Das ungeschriebene Gesetz in dieser Beziehung ist, dass die Eltern dem Kind bedingungslose Liebe und Unterstützung bieten. Das Kind – und dabei spielt das Alter keine Rolle – kann die Grenzen immer weiter ausreizen und tut das oft auch. Vor Desreens Tod benutzte unser Sohn mich oft als seinen emotionalen Sandsack – er schlug und biss mich, wenn er schlecht gelaunt war, auch wenn er Sekunden zuvor seine Mum geküsst und mit ihr geschmust hatte. Nach ihrem Tod war ich für kurze Zeit Mittelpunkt seiner bislang der Mutter zugedachten Zuneigung, dann wieder Zielscheibe für seinen Groll. Da er in unserer Beziehung das Kind war, brauchte er das wohl – ein Ventil für seine Wut und die Verunsicherung –, und er vertraute drauf, dass ich als der Vater sein manchmal explosives Verhalten verzeihen würde. Und das Gleiche tat ich selbst als Sohn meiner Eltern. Ich war von ihnen genervt. Ich stieß sie weg. Ich bat sie, mich in Ruhe zu lassen. Ich freute mich auf ihre Besuche, doch wenn sie dann kamen, wollte ich mich manchmal gar nicht mit ihnen unterhalten.

Ich bin ein Mensch, der auch in guten Zeiten gern für sich ist. Ich mag nicht dauernd reden und genieße die Stille. Das hatten Desreen und ich von Anfang an gemeinsam. Es gab Tage, da sagte Desreen kein einziges Wort, und mich störte das nicht im Geringsten. Aber meine Eltern kamen in ihrer Sorge um mich oft für mehrere Tage am Stück. Ich war so mit meinen Gedanken beschäftigt, dass ich mich nicht in der Lage fühlte zu reden, doch wenn ich nicht sprach, fühlte ich mich unhöflich und respektlos. Je mehr Zeit ich unter Menschen verbrachte, umso drängender wurde der Wunsch, allein zu sein.

Relativ bald merkte ich, dass diese antisoziale Reaktion auf Desreens Tod nicht nur denjenigen galt, die mir am nächsten standen. Überraschenderweise dauerte es, obwohl inzwischen so viel Kommunikation über die sozialen Medien läuft, eine ganze Weile, bis die Nachricht vom Tod meiner Frau zu all meinen «Freunden» durchgedrungen war. Die Anführungszeichen benutze ich nicht, weil ich irgendetwas gegen diese Leute habe, sondern ich beziehe mich auf die große Gruppe von alten Freunden, ehemaligen Freunden, Kollegen und Bekannten, die heutzutage das weitgespannte Netzwerk eines Menschen ausmachen.

Später dann liefen der Löwenanteil der kollektiven Trauer und die Beileidswünsche für Desreen über das Internet, aber anfangs erwähnte ich ihren Tod auf Facebook oder Twitter lieber nicht. Das hätte sie wahrscheinlich in Erstaunen versetzt, denn sie verfolgte immer stirnrunzelnd, wie viel Zeit ich damit verbrachte. «Warum siehst du dir die Sendung nicht lieber an, anstatt online darüber zu reden?», fragte sie oft.

«Das verstehst du einfach nicht, stimmt's?», erwiderte ich dann mit einem Lächeln. «Es macht viel mehr Spaß, online mit Freunden eine Sendung zu kritisieren, als sie anzusehen.»

Jetzt bat ich alle, persönlich miteinander zu *reden* und die Nachricht nicht online zu verbreiten. Ich konnte den Gedanken nicht ertragen, dass jemand einfach bloß ein paar peinliche Bilder vom Wochenende auf Facebook stellen will und dann plötzlich erfährt, dass eine alte Freundin gestorben ist – und es als besonders verletzend empfindet, dies nicht längst erfahren zu haben.

In den sozialen Medien kam die Welle erst richtig ins Rollen, als Zeitungen und Fernsehen darüber berichteten. Mein Schwager Anthony fragte mich, ob er ein im *Evening Standard* erschienenes Interview mit mir online stellen dürfe. Ich willigte ein. Ich glaube, er wollte eigentlich eine Blockade errichten – seinen Text sagen, die Beileidsbekundungen dankend entgegennehmen und den Tod seiner Schwester anschließend nie mehr online erwähnen.

Heute erscheint es mir angesichts der Tatsache, wie wertvoll mir später das Internet wurde, etwas seltsam, dass ich damals geschwiegen habe. Aber der Grund, warum ich mich anfangs von den sozialen Medien ferngehalten habe, war dieser: meine Erschöpfung. Nichts hätte mich auf den Nachrichtenschwall vorbereiten können, die auf die Medienberichterstattung und die darauffolgenden Beiträge in den sozialen Medien folgte.

Plötzlich war es, als stürmten alle Menschen, denen ich je begegnet bin, gleichzeitig auf mich ein: Die Flut von Besuchern, Briefen, Karten, Mails, SMS, Anrufen, Blumen und Geschenken wollte kein Ende nehmen. Nachfragen auf allen Kommunikationskanälen, in denen die Leute sich besorgt zeigten, weil sie auf ihre Nachricht nichts von mir hörten. Erstaunensbekundungen auf allen Kommunikationskanälen, in denen Leute sich wunderten, dass sie etwas von mir hörten. Andere verfolgten mich regelrecht, weil sie fanden, ich hätte nicht innerhalb der angemessenen Zeit geantwortet – dabei hatte ich von ihnen teilweise seit Jahren nichts gehört. Manche drängten auf ein Treffen, obwohl ich, ehrlich gesagt, ihren Namen nicht einmal ein Gesicht zuordnen konnte. Eine besonders unsensible Person schickte eine Beileids-Mail, in der sie sich gleichzeitig, auf wirklich kreative Weise, um einen Job bei der Firma bewarb, deren Geschäftsführer ich damals war.

Schon bald ertrank ich förmlich in Kontakten, und obwohl ich es hasste, derart zugeschüttet zu werden, konnte ich nicht umhin, wieder in den Pool zu springen. Die krassen Widersprüche der Trauer traten zutage: *Warum hauen die nicht alle einfach ab und lassen mich in Ruhe? Ich kann einfach nicht fassen, dass X sich nicht gemeldet hat.*

Ich war die Freundlichkeit, die man mir entgegenbrachte, so leid, und doch blieb ich nächtelang wach, starrte auf das Chatfenster in Facebook, um zu sehen, wer online war, und dachte: Sie sehen doch, dass ich da bin. Wollen sie mir wirklich nichts sagen? Sobald sie es dann taten, klickte ich sie weg, vergrub den Kopf in den Händen und flüsterte: «Was zum Teufel wollt ihr von mir?»

Erst viel später erkannte ich den Fehler. Ich sehnte mich nach dem Klingeln des Telefons. Ich wartete verzweifelt auf das «Ping» einer Nachricht oder das Aufscheinen einer Twitter-Nachricht, empfand aber, wenn es denn kam, weder Freude noch Trost. Ich wollte nicht, dass Freunde sich bei mir meldeten. Ich wartete auf eine Nachricht, die nie kommen würde. Ich wartete auf Desreen.

## *Die Pilgerreise*

Unmittelbar nach Desreens Tod gab es so viel zu erledigen – vom Benachrichtigen der Freunde und Angehörigen über die polizeilichen Ermittlungen und Anrufe der Medien bis hin zu der Frage, wie es mit der Arbeit weitergehen sollte –, dass Bev und ich uns entschlossen, Jackson zumindest für ein paar Stunden täglich in der Kita unterzubringen. Es gab unendlich viele praktische, aber erschütternde Dinge zu tun, und der Gedanke, ihn mit in die Leichenhalle zu nehmen oder stundenlang beim Leichenbeschauer herumsitzen zu lassen, war uns unerträglich.

Wir brauchten Zeit, um das Geschehene zu verarbeiten und um uns zu überlegen, wie wir einem Zweijährigen die ungeheuerliche Tatsache erklären sollten, dass seine Mami nie mehr wiederkommen würde. Und wir brauchten Zeit, um darüber nachzudenken, wie wir ihn ohne sie großziehen sollten.

In den ersten paar Tagen nach Desreens Tod wanderte Jacksons Blick oft zur Eingangstür – vielleicht kam Mummy ja gleich von der Arbeit? –, aber er fragte nicht, wo sie hingegangen war (wochenlang nicht). Der Gedanke, dass er ihre Abwesenheit noch nicht vollständig erfasst hatte, tat mir weh, erlaubte mir aber gleichzeitig, den rechten Augenblick abzuwarten und zu überlegen, wie ich mit dieser bislang unvorstellbaren Situation umgehen sollte.

Als ich jedoch in dieser ersten Woche mit Freunden und Angehörigen im Pub saß und grübelte, überkam mich plötzlich ein ungutes Gefühl. Am Mittwoch oder Donnerstag nach dem

Samstag, an dem Des ums Leben gekommen war, beschloss ich, Jackson früher von der Kita abzuholen und ihn mitzunehmen, damit er alle sehen konnte. Wir saßen da und unterhielten uns, während er auf dem Boden Eisenbahn spielte. Als ich ihn ansah, erwiderte er mein Lächeln nicht. Plötzlich fiel mir auf, dass er mich zwar dauernd bat, mit ihm Eisenbahn zu spielen, aber nie, mit in den Pub kommen und mir beim Rotweintrinken zusehen zu dürfen. Ich zog meine Jacke an, nahm ihn auf den Arm und ging hinaus. Den anderen erklärte ich, es sei an der Zeit, mich mehr auf ihn zu konzentrieren und weniger auf mich. Es war, als hörte ich Desreen sagen, ich sollte mich schämen. Ich stellte mir vor, dass sie, wäre es umgekehrt gewesen, in dieser Situation sofort nach der Devise *Erst Jackson, dann ich* gehandelt hätte, und nun musste ich endlich versuchen, das Gleiche zu tun.

Nach diesem Augenblick der Erkenntnis trafen Bev und ich die Entscheidung, ab der folgenden Woche Jacksons Kita-Tage zu reduzieren. Wir wussten, dass wir beide nicht so schnell wieder würden arbeiten gehen können, aber wir wollten seinen Fortschritt nicht behindern. Er würde also montags und dienstags dort sein und den Rest der Woche mit uns verbringen. Wir fanden es nur fair, dass er wenigstens manchmal ein Umfeld genießen konnte, in dem es heiter und spielerisch zuging. Wichtig schien uns außerdem, dass ich ein wenig Zeit hatte, ein unverhohlen trauernder Ehemann zu sein und nicht bloß ein alleinerziehender Vater, der sein Bestes tut, seinen Schmerz vor dem Sohn zu verbergen. Dieser Kompromiss fühlte sich besser an, er entsprach Jacksons Bedürfnissen eher, ohne meine und Bevs außen vor zu lassen. Ich ging davon aus, dass Desreen einverstanden gewesen wäre.

Des hatte unseren kleinen Jungen vom Augenblick seiner Geburt an vergöttert, und sie war eine geborene Mutter. Für sie war die Mutterschaft die höchste Form der Liebe, schon bevor Jackson zur Welt kam. Als sie und ich uns ineinander verliebten, war ihre Liebe zu mir suchterzeugend und verzehrend. Und sie konnte die seltsamsten Sachen sagen. «Ich will wieder in deinen Bauch», erklärte sie mir einmal, als wir eng umschlungen dalagen.

«Was redest du da, Dessie? Du warst nie in meinem Bauch», entgegnete ich.

«Doch! Du hast mich geboren. Es muss so sein, sonst würde ich dich nicht so lieben.»

Seltsam, aber irgendwo da drin steckt ein wunderschönes Gefühl.

Später drückte sie ihre Liebe zu mir und ihren Wunsch nach einem Kind ähnlich aus. «Benji, ich will gleich jetzt ein Baby mit dir. Ich habe beschlossen, dass ich einen zweiten kleinen Benji will – einen, den ich überall mit hinnehmen kann und der nicht wegläuft zur Arbeit oder zu Verabredungen mit seinen Freunden.»

Ironie des Schicksals: Sie sagte auch immer wieder, sie habe Angst, mir könnte etwas passieren und sie bliebe «Benji-los» zurück. Doch dann kam Jackson, und alles wurde anders. Sie liebte mich noch genauso wie zuvor, aber ich war nicht mehr ihre Nummer eins.

«Dessie, du hast mir in letzter Zeit nichts von dem mehr gesagt, was du früher immer gesagt hast. Langsam glaube ich, du liebst Jackson mehr als mich.»

«Mach dich nicht lächerlich, Ben. Natürlich liebe ich Jackson mehr als dich», gab sie zurück. Dann lachte sie, nicht über ihre eigene Äußerung, sondern über meine. «Er ist mein Baby. Vorher warst du das, und jetzt bist du mein Ehemann.»

Ich fühlte mich immer als Glückspilz, weil mir eine solche

Liebe zuteilwurde – lange Zeit sogar ausschließlich mir. Ich schmollte zum Scherz, aber eigentlich war ich überglücklich, dass das kleine Wesen, das wir in die Welt gesetzt hatten, so sehr geliebt wurde.

Jackson war vor seiner Geburt ungeheuer lebhaft. Desreen wurde manchmal richtig ärgerlich, weil es schien, als wollte er unbedingt heraus. Besonders wild strampelte er, wenn sie schlafen gehen wollte. Als er dann auf der Welt war, wurde es auch nicht viel besser. Er wollte sich nicht wickeln lassen, er hasste sein Babykörbchen und verabscheute schließlich auch sein Gitterbett. Genau wie seine Mutter mochte er sich nicht einschränken oder sagen lassen, was er zu tun hatte. Also kam er mit in unser Bett, damit hatte er kein Problem. Bis zum Tag, an dem seine Mummy starb, kämpfte er dagegen, aus unserm Zimmer ausquartiert zu werden. Er wollte einfach nicht ohne sie sein. Seine Liebe war so grenzenlos, dass ich oft nachts wach wurde und feststellte, dass er auf ihrem Kopf lag. Obwohl er es scheinbar so eilig gehabt hatte, aus ihrem Bauch zu schlüpfen, schien es jetzt, als vermisste er diese Nähe doch.

Heute erfüllt es mich mit großer Dankbarkeit, dass sie diese gemeinsame Zeit hatten. Sobald er auf der Welt war, drehte sich Desreens Leben nur noch um Jackson.

«Wie sehr ich ihn liebe, merke ich daran, was für lächerliche Sachen ich jetzt zu tun bereit bin», sagte sie mir einmal.

Zu diesen Sachen zählte die «Rhyme Time»: ein Mutter-Kind-Singen, das in unserer Stadtbibliothek stattfand. Junge Mütter saßen dort im Kreis, auf dem Schoß ihre Babys, die noch kaum ein Glucksen herausbrachten. «Ich lehne mich einfach zurück und denke an Net-A-Porter», erklärte sie mir. Gemeint war ein Online-Modeversand, dessen Website sie ungefähr sechsmal täglich besuchte.

Jackson stand für sie stets an erster Stelle. Als er eine Leidenschaft für Thomas, die kleine Lokomotive, entwickelte, schenkte sie ihm jede Menge entsprechendes Spielzeug, Gleise und DVDs. Gerade am Abend vor ihrem Tod hatte ich bei Hamley's ein paar neue Züge besorgt, darunter eine Lok, die im Dunkeln leuchtete und die ihn bewegen sollte, im eigenen Bett zu schlafen. «Benji, bitte gib ihm die Geschenke nicht, bevor ich von der Arbeit komme. Ich will unbedingt sein Gesicht sehen», sagte sie am Telefon – es sollte unser letztes Telefongespräch sein.

Die letzte SMS, die sie an ihre Mutter geschickt hatte, war ein Bild von Jackson, der mit seinem neuen Spielzeug spielte. Bev erzählte mir später, dass sie mit jemandem darüber gesprochen habe, wie glücklich Desreen in dieser Woche und an diesem Tag wirkte. Und wie ich aus den letzten Worten, die über ihre Lippen kamen, weiß, lebte sie bis zum letzten Atemzug für ihren heißgeliebten Sohn.

Wenige Wochen vor ihrem Tod hatte sie entschieden, es sei an der Zeit, mit Jackson nach Thomas Land zu fahren – die Art Ort, die sie normalerweise grauenhaft gefunden hätte, die aber ein kleines Kind, das vollkommen versessen ist auf lästige, klassenbewusste, sprechende Lokomotiven, garantiert begeistert. Wir beide hatten Thomas und all seine ätzenden, qualmenden kleinen Freunde schon gründlich satt, waren uns aber gleichzeitig sicher, dass es unseren Sohn unheimlich freuen würde.

Diese Reise sollte Desreen nicht mehr antreten. Wir hatten Karten für Samstag, den 17. November – genau eine Woche nach ihrem Tod –, gekauft. Da stand ich nun, ein gebrochener Mann, und wusste doch, dass wir trotzdem fahren mussten. In nur sieben Tagen war die simple 130-Kilometer-Reise von Euston nach Tamworth nicht mehr nur eine Fahrt in den Vergnügungspark. Jetzt war es eine Pilgerreise. Natürlich hätten wir stornieren und ein anderes Mal fahren können, aber mein Herz wollte es bei diesem Termin belassen, weil Desreen ihn ausgewählt hatte.

Es war eine der schlimmsten Erfahrungen meines Lebens. Jener Samstag war in Thomas Land nicht einfach ein Tag wie jeder andere: Vielmehr begann gerade heute die Weihnachtssaison. Glückliche Familien tollten in künstlichem Schnee herum. Festliche Musik und Weihnachtslieder dröhnten aus den Lautsprechern. Der Dicke Kontrolleur (kaum zu glauben, dass man ihn immer noch so nennen darf) und seine in historische Gewänder gehüllten Freunde gaben auf dem Balkon des Bahnhofs Knapford eine Gesangs- und Tanzshow zum Besten. Und Jackson schlief.

Er hatte die Angewohnheit, wach zu bleiben, wenn er schlafen sollte, und zu schlafen, wenn man sich wünschte, dass er wach war. Im Taxi, das uns vom Bahnhof zum Park brachte, fielen ihm schon die Augen zu. Zu allem Überfluss quatschte der Fahrer in einem fort.

«Alles klar, junger Mann? Sie sind doch letzte Woche mit mir gefahren?»

«Nein, das war ich nicht», erwiderte ich kurz.

«Doch, bestimmt, ich erinnere mich an Sie.»

«Nein, ganz bestimmt nicht. Ich bin noch nie hier gewesen.»

Einen kurzen Augenblick lang schwieg er, sah mich aber im Rückspiegel immer wieder prüfend an. «Sind Sie vom Fernsehen?», fragte er weiter.

«Nein.»

«Und woher kenne ich Sie dann?»

Ich ertrug es nicht länger. Ich wollte bloß, dass er aufhörte zu reden. «Haben Sie diese Woche Zeitung gelesen?»

«Ja, jeden Tag», entgegnete er.

«Na, da haben Sie wahrscheinlich mein Bild gesehen. Letzten

Samstag ist meine Frau ums Leben gekommen, und fast alle Zeitungen haben darüber berichtet. Ich fahre mit meinem Sohn nach Thomas Land, weil sie die Karten gekauft hat und es sich so gewünscht hätte.»

«Äh, alles klar. Weiß wirklich nicht, was ich sagen soll.»

*Na, dann halt einfach die Schnauze*, dachte ich, brachte aber gerade noch genug Höflichkeit auf, es nicht laut zu sagen.

Jackson schlief für anderthalb Stunden. Schließlich ertrug ich es nicht mehr. Ich setzte ihn vor die Spitze seines damaligen Lieblingszugs (fürs Protokoll: Percy) und stupste ihn an. Er zog ein missmutiges Gesicht und öffnete langsam ein Auge. Sekundenbruchteile später riss er beide Augen auf und sprang entzückt aus seinem Buggy. Mir gefällt der Gedanke, dass er vielleicht meinte noch zu träumen; dass der Zauber von Weihnachten in seine kleine Seele gedrungen war. Plötzlich strahlte er übers ganze Gesicht – das hätte seine Mami sehen sollen.

Ich lächelte ebenfalls, weil ich Fotos machen wollte, aber innerlich war ich völlig kaputt. Dann begriff ich, dass ich lange genug den Helden gespielt hatte und es Zeit war, der Wirklichkeit ins Auge zu blicken, der Verwüstung, die unser Leben erschüttert hatte.

# *Wie Desreen sein*

Wir setzten Desreen erst nach zwanzig Tagen bei. Ich kann mir gar nicht vorstellen, wie man schneller eine Beerdigung organisieren soll – aber natürlich kommt auch nicht jeder Tod so unvermittelt. Der Schock brachte uns alle für Tage und Wochen ins Taumeln. Außerdem konnte und wollte ich nicht so schnell akzeptieren, was geschehen war. Und als mich Kelson, Desreens Dad, daran erinnerte, dass seine Schwester am 24. November heirate, kamen wir überein, dass wir mit Desreens Trauerfeier bis zur darauffolgenden Woche warten würden.

Obwohl Jackson immer noch nicht wusste, was seiner Mum zugestoßen war, wirkte er bei gewissen Dingen, die mit ihr zu tun hatten, zunehmend nervös. Einmal, als ich für einen Besuch bei Desreens Eltern in Havant zusammenpackte, begann ich Dinge in eine ihrer Sporttaschen zu werfen, weil die gerade zur Hand war.

«Nimm das nicht, Daddy!», brüllte er. «Das gehört Mami!»

Die Szene wiederholte sich, als Bev versuchte, ihm ein T-Shirt anzuziehen, das ihn wohl an eines von Desreen erinnerte.

Natürlich spürte er, dass etwas nicht stimmte, wie hätte es anders sein sollen? Er hatte seine Mutter seit zwei Wochen nicht gesehen, und alle Menschen in seiner Umgebung verhielten sich seltsam, sosehr sie es auch vor ihm zu verbergen suchten. Und trotzdem entschieden wir uns, bis nach der Beerdigung zu warten, weil bis dahin so viel zu erledigen war. Wir wollten einen Moment abwarten, der uns geeignet schien, um alles zu erklären.

Am liebsten hätte ich – oder wenigstens der schwache, ängstliche Teil von mir – es ewig hinausgeschoben. Bis zum heutigen Tag kann ich mir kaum etwas Schlimmeres vorstellen, als einem Kind beibringen zu müssen, dass es seine Mutter nie wiedersehen wird.

Die Beerdigung war für Freitag, den 30. November, festgesetzt. Desreen sollte unweit ihres Elternhauses beigesetzt werden, und wir baten den Pfarrer, der uns getraut hatte, den Gottesdienst abzuhalten – nicht in seiner eigenen Gemeinde, sondern in der Kirche, bei der ihre letzte Ruhestätte lag.

Am Tag vor dem Begräbnis sah ich sie zum letzten Mal. Ihr Leichnam lag in der Aufbahrungshalle, diesmal auf dem Gelände des Bestattungsunternehmens, das uns bei den Vorbereitungen unterstützt hatte. Ich wünsche mir nicht, ich hätte sie nicht mehr gesehen, aber froh bin ich auch nicht darüber. Sie war nicht mehr Desreen, sondern nur noch eine vollkommen leblose Hülle – ganz anders als beim Mal davor. Dieser letzte Besuch war würdevoller und ruhiger als der in der Gerichtsmedizin – das Licht war gedämpft, Kerzen brannten, und sie trug ihre eigene Kleidung und ihren Schmuck –, aber sie lag in einem Sarg, und ihre Züge hatten längst alle Weichheit verloren. Wieder sagte ich ihr, dass ich sie liebte, und versprach, gut für unseren Sohn zu sorgen.

Es war mein Anspruch gewesen, die großartigste Beerdigung aller Zeiten zu organisieren. Später merkte ich, dass das ein Widerspruch in sich ist und dass ich wohl auf einem anderen Planeten gewesen sein muss. Wie hätte ich mir sonst Gedanken über Glaubwürdigkeit und Wirkungsgrad der Veranstaltung machen können? Doch als PR-Mann zählte das Organisieren von Veranstaltungen zu meinem Job. Wäre ich ein Geistlicher gewesen, hätte ich wahrscheinlich auch sicherzustellen versucht, dass die religiöse Zeremonie ein echtes Ereignis war.

Der Geistliche, der die Messe abhielt, ist ein ganz besonderer Mensch. Nur fünfzehn Monate zuvor hatte John uns getraut. Eine Weile vor unserer Hochzeit hatten wir ihn zu Hause aufgesucht, um zu fragen, ob wir in einer seiner acht Pfarrkirchen heiraten könnten. Wir waren seinem Charme sofort erlegen.

«Desreen, Desreen», hatte er mehrmals wiederholt, nachdem sie sich vorgestellt hatte, und dabei in ihre großen braunen Augen geblickt. «Was für ein schöner Name.»

«Und Sie heißen Kevin, nicht wahr?», fragte er mich, den Blick nach wie vor auf sie gerichtet.

«Nein, ich heiße Ben», erwiderte ich. «Aber keine Sorge, Desreen kann man sich natürlich viel leichter merken. Passiert andauernd.»

«Und Desreen», fuhr er fort, wieder ganz auf meine Verlobte konzentriert, «Sie arbeiten in der Modebranche, nicht wahr? Das ist sicher sehr aufregend. Erzählen Sie mir davon.»

Was sie beruflich machte, war ohnehin schwer genug zu erklären. Wie würde sie es wohl einem Pfarrer vermitteln, der, wie er selbst zugab, wenig von Mode verstand? Im Grunde formte und dirigierte sie die Laufbahn von Stylisten und Haar- oder Make-up-Künstlern in der Modebranche. Es war ihre Aufgabe, für die von ihr betreuten Künstler die richtige Arbeit zu finden und dafür zu sorgen, dass sie immer genug zu tun hatten. Sie bildete die Brücke zwischen den Künstlern und den Modemarken und Medien, für die sie arbeiteten. Sie verhandelte über Jobs und Verträge und managte für die von ihr vertretenen Talente das Arbeitspensum, das sich daraus ergab. Es gelang ihr jedoch nie richtig, ihre Beschäftigung zu erklären. Trotzdem nickte John die ganze Zeit über begeistert und sah aus, als könnte er ihr den ganzen Tag zuhören. Als sie fertig war, wandte er sich an mich und fragte: «Und Sie sind beim Bau, nicht wahr?» Ich glaube, wenn er der weichen Schreibhand, die an der Pfarrhaustür die seine geschüttelt hatte, etwas mehr Beachtung geschenkt hätte, hätte er gewusst, dass ich in den vergangenen dreißig Jahren kaum einmal eine Glühbirne ausgewechselt hatte.

Lange sprachen wir über unsere Familien. John hatte wie Desreens Dad bei der britischen Marine gedient und, wie das Schicksal so spielt, eine Arbeitsstelle angenommen, die auch Kelson ins Auge gefasst hatte, kurz bevor er mit seiner Familie aus Saudi-Arabien nach England zurückgekehrt war. John war ebenfalls im Norden geboren und interessierte sich deshalb für die Wurzeln meiner Familie in Lancaster. Im Übrigen galt sein Interesse jedoch hauptsächlich Desreen.

«Sollten wir ihm nicht von Jackson erzählen?», flüsterte ich, als der Pfarrer uns den Rücken zuwandte, um ein Papier aus einem Stapel zu suchen.

«Bist du verrückt?», flüsterte sie ungläubig zurück.

Jackson war zu diesem Zeitpunkt erst ein paar Wochen alt, und Desreen befürchtete, John könnte missbilligen, dass er vor der Eheschließung zur Welt gekommen war. Bei unserem nächsten Treffen, als der Pfarrer bereits zugesagt hatte, uns zu trauen, erwähnte sie im Gespräch seinen Namen.

«Oh, Sie haben ein Kind?», fragte er. «Das sind Neuigkeiten.»

«Nein, nein», erwiderte Desreen, obwohl sie genau wusste, was er meinte. «Er ist schon vier Monate alt.»

«Nein, ich meinte, bei unserer letzten Begegnung haben Sie ihn gar nicht erwähnt.»

«Doch, bestimmt», gab sie mit Pokerface zurück.

«Hm, das ist ja interessant», fuhr er fort.

Ich glaubte, wir hätten unsere Chancen zunichtegemacht, doch was er daraufhin sagte, lehrte mich, ein Buch niemals nach seinem Einband zu beurteilen. Sein erstes Kind war ebenfalls unehelich zur Welt gekommen. Er hatte davor keine Notwendigkeit gesehen zu heiraten, weil er zum damaligen Zeitpunkt Atheist gewesen war – und zwar offenbar ein recht erbitterter. Erst später im Leben hatte er zu Gott gefunden, und weitere Kinder waren zur Welt gekommen.

«Jackson! Jackson!», wiederholte er mit der gleichen Begeisterung, mit der er beim letzten Besuch Desreens Namen ausgesprochen hatte. «Tja, er muss bei der Hochzeit natürlich eine Schlüsselrolle spielen.»

Wir waren hingerissen von ihm. Er machte unseren Hochzeitstag zu einem ganz besonderen Ereignis. Die Gemeinde schüttete sich aus vor Lachen, und außerdem wirkte ich neben ihm zum ersten Mal in meinem Leben hochgewachsen.

«John», sagte ich nach dem Gottesdienst. «Ich habe das Glas Wasser mitgebracht, um das Sie gebeten hatten, aber man hat das Gefühl, Sie hätten etwas Hochprozentigeres in der Hand.»

«Tja, wissen Sie, ich habe um Wasser gebeten, aber Jesus hat die Angewohnheit, Wasser bei Hochzeiten in wunderbare Getränke zu verwandeln.»

Dank solcher Kommentare und seiner augenfälligen Lebensfreude war er für mich der einzige Mensch, der mit einer Zeremonie das Leben meiner Frau feiern konnte. John und ich telefonierten zuerst, dann trafen wir uns, und ich schickte ihm eine lange Biographie, in der Desreens ganze, viel zu kurze Lebensspanne zusammengefasst war und die ich mit Hilfe ihrer Freunde und Angehörigen erstellt hatte.

Außerdem besuchten Kelson und ich ihn kurz nach ihrem Tod im Pfarrhaus zu einer Vorbesprechung. Am meisten berührte mich, dass er als Vater und als Mann mit uns sprach, nicht als Geistlicher.

«Ich kann nicht wissen, was Sie beide fühlen», sagte er sanft, «weil ich nie eine Frau und nie ein Kind verloren habe.»

Keine Platituden, nur ein tröstlicher Tonfall, heißer Tee und aufnahmebereite Ohren.

«Ich bin so traurig, dass ich mich nicht verabschieden konnte», erklärte Kelson.

«Aber das hast du doch», unterbrach ich. «Du hast sie am Tag vor ihrem Tod gesehen, ihr hattet eine schöne Zeit zusammen, und sie hat dir gesagt, wie sehr sie dich liebt. Sogar das Passwort für ihren Laptop hat sie dir gegeben, das hätte sie mir nie verraten.»

Seit damals habe ich Gelegenheit gehabt, mich wirklich von jemandem zu verabschieden, bevor er starb, im vollen Wissen, dass wir einander wohl zum letzten Mal sehen. Meine Großmutter mütterlicherseits verlor fast neun Monate nach Desreens Tod den Kampf gegen eine Lungenkrankheit. Als ich daran zurückdachte, was ich an jenem Tag im Pfarrhaus zu Kelson gesagt hatte, kam ich mir dumm und naiv vor. Ich hatte den Leuten erzählt, wie ungern ich Desreen krank gesehen hätte, dass sie selbst es schrecklich gefunden hätte und dass ich die Tatsache, dass ich ihr nicht mehr hatte sagen können, was ich für sie empfand, nicht bedauerte, weil ich es ihr doch tagtäglich gesagt hätte. Doch als ich mich später mit meiner Großmutter zwei Wochen vor ihrem Tod unterhielt, wurde mir klar, dass das alles Unsinn war. Wir hatten ein wunderbares Gespräch, wir tauschten Geschichten aus, und wir drückten aus, wie gern wir einander hatten. Jetzt weiß ich, dass ich unter allen Umständen lieber die Möglichkeit hätte, so Abschied zu nehmen.

Damals jedoch war ich in ganz anderer seelischer Verfassung. Der Tod meiner Frau entfachte in mir einen Tatendrang, wie ich ihn eigentlich nur ein einziges Mal zuvor erlebt hatte. Und auch damals hatte ich ihn nicht wirklich wahrgenommen. Plötzlich erfüllte mich die Energie und Tatkraft, mit der Desreen unsere wunderbare Hochzeit geplant hatte. Ich entschied, dass die Beerdigung perfekt sein musste – von den Liedern bis hin zu den Blumen, vom Sarg bis zur Sitzordnung in der Kirche. Nie wieder würde ich eine solche Gelegenheit bekommen, ihr zu zeigen, wie sehr ich sie liebte.

Der Gottesdienst war wunderschön. Der Platz in der Kirche reichte nicht aus, und die Menschen standen bis auf den Friedhof. Das hatte ich vorausgeahnt und eine Lautsprecheranlage bestellt, damit auch die draußen Stehenden die Zeremonie verfolgen konnten. Zum Glück war es, nach zwanzig finsteren, kalten und regnerischen Tagen, nun strahlend sonnig.

Ich ermahnte mich nach wie vor selbst, stark zu sein, und bekam es auch tagtäglich zu hören. Ich wusste einfach keinen anderen Weg. Um ein wenig nachzuhelfen, beschloss ich, es sei entschuldbar, vor dem Gottesdienst Valium zu nehmen und in der Kirche Rum aus einem Flachmann zu trinken. Manch einer mag beides stillos finden, aber diese Leute möchte ich fragen, ob sie jemals vor zwei- oder dreihundert Leuten und in Anwesenheit des zweijährigen Sohnes die Grabrede für ihre dreiunddreißigjährige Frau gehalten haben. Ich denke, wir tun einfach, was wir tun müssen, um es durchzustehen.

Meine Rolle an diesem Tag war klar. Ich würde meine Frau würdigen und alles in meiner Macht Stehende tun, um das Leid ihrer Freunde und Angehörigen zu lindern, indem ich den Gottesdienst als echte Feier ihres Lebens gestaltete.

John, der Pfarrer, traf genau den richtigen Ton. Er hielt seine Rede als Freund. Er sprach davon, wie reich Desreen uns alle beschenkt hatte. Sogar die Spice Girls und Ibiza erwähnte er, und viele mussten unter Tränen lachen. Und dann war ich an der Reihe.

Seit über zwei Wochen hatte ich mir Notizen gemacht. Mir war es vorgekommen, als böte jeder, mit dem ich sprach, seine Hilfe an, ohne konkreter zu werden: «Lass mich wissen, wenn ich irgendwas für dich tun kann.» Mir fiel aber kaum etwas ein, das ich hätte delegieren können, bis ich plötzlich eine Idee hatte. Ich würde alle bitten zu versuchen, mehr wie Desreen zu sein. Dadurch würde die Welt für mich ein liebevollerer, menschlicherer und unterhaltsamerer Ort.

Als ich an der Kanzel stand, blickte ich in ein verschwommenes Meer von Gesichtern. Immer wieder entdeckte ich jemanden, dessen Anwesenheit mich überraschte, von alten Freunden, die ich jahrelang nicht gesehen hatte, bis hin zu Exkollegen, deren Besuch ich überhaupt nicht erwartete. Ich sah Menschen, die mich anlächelten wie enge Freunde, die ich aber nicht einordnen konnte. Mein Gedächtnis hielt der verwirrenden Situation nicht stand.

Ich beschloss, mich auf die vordersten Reihen zu konzentrieren, holte tief Luft und trank einen Schluck Wasser. Vor Trauer und Schock war ich so durcheinander, dass ich nach dem Absetzen der Flasche vollkommen unpassend witzelte, ich verhielte mich wie Mariah Carey beim Live 8 Konzert im Hyde Park 2005 (sie hatte sich bei diesem weltweit übertragenen, dem Kampf gegen die extreme Armut auf der Welt gewidmeten Musikevent benommen wie eine Diva und geklagt, sie brauche dringend Wasser). Ich riss mich zusammen und schaffte es dann irgendwie, Desreens Grabrede zu halten, ohne eine einzige Träne zu vergießen.

> Neulich wurde mir klar, dass eine meiner größten Ängste seit Desreens Tod war, selbst zu altern, während sie die ewige Jugend behält, sodass die Kluft zwischen uns noch größer wird als jetzt. Was mich aber *weitermachen lässt*,

ist *mir vorzustellen*, was sie zu solchen Gedanken sagen würde: «Ach, komm, Süßer, blicken wir der Realität ins Auge, es war doch sowieso klar, dass du im Alter nicht mehr so gut aussiehst wie ich, mit so viel weißer Haut!»

Ich darf *deshalb* auch *hier* nicht traurig und *angestrengt* reden, denn ich höre sie sagen: «Benji, ich fange an mich zu langweilen.»

Das heißt nicht, dass ihr nicht weinen werdet – das werde ich wohl auch, bei Gott –, aber wenn euch zum Lachen ist, dann lacht einfach, und wenn ihr lächeln müsst, tut es.

Als Erstes will ich euch allen von Herzen danken, dass ihr gekommen seid. Auch jenen, die Desreens blumige Träume zum Leben erweckt haben, sei gedankt. Hunderte von Menschen haben sich gemeldet – Freunde, Angehörige und sogar Fremde, die das Vorgefallene bewegt hat – und gefragt, was sie tun können, um zu helfen. Viele von euch haben Blumen beigesteuert, andere haben Essen vorbeigebracht und ihre Freundschaft gezeigt. Jacksons Sammlung von Thomas-Lokomotiven hat sich beträchtlich erweitert.

Zwar bin ich mir sicher, dass der Schmerz eben erst begonnen hat und dass wir euch alle noch in ferner Zukunft um Unterstützung bitten werden, aber jetzt gerade fällt mir nur eines ein, womit ihr helfen könnt:

Versucht, das Andenken meiner schönen Frau lebendig zu halten, indem ihr, jeder auf seine ganz eigene Weise, versucht, mehr wie sie zu sein.

Hier der Leitfaden, wie man wie Desreen ist:

Sei stark. Sei auf ruhige Art entschlossen. Sei bemerkenswert. Sei lebensfroh und hedonistisch. Rede Unsinn, der irgendwie total sinnvoll klingt. Nimm Leute auf den Arm. Lach hysterisch, wenn jemand hinfällt.

Sei für deine Freunde da und unterstütze sie bedingungslos. Liebe deine Familie, aber halte sie auch auf Trab. Fahr zu deinen Eltern, lass dich von ihnen von vorn bis hinten bedienen und erklär ihnen dann, was sie alles hätten besser machen können. Kauf deinem Bruder Amazon-Gutscheine, um seine Sucht nach technischen Spielereien zu fördern. Besitze eine Nähmaschine, aber bring deine Mutter dazu, alle Näharbeiten für dich zu erledigen.

Hör mehr zu, als du redest. Gib mehr, als du bekommst. Setz deine Kinder an allererste Stelle. Bastle Kerzen für Freunde. Glaub so felsenfest daran, dass du irgendwann ein kleines Mädchen haben wirst, dass ihr voller Name schon hinten in deinem Tagebuch steht. Lies *The Secret – das Geheimnis*, und zwar Wort für Wort.

Schlaf im Bus ein, selbst wenn du nach einer Haltestelle schon wieder rausmusst. Kauf Blumen und freu dich an ihnen. Liebe deine Garderobe. Starte immer wieder neu durch. Renn wegen jedem kleinen Wehwehchen zum Doktor. Stell selbst Diagnosen und rechne mit dem Schlimmsten. Nimm ab und zu die Fernbedienung anstatt deines Mobiltelefons mit in die Arbeit.

Kauf hübsche Sachen, und wenn du merkst, dass sie nicht so hübsch sind, wie du gehofft hattest, spende sie einer Wohltätigkeitsorganisation und kauf noch hübschere Sachen. Sag «Oh, wow, billiger, als ich dachte», wenn auf dem Preisschild an einem T-Shirt steht: 400 Pfund. Schrei mich an «Kauf ihn doch einfach», wenn ein Regenschirm 150 Pfund kostet. Bezeichne heiße Schokolade nie als Schokolade.

Nimm die *Desperate-Housewives*-Box mit ins Krankenhaus, wenn die Wehen einsetzen, und sei positiv genug, um nach drei Tagen und zwei Epiduralanästhesien zu sagen, heute sei ein wirklich schöner Tag. Wenn du je einen Kaiserschnitt hast, dann stell nach der Operation als Erstes die Frage: «Kann ich jetzt bitte eine Limonade haben?»

Sprich mit deinen Freunden über radikale Entgiftung, während du in der einen Hand eine Zigarette hältst und in der anderen ein Glas Prosecco. Schreib an den Pfarrer, der dich getraut hat, weil du traurig bist, ihn schon länger nicht mehr gesehen zu haben. Verschicke Dankeskarten. Trink vor dem Zubettgehen Olivenöl, um für eine regelmäßige Verdauung zu sorgen. Verlege in der Mietwohnung, in der du wohnst, neue Teppichböden, weil Freunde zu Besuch kommen. Hör Musik und sei fröhlich genug, allein dazu zu tanzen. Erkläre Norman Jay, er solle von Ibiza früher zurückfliegen, weil er dir auf den Wecker geht. Bring *ein Leuchten* in ein Zimmer. Stell Kellnerinnen vollkommen unpassende Fragen zu dem Hühnchen, das du gerade isst.

Spring in null Komma nichts aus dem Bett und fang an herumzuhüpfen, wenn ein unglaublicher, wortgewandter, intelligenter, gemischtrassiger Mann Präsident wird. Sei Fan von Jamaika, wenn es gewinnt, sei Fan deines bevorzugten Urlaubslandes, wenn Jamaika nicht gewinnt, aber sei kein Fan mehr von England – die schaffen es nie.

Gönn dir im Mutterschaftsurlaub jede Woche eine andere Schönheitsbehandlung und nimm dein Baby mit zur Kosmetikerin. Bürste deine Haut. Sag dir selbst, dass du heute schön aussiehst. Mach für Schleim im Hals die

Kuhmilch verantwortlich, nicht die Zigaretten. Iss eine ganze Schale Pflaumen in zehn Minuten und schieb die Bauchschmerzen dann auf ein schwaches Herz. Halte dich selbst für großartig, sei aber nicht so arrogant zu denken, du bräuchtest deshalb nicht Zeit und Geld für Selbstvervollkommnung aufzuwenden.

Liebe alle Kreaturen, ob groß oder klein, außer den meisten Kreaturen, groß wie klein. Sag «tschüüüüüsi», wenn du einen Raum verlässt, und nenn deine Tante «Tantchen».

Zieh dich schick an. Fahr nach Paris und erzähl den Leuten, es sei wie Net-A-Porter in 3-D. Besitze eine Windeltasche von Marc Jacobs. Wenn du sie dir nicht leisten kannst, bitte einfach den Verkäufer, dir 70 Prozent Rabatt zu geben, ohne dabei einen anderen Grund anzuführen als: «Ich will die echt haben, und mein Geld reicht nicht.»

Sei aufrichtig gutherzig. Sei präsent. Hilf Menschen, wenn sie traurig sind. Brilliere in deinem Job. Mach niemals Kompromisse und schraube deine Ansprüche nicht herunter. Kauf nichts Billiges, was teurer sein könnte, weil du weißt, dass du, wenn du billig kaufst, zweimal kaufst. Sei davon überzeugt, dass du Geld hast, dann wirst du es auch immer haben.

Sei brillant. Inspiriere Menschen. Gib niemals auf und toleriere keine Mittelmäßigkeit. Sprich frei von der Leber weg, weil das Leben zu kurz ist, um Worte auf die Goldwaage zu legen. Unterstütze Geschäftsideen, die dich begeistern. Trainiere und hör niemals auf, dir Mühe zu geben, so schön wie möglich auszusehen. Trage bunte Kleidung. Fülle Räume mit Persönlichkeit. Plane Partys mit großartigen Freunden.

Sei kreativ. Fördere kreatives Talent und mach den Erfolg anderer zu deinem Ziel. Glaube an die Menschen und führe sie. Sei Mentor. Gib Läden Feedback, dass sie sich mit ihrem Sortiment nicht genug Mühe geben. Schaffe ein schönes Zuhause. Plane, bei Liberty begraben zu werden.

Sei schelmisch. Sei eigensinnig und mutig, aber sei auch wie ein Kind. Schreib deine Lebensziele auf; habe einen Plan. Betrachte alte Fotos und lache – und mach jede Menge neue. Melde dich beim goop.com-Newsletter an und reinige dein System. Meditiere. Liste in deinem Tagebuch auf, was du erreicht hast – nicht nur, was du anstrebst –, und sei nett genug, deinen Mann wissen zu lassen, dass deine «großartige, harmonische Ehe» ganz vorne rangiert. Setz dir zum Ziel, nicht nur selbst gesund zu bleiben, sondern auch deinen Kindern und deiner Familie zu guter Gesundheit zu verhelfen. Plane für August einen Monat Ibiza und biete an, es dem Chef deines Ehemanns selbst mitzuteilen – nicht etwa, ihn zu fragen.

Sei positiv, weil Negativität so anstrengend ist. Halte die Wohnung sauber. Hab ein bisschen Klasse. Sei selbstbewusst, aber gib nie an. Lass nie jemanden über deine Gefühle im Unklaren. Verschiebe nicht auf morgen, was du heute erledigen kannst. Sei temperamentvoll, organisiert, leidenschaftlich, warmherzig, heftig, lieb, rücksichtsvoll, umwerfend, lustig, interessant, eigen und alles andere als pflegeleicht. Bring deine Kinder mit Blödeleien zum Lachen. Sei für sie da. Kauf deinem Neugeborenen Kleidung, die ihm passen wird, wenn es ein Jahr alt ist, damit seine Altersgenossen dann nicht das Gleiche tragen. Kauf Weihnachtsgeschenke für die Kindergärtnerinnen.

Komm aus den Flitterwochen einen Tag früher zurück, weil du dein Kind vermisst. Komm von Wochenenden mit Freundinnen eher heim, damit du mehr Zeit mit deinem Mann und deinem Sohn verbringen kannst. Spiel auf Partys mit den Kindern, anstatt dich mit den Erwachsenen volllaufen zu lassen.

Bring mir bei, ein besserer Vater zu sein. Verwöhne mich: Fahr am Valentinstag mit mir nach Paris, lade mich zu meinem Geburtstag nach Marokko ein und zum Hochzeitstag zur Olympiade. Schimpf mich aus, ich sei erst um halb vier morgens heimgekommen, obwohl ich um elf Uhr abends da war und auf dem Sofa eingeschlafen bin. Vergib mir, obwohl ich gar nichts falsch gemacht habe, und sei, wenn es dir passt, ohne jeden Anlass stinksauer. Versprich mir, jeden Samstagabend für mich zu kochen, und tu es dann nur ein einziges Mal. Bring mich in einem gutbesuchten Restaurant in Verlegenheit, indem du den Kellner bittest, mir einen Diamantring zu überreichen, und um meine Hand anhältst, obwohl wir schon verlobt sind. Schick mir eine Valentinskarte für Lesben. Sag mir, dass mein Standpunkt interessant, deiner aber richtig ist. Liebe meine Großmutter. Wenn dein Hintern schmal genug ist, teile immer einen Stuhl mit mir. Komm zu spät zum Besuch bei meinen Eltern, weil du vor dem Weggehen aus der Arbeit so viel getrunken hast, dass du versehentlich mit der Piccadilly-Linie nach Heathrow gefahren bist. Lass mich aus einem Streit nie als Sieger hervorgehen: Sag mir, dass ich nichts beweisen kann, auch wenn ich das bereits getan habe. Verkünde mir, du würdest ein Wochenende lang auf Zucker verzichten, und gib dann Jackson die Schuld daran, dass drei der vier

Scones, die wir gekauft haben, verschwunden sind. Wenn ich einmal weggegangen bin, ohne dafür zu sorgen, dass etwas zum Abendessen da ist, genehmige dir stattdessen ein Fläschchen Wein.

Verrate unbedingt am Tag vor deinem Tod jemandem das Passwort für deinen Computer. Sag auf jeden Fall jemandem unmittelbar vor deinem Tod, wie gern du ihn hast und wie stolz du auf ihn bist. Sei der wunderbarste Mensch, der du sein kannst. Liebe mich, liebe Jackson, liebe unsere beiden Familien – so werden wir ihr Ehre erweisen, versprochen.

Dessie, ich verspreche dir, mich gut um unseren Sohn zu kümmern. Ich weiß, dass ich nie darüber hinwegkommen werde, dich verloren zu haben. Und ich werde nie darüber hinwegkommen, dass du mich zur Liebe deines Lebens erwählt hast. Ich werde nie vergessen, wie glücklich wir einander in den vergangenen acht Jahren gemacht haben. Und ich weiß, dass Jackson und ich dich immer lieben werden.

Nach dem Gottesdienst gingen der Pfarrer und ich Arm in Arm auf den Friedhof hinter der Kirche hinaus und übergaben gemeinsam Desreens Leichnam der Erde. Ich war an diesem Morgen früh aufgewacht und hatte ihr einen Brief geschrieben und ein seltenes Foto beigelegt: sie, Jackson und ich zusammen. An die Worte erinnere ich mich kaum, aber sie waren voller Liebe und Unglauben.

Während die anderen Erde auf den Sarg streuten, warf ich den Brief und eine einzelne Rose hinein, die ich von ihrem schönen Strauch gepflückt hatte. Die helle Wintersonne strahlte herab, und ich starrte hinauf in den Himmel, voller Erstaunen über das, was da geschah. Tränen liefen mir über die Wangen, als ich den Blick über meine Angehörigen und Freunde wandern ließ, die auf der anderen Seite des noch nicht zugeschaufelten Grabes standen. Und dann ging ich allein davon. Das Leben meiner Frau war auf diesem Friedhof nicht mehr präsent für mich – nur ihr Tod.

# *Schwäche*

Die Tatsache, dass am Tag nach Desreens Beisetzung, am 1. Dezember, die Zeit der Weihnachtsfeiern begann, ging nicht spurlos an mir vorüber. Ich erwachte mit schlimmeren Kopf- und Bauchschmerzen als nach jeder Betriebsweihnachtsfeier, die ich bislang erlebt hatte.

Über die Jahre hatte ich eine bedauerliche Vorliebe für guten Whisky bei Begräbnissen entwickelt. Es begann an Weihnachten 2009, als Lee, einer meiner beiden Trauzeugen, seinen Vater verlor, und setzte sich fort, als der andere, Woody, zwei Weihnachten später seine Mutter begraben musste. Als beste Freunde war nun jeder von uns an die Reihe gekommen, die anderen bei schrecklichen Ereignissen zu stützen. Ich weiß sogar noch, dass ich anderen Freunden gegenüber mit Galgenhumor bemerkt habe, sie sollten an den auf Desreens Tod folgenden Weihnachtsfeiertagen nicht zu viel Zeit mit uns verbringen, sicherheitshalber, für den Fall, dass wir verflucht waren. Ein blöder Kommentar, der davon zeugte, dass ich vor Trauer und Schock noch immer wie auf Drogen war.

An meinem Whiskykonsum hielt ich auch bei Desreens Beerdigung fest. Ich begann den Tag mit Würde, Tapferkeit und Widerstandskraft, die dann nach und nach bröckelten. Lee führte mich schließlich, in Tränen aufgelöst, vom Pub zu Desreens Elternhaus, wo er sich mit mir an den Tisch setzte. Sobald auch hier Whisky ausgeschenkt wurde, ging ich ins Bett. Ich hatte genug getrunken, beim bloßen Anblick wurde mir schlecht.

Am darauffolgenden Morgen erwachte ich vollkommen gerädert. Erst jetzt schlug die Realität zu. Ich litt an jener Art Trübsinn – allerdings in tragischerer und heftigerer Ausprägung –, wie viele Menschen ihn kurz nach ihrem Hochzeitstag erleben. Das Ereignis, dessen Planung so viel Zeit in Anspruch genommen hat, ist vorbei, und obwohl man gemeinsam in den Flitterwochen ist, vermisst man irgendwie die Anwesenheit seiner Lieben.

Mir war schlecht, und ich machte mir Sorgen um die ungewisse Zukunft. *Wie sollte ich ohne Desreen weiterleben? Wie sollte ich dem Leben jemals wieder genug abgewinnen, um weiterzumachen? Wie sollte ich mich allein um Jackson kümmern? Würde ich jemals wieder etwas anderes empfinden als Trauer?* Ich lag in dem Bett, in dem meine Frau als Kind geschlafen hatte, und beim Blick aus dem Fenster sah man den Friedhof, auf dem wir sie am Tag zuvor begraben hatten.

Das Haus meiner Schwiegereltern wollte ich schnellstmöglich verlassen. Also rief ich Caroline an, eine enge Freundin meiner Frau, und fragte, ob sie Lust auf eine Spazierfahrt habe. Wir beschlossen, den Ort aufzusuchen, an dem Desreen und ich nur fünfzehn Monate zuvor geheiratet hatten. Woody, seine Freundin Katy, Lee und dessen Frau Olive schlossen sich an, und auch unser Freund David, der aus New York zur Beerdigung angereist war, war mit von der Partie.

Es schien unwirklich, dass wir am gleichen Fleck standen, wo ein paar kurze Monate zuvor unsere Hochzeit stattgefunden hatte. Und doch witzelten wir darüber, wie viel Geld Desreen ausgegeben hatte, um das Partyzelt mit Blumen zu schmücken – nur um Lee dann zu erklären, er müsse sie noch mal zum Pflanzengroßmarkt fahren, weil sie mehr kaufen wolle.

«Dessie, ich glaube, du kaufst zu viele Blumen. Benji wird echt böse werden, wenn er erfährt, wie viel du ausgegeben hast», warnte Lee meine Braut.

«Du hast recht», erwiderte sie, suchte eine einzige Blüte aus und bat dann an der Kasse die Verkäuferin, doch so nett zu sein, sie wieder zurückzustellen.

An unserem Hochzeitstag lief ich schon um fünf Uhr morgens im Zimmer auf und ab, zu nervös, um schlafen zu können; da hörte ich den Signalton, der eine E-Mail im Posteingang meines iPads ankündigte. Es war die aktuelle Aufstellung der Kosten für die Hochzeit. Desreen hatte geglaubt, ich würde meine Nachrichten vor der Trauung nicht mehr lesen, wollte es mir aber auch nicht hinterher sagen, um nicht die Flitterwochen zu ruinieren. Ich beschloss, nicht zu antworten. Am Morgen unseres großen Tages wollte ich nicht böse auf sie sein – also wartete ich bis zum Nachmittag.

«Du siehst großartig aus, Liebling», flüsterte ich, als sie fünfundvierzig Minuten zu spät vor dem Altar erschien. «Und danke für deine Mail.»

Sie lachte ihr typisches, verschmitztes Lachen hinter vorgehaltener Hand. Ein Lachen, das in den Augen begann und verriet, dass sie begriffen hatte, in Schwierigkeiten zu stecken, das aber auf ihren Lippen endete, wo es vermittelte, dass sie das, was sie angestellt hatte, extrem lustig fand. Ich habe nie jemanden kennengelernt, der sich über sich selbst so köstlich amüsieren konnte.

Während wir sechs auf dem Gelände unserer Hochzeitsfeier herumspazierten, stahl ich mich davon und setzte mich auf die Bank vor dem wunderschönen Stansted House, das die Kulisse unserer Feier gebildet hatte. Dann umarmten und kuschelten wir uns alle aneinander und weinten gemeinsam. Ich hatte meine Frau verloren, die anderen eine wunderbare Freundin, und wir alle waren entsetzt und untröstlich.

Wie ich bald merken sollte, hatte mein Herz gerade erst begonnen zu brechen. Der Tag nach Desreens Beisetzung war der Beginn meines Abstiegs in eine neue Phase der Trauer. Mit dem Einsetzen des Katers ließ der Schock nach. Als das Adrenalin, das mich offenbar in den vergangenen drei Wochen hatte stark sein lassen, sich verflüchtigte, wurde ich körperlich krank. Kaum schwand die durch den Schock bewirkte Stärke, erschien mir der Mensch, der ich seit Des' Tod so oft gewesen war, abscheulich. Ich fand es grauenhaft, dass ich die Beisetzung meiner Frau fast ohne eine Träne durchgestanden hatte. Viele unsensible Dinge, die ich gesagt hatte, widerten mich an. Ich schämte mich, dass ich so gut hatte funktionieren können, nachdem ich die Frau verloren hatte, die ich liebte. Es schien mir an der Zeit, mich von der Vorstellung zu trennen, Stärke sei angesichts des Verlusts meiner Frau eine Art Ehrenabzeichen. Warum durfte ich nicht schwach sein, wenn gerade das Schlimmstmögliche passiert war und mein Leben zerstört war? Welche Art Vorbild gab ich für meinen Sohn ab, wenn ich mich nach dem Tod seiner Mutter nur zwei Wochen nach seinem zweiten Geburtstag verhielt, als sei nichts passiert?

# *Wie sag ich's Jackson?*

Jackson war bei der Beisetzung seiner Mutter dabei, aber ich glaube, dass er nicht ahnte, was vor sich ging. Tatsächlich spielte er die meiste Zeit draußen mit einer Freundin der Familie. Inzwischen hatte ich von der Winston's-Wish-Stiftung, die nach Todesfällen Hilfe für trauernde Kinder und ihre Angehörigen bietet, erfahren, dass Kinder im Alter von fünfundzwanzig Monaten noch nicht begreifen können, was Tod bedeutet. Zunächst schien er lange kein Verlustgefühl zu empfinden. Seit Desreens Tod war er stets im Kreis der Familie und unter Freunden gewesen und mit Geschenken, Liebe und Aufmerksamkeit überschüttet worden.

Bestimmt registrierte er, dass sie von einem Tag auf den anderen plötzlich verschwunden war, denn oft, wenn er einen Schlüssel in der Tür hörte, quietschte er aufgeregt. Aber erst nach der Beerdigung gab es klare Anzeichen dafür, dass er seine Mutter vermisste.

Von unserem Küchenfenster aus sah man die Haustür, und Desreen war oft von der Arbeit gekommen, wenn ich Jackson gerade in seinem Hochstuhl sein Abendessen gab. Sie sperrte nie einfach auf, sondern versuchte ihn zuvor immer zum Lachen zu bringen: Sie schnitt Grimassen; sie spielte «kuckuck»; oder sie ging imaginäre Treppen hinunter, verschwand aus seinem Blickfeld und tat dann, als käme sie wieder heraufgestiegen. Jackson johlte dann vor Lachen und schrie vor Freude, bis seine Mami hereinkam und ihn abküsste. Sie waren bis über beide Ohren ineinander verliebt.

Nach ihrem Tod führte Jackson meinen Vater zu unserer Eingangstür und deutete auf einen Lichtschein, der durch das Mattglas drang. «Das ist Mami», erklärte er seinem Großvater. Und wir wünschten uns wohl alle, es möge so sein – dass ihre Seele gekommen war, um ihren Sohn zu besuchen. Aber ich glaube, dass im Kopf meines kleinen Sohnes wahrscheinlich alles wie immer war und er einfach ernsthaft hoffte, dass sie bei einbrechender Dunkelheit nach Hause kommen würde.

Dass ihm wegen der langen Abwesenheit seiner Mutter scheinbar nicht das Herz brach, tat mir weh. In unserer Wohnung gaben sich Besucher die Klinke in die Hand, die sie Desreen nannten und nicht Mami. Also machte er es nach; es dauerte nur wenige Tage, bis er nicht mehr Mami sagte, sondern Desreen. Ich empfand das wie einen Dolchstoß in mein Herz, weil ich glaubte, er sei im Begriff, sie zu vergessen.

Dann geschah etwas, das mich wieder zur Besinnung brachte. Ich legte eine DVD ein, so was wie *Ben & Hollys kleines Königreich*, eine Zeichentrickserie, die er seit Wochen nicht gesehen hatte, und er kannte immer noch alle Figuren beim Namen. Dadurch wurde mir klar, dass er den Menschen, den er am meisten vergötterte, nicht vergessen haben konnte; er imitierte einfach nur die Erwachsenen.

Trotzdem dauerte es ungefähr einen Monat, bis Jackson tatsächlich in meiner Gegenwart nach seiner Mami fragte. Dass er ihre Abwesenheit so lange nicht thematisiert hatte, war für sich gesehen das Schmerzhafteste, was ich als leidtragender Ehemann je empfunden habe, und weh tat es mir mehr für meine Frau als für mich. Es war mir, als geschehe ihr Unrecht. Als wären all die Zeit und Liebe, die sie in ihr Kind gesteckt hatte, im Handumdrehen verschwunden. Klar, er stand an der Eingangstür und rief ihren Namen, wenn er glaubte, sie käme von der Arbeit, aber er hatte bisher noch nicht einmal gefragt: «*Wo ist Mami?*»

Als er es schließlich tat, hätte er kaum einen schlechteren Zeitpunkt wählen können. Ich hatte darum gebetet, dass es geschah. Mir hätte es keinen Schmerz bereitet, sondern mir wäre ein Stein vom Herzen gefallen. Aber er tat es in Anwesenheit von Desreens Vater Kelson, ihrem Bruder Anthony und einem meiner besten Freunde, Woody. An diesem Abend stellte ich fest, dass unvorbereitete Vertreter des männlichen Geschlechts mit solchen Fragen meist nicht besonders gut fertigwerden.

«Wo ist Mami? Wo ist Mami? Wo ist Mami hingegangen? Wo ist Mami hingegangen? Will zu Mami. Will zu Mami. Will zu Maaaaammmmmmiiiii!», brüllte er immer und immer wieder.

Es hatte sich aufgestaut und brach sich nun mit voller Wucht Bahn, und die anwesenden Männer stellten sich einhellig so an, als könnte man sich, wenn man den Kopf genug einzieht, aus dem Raum beamen. Eine Art Kreuzung zwischen dem Strauß, der den Kopf in den Sand steckt, und dem Nasewackeln aus *Verliebt in eine Hexe*, das Personen verschwinden lässt.

Die Last hob sich von meinen Schultern und legte sich postwendend auf die ihren. Für mich bedeutete das, es würde nicht mehr lange dauern, bis ich ihm endlich die Wahrheit sagen konnte, anstatt das Unvermeidliche weiter vor mir herzuschieben; für sie bedeutete es, dass sie sich in der Situation wiederfanden, die sie am meisten gefürchtet hatten und mit der sie nicht umzugehen wussten. Wer weiß das schon?

Ich trug den schluchzenden Jackson aus dem Wohnzimmer in sein Zimmer. Dort löschte ich das Licht, und wir sahen aus dem Fenster. Wir wohnten damals in einer Wohnung im dritten Stock hoch oben auf einem Hügel in East Dulwich. Man blickte über Canary Wharf, in der Ferne war die O2-Arena zu sehen. Viele helle Lichter strahlten in der Dunkelheit, und ich hatte entdeckt, dass ihn dieser Anblick von seinem dunklen Zimmer aus beruhigte.

Zwei Dinge wurden mir in diesem Augenblick klar: erstens, dass ich Jackson nicht von Desreens Tod erzählen würde, während er bereits so offensichtlich aufgewühlt war; zweitens, dass ich das Dunkel des Nachthimmels nicht als Gelegenheit benutzen würde, ihm zu sagen, sie sei oben bei den Sternen. Obwohl er nun begonnen hatte Fragen zu stellen, dieser Abend war nicht der Moment, in dem er erfahren sollte, dass er seine Mami nie wiedersehen würde. Er war schon zu sehr außer sich.

Der richtige Zeitpunkt kam kurz vor Weihnachten. Ich war mit Jackson zu meinen Eltern und meiner Familie Richtung Norden, nach Southport gefahren. Den ersten Weihnachtsfeiertag wollte ich, wie von Desreen geplant, mit Desreens Eltern verbringen. Den Plan zu ändern, wäre mir respektlos und unangemessen erschienen.

Auf den Besuch zu Hause hätte ich aber lieber verzichten sollen. Es war viel zu früh. Ich wusste, dass ich mich falsch entschieden hatte, als ein Bekannter mir in einem Pub, den ich mit Woody aufsuchte, einen Drink ausgeben wollte, um den ersten Todestag seiner Mutter zu begehen. Der Gedanke, man könnte mit Tequila einer Toten die Ehre erweisen, schockierte mich. Noch schlimmer war allerdings, dass dieser Typ, wie mir klarwurde, meine Frau nie kennengelernt hatte. Ich kannte ihn aber seit zwanzig Jahren, und irgendwie bekam ich in seiner Anwesenheit das Gefühl, meine Beziehung und mein Leben mit Desreen hätte es nie gegeben. Plötzlich war ich nur Ben; Ben und Desreen hatte es nie gegeben und würde es nie wieder geben.

Der Tapetenwechsel brachte in Jackson eine neue Seite hervor. Er spielte mehr und wirkte glücklicher als in den ganzen letzten Wochen. Ich hingegen stürzte immer tiefer in den Abgrund. Ich fühlte mich schuldig, weil ich ihn von einem Ort zum anderen zerrte, obwohl doch alles schon verwirrend genug für ihn war. Ich fühlte mich schlecht, weil ich ihm keine verlässlichen Strukturen bieten konnte und ihn immer wieder in der Obhut von Verwandten ließ, da ich sonst mit all den Erledigungen, die mich seit Desreens Tod heimsuchten, nicht fertiggeworden wäre: Arbeit, Kinderkrippe, die Medien, der Bestattungsunternehmer, die Polizei, Anwälte, Finanzexperten, Berater, die mir helfen sollten, Jackson bei der Trauerbewältigung zu helfen, Ärzte und Therapeuten. Ich fühlte mich elend; ich aß nicht richtig. Ständig war ich den Tränen nahe, oft war ich bissig und im Allgemeinen undankbar für die Hilfe, die Liebe und die Unterstützung, die mein Umfeld mir anbot. Alkohol trank ich täglich; nicht viel, weil ich es nicht vertrug, aber genug, um einem kleinen Jungen kein Gegenüber mehr zu sein, mit dem er Spaß haben kann. Als hätte überhaupt jemand mit mir Spaß haben können. Entweder war ich halb betäubt von den Schlaftabletten, die mir abends beim Abschalten halfen, oder aufgeputscht vom Koffein, das mich tagsüber wach hielt. Eine Art Gleichgewicht versuchte ich mit rezeptfreien Pillen zu halten, die beruhigen sollten.

Ein paarmal hatte ich versucht, mein Gedankenkarussell mit Hilfe von Valium auszuschalten. Ein Freund hatte mir die Überreste einer alten Verschreibung gegeben, da mein Arzt meinem Wunsch nicht nachkam. Nach Desreens Tod hatte ich ihn dreioder viermal aufgesucht, dann aber beschlossen, den Arzt zu wechseln, als er mich in Anwesenheit meines Sohnes und meiner Schwiegermutter fragte: «Sind Sie nicht der Mann, dessen Frau gestorben ist?» Wenn ich mit einem abgetrennten Arm oder Bein gekommen wäre, hätte er wohl auch nichts anderes unternommen als zu fragen, ob ich eine Therapie in Erwägung zöge.

Am Abend nach unserer Ankunft in Southport war Jackson zufrieden und ruhig, als ich ihn zu Bett brachte. Ich legte mich zu ihm, las ihm eine Geschichte vor und sagte ihm, wie sehr ich ihn liebte. Er kuschelte sich sachte an mich. Ich merkte, dass der Zeitpunkt gekommen war, ihm etwas zu erklären, das er, wie ich wusste, erst würde verarbeiten müssen, um es wirklich zu begreifen.

Als mein Sohn anfing zu fragen, wo sie hingegangen sei, hatte ich eine Entscheidung getroffen, wie ich damit umgehen wollte. Ich entschloss mich, die Wahrheit zu sagen. Irgendwie glaubte ich nicht, dass die Bilderbücher, die wohlmeinende Freunde mir geschenkt hatten und in denen einem Dachs erklärt wird, dass sein Freund, ein älteres Kaninchen, zu den Sternen gegangen sei, meinem Kind helfen würden zu verstehen, warum seine Mutter nie zurückkehren würde.

Also zeigte ich ihm an diesem Abend, in der Woche vor Weihnachten, ein Foto von Desreen auf meinem Mobiltelefon und lud ihn ein, es zu küssen.

«Jackson», begann ich. «Mami ist fortgegangen, und sie kann niemals wiederkommen.»

Die Frau unseres Pfarrers hatte mich mit Literatur über den Umgang mit Kindern im Trauerfall versorgt; sie hatte sich Jahre zuvor im Rahmen ihres Master-Studiums damit befasst. So war ich auf hilfreiche Organisationen wie Winston's Wish, Grief Encounter und Child Bereavement UK gestoßen, die mir erklärten, Jackson sei zu jung, um die Bedeutung von *tot* oder *getötet* zu erfassen. Ich erfuhr sogar, dass Kinder bis zu einem Alter von fünf oder sechs Jahren gar nicht wissen, was *immer* oder *niemals* bedeutet. Trotzdem hatte ich das Gefühl, es sei wichtig, über die Jahre konsequent bei einer Version der Geschehnisse zu bleiben.

«Sie wollte nicht fortgehen», fuhr ich fort. «Sie hätte dich niemals freiwillig verlassen, weil sie dich mehr liebt als irgendjemanden oder irgendetwas auf der Welt. Aber Daddy ist noch da, und ich werde jetzt für dich sorgen. Und ich weiß, wie ich für dich sorgen muss, weil Mami es mir beigebracht hat.»

Jackson regte sich nicht auf; er kuschelte sich einfach eng an mich, nickte und wiederholte einige meiner Worte. Keinesfalls hatte er begriffen, was ich sagte, aber irgendwo musste ich ja anfangen.

Ich lag bei ihm, bis er eingeschlummert war. Dann löste ich ihn behutsam von meiner Brust, deckte ihn zu und ging wieder hinunter, um meiner Mutter zu erzählen, was ich meinem Sohn gesagt hatte. Ich bat sie und alle, die ihn liebhatten, genau die gleichen Worte zu gebrauchen, wie ich es getan hatte, um ihn so wenig wie möglich zu verwirren. Ausdrücke wie *Sie ist an einen besseren Ort gegangen* verbot ich aus Angst, er könnte ebenfalls dort hingehen wollen oder, schlimmer noch, glauben, sie habe diesen mysteriösen Ort ihm vorgezogen. Und ich entschied, nicht über den Himmel zu reden, weil er zu diesem Zeitpunkt den geographischen Unterschied zwischen dem Paradies und dem Park um die Ecke noch nicht kannte.

Wahrscheinlich wusste ich tief im Herzen, dass es Monate, vielleicht sogar Jahre dauern würde, bis er die Botschaft verdaut und wirklich verstanden hatte. Das Schlimme bei Kleinkindern, die einen Menschen verloren haben, oder eigentlich bei Kleinkindern im Allgemeinen, ist die Tatsache, dass man ihnen an einem Tag etwas sagt und sie es vielleicht am nächsten schon wieder vergessen haben. Selbst wenn sie beteuern, sie hätten es verstanden, stellt man oft fest, dass das in Wirklichkeit gar nicht der Fall ist.

Jackson hatte eine Angewohnheit, die ich sehr liebte. Wenn ich ihn ins Bett brachte und er sich an meine Brust kuschelte, beantwortete er jede Frage mit einem *schweigenden Nicken.* Als er zwei war, waren das die einzigen Momente, in denen er wirklich still war, denn den ganzen Tag lang – und oft auch im Schlaf – redete, sang und kicherte er. Es war die einzige Zeit, in der er nicht in Opposition war, weil er damals gerade die Phase durchmachte, in der er auf fast alles, was jemand sagte, mit «Nein!» und «Nicht!» reagierte.

«Jackson, möchtest du ein bisschen Milch?» Schweigendes Nicken.

«Jackson, willst du einen Schnuller?» Schweigendes Nicken.

«Jackson, könntest du die Wirtschaftslage besser in den Griff bekommen als die gegenwärtige Koalitionsregierung?» Schweigendes Nicken.

Spaß ohne Ende für mich. Aber Spaß beiseite, es hieß auch, dass er ebenfalls schweigend nickte, als ich ihn bei der einzigen Gelegenheit am Tag, in der wir uns ungestört von Mann zu Mann unterhalten konnten, fragte, ob er verstanden habe, was mit Mami passiert sei. Ich ging dann mehr oder weniger beruhigt zu Bett, in dem Glauben, es dringe langsam zu ihm durch, doch am nächsten Tag war keineswegs sicher, dass er nicht immer und immer wieder fragen würde, wo sie hingegangen sei.

Faszinierend ist allerdings, dass er nach diesem Abend nie mehr fragte «Wo ist Mami?». Aus der Frage wurde rasch die Forderung «Will Mami». Seine Frage war beantwortet, und er bewies mir, dass er die Information aufgenommen hatte, als Carolines dreijähriges Kind nur vier Monate später die gleiche Frage stellte.

«Wo ist Jacksons Mami?»

Caroline und ich erstarrten und sahen einander mit großen Augen an, als ihr Sohn Arlo die Frage stellte, die wir alle inzwischen fürchteten. Doch Jackson, ein Kind, das einunddreißig Jahre jünger war als wir, sah nur beiläufig auf und erwiderte: «Sie ist weggegangen in den Himmel, weit weg. Sie kann nicht zurückkommen.» Dann spielte er weiter mit seiner Eisenbahn, um sich anschließend seinen Buntstiften und Farben zuzuwenden.

Es machte mich traurig, dass er erklären musste, dass seine Mutter nicht mehr bei uns war, aber ich war auch sehr stolz auf alle, die daran beteiligt gewesen waren, ihm die Botschaft kontinuierlich zu vermitteln. Natürlich hatten viele den Himmel einbezogen, auch wenn ich ursprünglich um andere Formulierungen gebeten hatte, aber die Hauptsache war, dass mein Sohn, der noch nicht einmal zweieinhalb war, die Frage selbst beantworten konnte. Er beantwortete die Frage nicht mit einer weiteren Frage. Auch wenn es mir in jenem Moment fast das Herz brach, ich wusste nicht, wie viel schlimmer es für ihn gewesen wäre, wenn er sich selbst weiterhin all die Fragen nach seiner Mami gestellt hätte.

Aber die Fragen waren nicht das Einzige, was weh tat; manchmal war Daddy einfach nicht genug. Wenn Jackson hinfiel, rief er: «Mami!» Wann immer er sich traurig fühlte, ebenfalls. Es ist mehr als schmerzvoll, dein Kind nach etwas, nach jemandem weinen zu hören, das oder den du ihm nicht geben kannst. Aber im Laufe der Zeit wurde es für mich zu einem großen Trost, ihren Namen zu hören. Ja, wenn Jackson nach meiner Frau verlangte, ging es ihm nicht gut, und vielleicht klingt es seltsam, dass sein Leiden mir Trost bedeutete. Doch ich merkte daran, dass sie in seinem Kopf und seinem Herzen immer noch präsent war; dass er reflexhaft nach Desreen verlangte.

Ein Mitarbeiter bei Winston's Wish sagte mir: «Vielleicht vergisst er irgendwann seine Erinnerungen, aber er wird niemals all die Liebe vergessen.» Was für ein wunderbarer Gedanke, an dem man sich festhalten kann, wenn ein Kind viel zu früh ein Elternteil verliert.

## *Frohe Weihnachten*

Dass ich meine Frau kurz vor Weihnachten verloren hatte, machte es besonders schwer für mich. Weniger enge Freunde und Bekannte kehrten noch schneller in ihr normales Leben zurück, als sie das zu einer anderen Jahreszeit vielleicht getan hätten – in der Vorweihnachtszeit gab es so viel zu tun. Und wenn der Tod meiner Frau irgendetwas bewirkt hat, so hat er sicherlich viele ermutigt, jeden Tag zu genießen.

Es ist schwer zuzusehen, wie sich auf den Straßen, im Fernsehen oder im Internet alles um das Fest dreht, während man selbst am Boden zerstört ist. An diesem Weihnachten konnte ich mir ziemlich gut vorstellen, wie es sich anfühlen muss, zu dieser Zeit des Jahres allein zu sein; wenn ich ohne meine Frau im Bett lag und nicht schlafen konnte, weil Partygänger draußen vor meinem Fenster Lieder grölten; oder wenn ich anhand von Facebook-Posts sah, dass alle ihren Spaß hatten. Allein war ich ja eigentlich nicht. Freunde und Verwandte kamen mich besuchen und blieben manchmal auch über Nacht; und trotzdem habe ich mich niemals zuvor so einsam und isoliert gefühlt.

Nachdem mir Desreen zur Feier unseres ersten – und schließlich einzigen – Hochzeitstags am 6. August Eintrittskarten für die Leichtathletik-Meisterschaften in London geschenkt hatte, händigte sie mir nur sechs Tage später Flugtickets für eine Geburtstagsreise nach Marrakesch aus. Am 5. Dezember hätte es losgehen sollen, doch stattdessen musste ich nun den Managern des Riad, das wir gebucht hatten, mitteilen, dass die Person, die

die Räume vorbestellt hatte, verstorben war. Einerseits hätte ich sehr gern ihr Geschenk gewürdigt, aber da schon die Fahrt in das wenige Meilen nördlich gelegene Thomas Land so schmerzhaft für mich gewesen war, wurde mir klar, dass es zu weit gegangen wäre, in einen anderen Kontinent zu fliegen, um im Trubel einer fremden Stadt allein zu sein. Eine solche Pilgerreise kam derzeit nicht in Frage.

Der folgende Monat verging, ein Tag war wie der andere, abgesehen vom ersten Weihnachtsfeiertag und Silvester. Tage und Wochen verschwammen in einem Schleier aus Schlaflosigkeit, Alkohol und Valium. Meine wunderbaren Freunde, die mich zuverlässig unterstützen, kamen regelmäßig zu Besuch, aber ich war nicht mehr der Alte. Es kam vor, dass ich mitten im Gespräch einschlief. Oder dass ich das Restaurant, in das sie mich eingeladen hatten, verlassen musste, weil ich Ruhe brauchte. Aber dann lag ich die ganze Nacht schlaflos im Bett, dachte an Desreen und machte mir Sorgen um Jackson. Immer wieder sah ich mir auf meinem iPhone und dem Laptop Bilder von den beiden an und warf mir vor, mich auf Videos zu sehr auf meinen Sohn konzentriert zu haben, sodass seine Mutter nicht deutlich zu sehen war. Ich las sämtliche Kommentare über meine Frau, die Leute auf Facebook hinterlassen hatten, und dachte darüber nach, wie beliebt sie bei Menschen gewesen war, von denen ich einige nicht einmal kannte – und dann vermisste ich sie noch schmerzlicher.

Viele Nachtstunden verbrachte ich im Internet, um nach Männern etwa in meinem Alter zu suchen, die ebenfalls Witwer geworden waren und nun allein für ihre Kinder sorgen mussten. Ich wollte mit jemandem in ähnlicher Lage sprechen, in der (vielleicht naiven) Hoffnung, sie würden mir versichern, dass alles gut werde. Meine Suche blieb vergeblich, und die Stunden, die ich mit der Hoffnung zubrachte, Mitgefühl und Unterstützung von anderen jungen Witwern zu bekommen, sorgten nur dafür, dass ich mich noch einsamer fühlte.

Ich kann mich an keinen Moment in den Wochen nach der Bestattung erinnern, in der ich nicht in Tränen aufgelöst gewesen wäre. Meine Augen brannten permanent wie Feuer; Olive kaufte mir seidene Taschentücher, damit ich sie nicht mit Papiertaschentüchern noch weiter reizte, und Laura schenkte mir eine Creme, die angeblich die Haut rund um die Augen beruhigen sollte. Vielleicht hatte das viele Weinen sogar einen Tränenkanal geschädigt oder blockiert, denn selbst wenn ich gerade nicht schluchzte, tränte eines meiner Augen unablässig. Sogar wenn das Valium vorübergehend meine wahren Emotionen ausschaltete, spürte ich die Tränen über meine Wangen laufen.

Das Leben wäre nicht das Leben, wenn nicht sogar diese Zeit ihre lustigen Momente gehabt hätte. Lee und Woody luden mich innerhalb einer Woche unabhängig voneinander in das gleiche nahe gelegene Restaurant ein. Bei beiden Besuchen bat ich den Kellner um eine ruhige Ecke, weil wir Privates zu besprechen hätten. Wahrscheinlich meinte ich eher, dass ich Privatsphäre zum *Weinen* brauchte. Die Tränen kamen unvermeidlich, und bei beiden Gelegenheiten nahmen die Freunde über den Tisch hinweg meine Hand und trösteten mich.

«Lee, bitte fass mich nicht an», bat ich. «Es ist schlimm genug, dass ich gerade meine Frau verloren habe, aber jetzt sieht es auch noch aus, als würde ich in aller Öffentlichkeit von einem Mann sitzengelassen.»

«Woody, nimm die Hand weg», wiederholte ich wenige Tage später. «Neulich Abend hat mich genau hier Lee bedrängt, und ich habe geweint. Es wird den Anschein haben, dass ich weder eine Frau noch einen Mann halten kann.»

Aber schwarzer Humor war in meiner Qual ein schwacher Trost.

Meinem Vater heulte ich vollkommen haltlos vor, dass ich das Gefühl hätte, ein ganz schlechter Vater geworden zu sein. Ich brachte nicht einmal die Energie auf, mit meinem kleinen Jungen zu spielen, weil nachts in meinem Kopf so viel umhergeisterte und ich tagsüber mit meinem Körper so verantwortungslos umging. Dad versuchte mich mit dem Hinweis zu trösten, das dürfe ich weder denken noch aussprechen, doch das machte mich nur wütend. Ich wollte mir nicht anhören, ich müsse aufhören zu fühlen, was ich fühlte. Später wurde mir klar, dass er recht hatte; ich selbst war es, der meine Art, mit der Trauer umzugehen, so hart verurteilte. In jenem Augenblick ging mir auf, dass ich der einzige Mensch war, der wirklich Einfluss auf meine Gefühle hatte. Aber diese Erkenntnis kam erst viel später.

So kämpfte ich mich also durch die Weihnachtstage, machte ein tapferes Gesicht und stellte sogar einen Baum auf. Es war, als hätte Desreen ihn eigenhändig geschmückt. Ich entdeckte wunderschöne lilafarbene Tüten von Liberty, Dessies erklärtem Lieblingsladen, in denen neue Christbaumkugeln und anderer Weihnachtsschmuck steckten. Damit ergänzte ich jene, für die sie im Vorjahr Unsummen ausgegeben hatte.

Außerdem stellte ich fest, dass Dinge, von denen man erwartet, dass sie weh tun, nicht immer Schmerz auslösen. Ich wusste, dass im Fernsehen an dem Abend, an dem ich den Baum aufstellte, *Liebe braucht keine Ferien* lief, ein schmalziger Feiertagsfilm, in dem Graham, gespielt von Jude Law, enthüllt, dass er verwitweter Vater von zwei hübschen kleinen Mädchen ist. Desreen liebte diesen Film und wusste, wie sehr die Witwerszene mir jedes Mal zu Herzen ging, aber dieses Mal ließ sie mich ungerührt. Plötzlich war es nur noch ein Schauspieler, der eine Rolle spielte.

Mir war es in Wirklichkeit geschehen. Irgendwie rechtfertigten die fiktiven Szenen meine Tränen nicht mehr.

Alle in meiner Umgebung waren sehr bemüht zu helfen, obwohl sie ihren eigenen Verlust zu betrauern hatten. Trotzdem war ich undankbar, wütend, verärgert. Außerdem glaubte ich dafür sorgen zu müssen, dass es allen anderen besserging, und dazu musste ich ihnen erlauben, meinen Schmerz zu lindern. Unmittelbar nach Desreens Tod sagte ich mir, dass Freundlichkeit bestimmt helfen könnte, wenn ich sie nur an mich heranließ und weitergab, aber diesen Engel stieß ein Teufel von meiner Schulter und flüsterte mir ins Ohr, es sei an der Zeit, ehrlich und unverblümt zu sein und die Dinge beim Namen zu nennen.

Immer noch wurde ich von Nachrichten überflutet, die meist mit den Zeilen endeten: *Lass mich wissen, wenn ich dir irgendwie helfen kann.* Warum mich dieses Angebot so abstieß, wurde mir erst in einem Beratungsgespräch bei der Organisation Care for the Family klar. Sie verwiesen mich auf einige Regeln, die sie online veröffentlicht hatten und die mir später helfen sollten, anderen zu helfen, mir zu helfen. Das im Anhang dieses Buches beigefügte Dokument mit dem Titel «Wie ihr mir helfen könnt – Dinge, die ihr wissen solltet» war darauf ausgelegt, Freunden und Angehörigen verständlich zu machen, wie sie Witwen und Witwer am besten unterstützen konnten.

Einer der Tipps lautete: *Biete praktische Unterstützung an. Ich bin momentan nicht in der Lage, ganz normale Sachen zu bewältigen, also koch mir etwas zu essen. Hilfe im Haushalt und mit den Kindern kann ich dringend gebrauchen.* An anderer Stelle hieß es: *Denk an meine Kinder! Es kann vorkommen, dass sie übersehen werden, weil sie vielleicht nicht so gesprächsbereit sind.*

Endlich hatte ich etwas Praktisches an der Hand, das ich den Leuten sagen konnte, um mir den Druck zu nehmen. Etwas, zu dem ich nicht irgendwelche Ideen liefern musste. Ich stand unter Schock, war vollkommen überwältigt von der Trauer; ich sorgte für mein zweijähriges Kind; ich versuchte den Appetit aufzubringen, etwas zu essen, und den Durst, etwas zu trinken; ich zwang mich, sowohl Nahrung als auch Wasser bei mir zu behalten; in meiner winzigen Wohnung gingen Dutzende Menschen ein und aus, und ich kriegte überhaupt keinen Schlaf ab. Ich hatte keine Kraft mehr, um mir darüber Gedanken zu machen, wie Menschen mir helfen konnten. Mein ganzes Berufsleben lang hatte ich Lösungen erdacht, um anderen Mühe zu ersparen, und plötzlich kotzte es mich an. Wenn Leute mir Hilfe anboten, wurde dadurch meine Erledigungsliste bloß noch länger, und darum hielt ich inne und schrieb an meine engsten Freunde und Angehörigen folgende E-Mail:

> Ich möchte mit euch etwas teilen, was eine soziale Organisation, die Jackson und mich unterstützt, mir heute geschickt hat. Es geht hauptsächlich um die große Rätselfrage: *Was kann ich tun, um zu helfen?*
>
> Ehrlich gesagt habe ich diese Frage fürchten gelernt. Mir ist, als hätte ich die längste Erledigungsliste, die ich je gehabt habe, aber keine Zeit und Kraft, um irgendeinen Punkt darauf abzuarbeiten, und würde dann auch noch von jedem, den ich kenne, darum gebeten, noch etwas Zusätzliches zu tun. Denn diese Frage bedeutet, dass der Gefragte sich etwas ausdenken muss, obwohl er gerade kaum fähig ist zu entscheiden, ob und was er frühstücken soll. Das mag schrecklich undankbar klingen, aber mir wird gerade bewusst, dass Ehrlichkeit momentan das Allerwichtigste ist.
>
> Mit einigen von euch habe ich in den vergangenen

Wochen mehr gesprochen als mit anderen, aber nun möchte ich euch einfach alle wissen lassen, dass ich mehrere soziale Einrichtungen, Hilfsquellen und haufenweise Literatur konsultiert habe, um den Trauerprozess verstehen zu lernen und zu wissen, was mich noch erwartet. Insbesondere im Hinblick auf Jackson. Wenn es etwas gibt, das ich mitteilenswert finde, werde ich mich melden.

Ich weiß, dass wir alle in einem Boot sitzen, und ich halte es für wichtig, die anderen teilhaben zu lassen und so offen wie möglich zu sein. Fühlt euch frei, die Anlage weiterzuleiten, wenn damit irgendwem geholfen ist.

Alles Liebe, Ben & Jackson xx

Fast unmittelbar nachdem ich diese Nachricht herumgeschickt hatte, kam die positive Reaktion. Freunde und Angehörige sagten nicht mehr «Lass mich wissen, wie ich dir helfen kann», sondern boten stattdessen ungefragt praktische Unterstützung an. Anna (Posh Spice) stellte mir eine Tasche voller selbstgekochter Gerichte auf die Schwelle und schickte mir später eine SMS, um mir dies mitzuteilen. Ich weiß noch, wie froh ich war, sie nicht im Gegenzug einladen zu müssen, denn ich hatte alle Hände voll zu tun, um für Jackson zu sorgen und nach dem steten Besucherstrom aufzuräumen. Als Jackson und ich ein paar Tage zu Verwandten fuhren, betrat Marianne mit dem Schlüssel, den ich ihr für Notfälle gegeben hatte, unsere Wohnung und deponierte Lebensmittel für nach unserer Rückkehr. Was ich aber vor allen Dingen von den Leuten erhoffte, war, dass sie Jackson ihre Aufmerksamkeit widmeten, wenn sie zu Besuch kamen. Ich wusste, dass er all die Traurigkeit um ihn herum spüren konnte, und das Letzte, was ich mir für ihn wünschte, war, dass er ganz allein mit seiner Eisenbahn in der Ecke saß, während die Erwachsenen über den Tod seiner Mutter sprachen. Dank der Vorschläge, die ich in meiner E-Mail gemacht hatte, kamen Freunde und Angehörige jetzt vorbei, um mit ihm zu spielen, und nicht nur, um zu reden.

Da die Situation mit den Menschen in meiner näheren Umgebung nun besser wurde, brauchte die Wut, von der ich nicht wusste, dass ich sie empfand, wohl einen neuen Kanal. Ich glaube ganz im Ernst, dass die Liebenswürdigkeit gegenüber anderen, die ich in den Wochen nach dem Tod meiner Frau in mir spürte, mir half weiterzumachen. Inzwischen allerdings habe ich erkannt, dass da auch Wut war.

Nicht dass ich wütend über Desreens Tod gewesen wäre. Ich gab niemandem die Schuld, ich verfluchte nicht den Himmel und verzichtete auch auf die weit verbreitete Frage: *Wie konntest du mich bloß verlassen?* Vielleicht hauptsächlich, weil die Umstände ihres Todes dafür sorgten, dass er irreal schien. Weder unsere Freunde und Verwandten noch ich selbst schlugen um uns, denn es gab keinen Angriffspunkt, gegen den der potenzielle Zorn sich hätte richten können. Man sagte uns, dass jedes mögliche rechtliche Vorgehen gegen den Fahrer oder die Versicherung des Autos, das meine Frau getötet hatte, mehr als ein Jahr in Anspruch nehmen würde. Also reagierten wir alle in ähnlicher Weise: Wir ließen die Schuldfrage außen vor und betrauerten den Verlust der Frau, die wir alle geliebt hatten, anstatt unsere Aufmerksamkeit einem Fahrer zu widmen, von dem keiner von uns auch nur den Namen kannte.

Obwohl ich nach außen hin keinen Ärger auf andere zeigte, stieg, wenn jemand mich reizte, eine unverhältnismäßige Wut in mir auf, und im inneren Monolog ließ ich Schimpftiraden los. Die Liste der Übeltäter war lang: Menschen, die sich zu oft meldeten; Menschen, die sich nicht oft genug meldeten; Menschen, die sich gar nicht meldeten; Menschen, die sich seit einem Jahrzehnt nicht gemeldet hatten, jetzt aber ständig auf der Matte standen; Menschen, die mich seit über einem Jahrzehnt nicht gemocht hatten, mich nun aber plötzlich durch eine neue, rosarote Brille sahen; und Menschen, von denen ich glaubte, sie wollten einfach mal meinen Zirkus betreten, hinter der Bühne mit dem Zirkusdirektor sprechen und sich dann überall Zutritt verschaffen. Ich konnte einfach nicht nachvollziehen, warum manche Leute, die so wenig Interesse an meinem Leben – oder dem meiner Frau – gezeigt hatten, als wir beide noch heil gewesen waren, sich plötzlich so für uns interessierten. Ich vermute, dass Leute manchmal nur zu einer Veranstaltung gehen, um sagen zu können, sie seien dort gewesen.

Irgendwie brachte ich den Dezember hinter mich. Jede einzelne Minute war schrecklich. Zunächst hatte ich mir meinem Sohn zuliebe vorgenommen, Weihnachten zu genießen, doch dann fand ich den Gedanken, er könnte dabei ohne seine Mutter Freude haben, lächerlich. So etwas Ähnliches wie ein Glücksgefühl habe ich, soweit ich mich erinnere, nur ein einziges Mal empfunden – als Jackson mir am 22. Dezember bei Bev und Kelson einen gebrauchten braunen Umschlag gab, in dem ein Steuerbescheid gesteckt hatte und den er mit schwarzem Stift bekritzelt hatte.

«Was ist denn das, Jackson?», fragte ich.

«Das ist Mami», behauptete er mit einem Lächeln.

Seine Zeichnung von Desreen steht nun eingerahmt in unserer Wohnung. Ich werde sie aufheben bis an mein Lebensende.

An Heiligabend besuchte ich mit Caroline, Lee, Anna und Paul eine Mitternachtsmesse und schluchzte, als wir «schlaf in himmlischer Ruh'» aus dem Lied «Stille Nacht» sangen, das wir dreieinhalb Wochen zuvor in der gleichen Kirche bei Desreens Beerdigung angestimmt hatten.

Am ersten Weihnachtsfeiertag saß ich mit Desreens Familie beim Abendessen, und ihr Stuhl neben mir war leer. Wir versuchten wirklich, es hinzukriegen: Bev gab sich, wenn auch schweren Herzens, alle Mühe, das gewohnte Festessen zu zaubern; ich ruinierte ein ordentliches Stück Rindfleisch, weil ich mich nicht konzentrieren konnte und es mir auch komplett egal war; und wir tauschten Geschenke, obwohl uns das Auspacken keinerlei Freude bereitete. Uns lag einzig am Herzen, es für Jackson schön zu machen.

Er war an diesem Tag wirklich ein Lichtblick. Er spielte gern mit seinen neuen Spielzeugen und trug Kleidung, die ich bei Liberty für ihn gekauft hatte, in dem Wissen, dass Desreen das gefallen hätte.

Ich weiß noch, wie viel Liebe ich für ihn empfand – aber auch, wie viel Schmerz. Weihnachten ist für meine Familie immer eine magische Zeit gewesen – meine Eltern hatten es so wunderbar gestaltet, als meine Brüder und ich klein waren. Doch jetzt, wo ich als Erwachsener mein eigenes Kind ansah, das, noch bevor es wusste, worum es bei Weihnachten ging, seine Mutter verloren hatte, war der ganze Zauber verflogen. Es blieb nur heftiger Schmerz.

Als Jackson an diesem Abend zu Bett ging, dachte ich, was für ein Glück ich hatte, immer noch Teil der Familie zu sein, die mich wie einen der ihren aufgenommen hatte. Bev lebt ihr Leben ganz für andere, und so konnte ich sicher sein, nicht allein für meinen Sohn sorgen zu müssen. Kelson und ich waren einander eine Stütze, als wir die schreckliche Erfahrung durchmachen mussten, Desreens Begräbnis zu organisieren und die rechtlichen Dinge rund um ihren Tod zu klären. Unser Verhältnis war geprägt von

Respekt und Zuneigung. Anthony und ich waren uns nähergekommen denn je, obwohl wir schon seit Jahren brüderliche Gefühle füreinander hegten. Und ich dachte an all die Freunde und Familienmitglieder da draußen, die bestimmt auch an Jackson und mich dachten, während sie mit dem Schmerz, den Desreens Tod ihnen selbst bereitete, zurechtkommen mussten.

Tief in meinem Innersten wusste ich, dass die Menschen, die zu helfen versuchten, das nur taten, weil wir ihnen etwas bedeuteten, und doch hätte ich das Jahr fast im Zorn auf ziemlich viele von ihnen abgeschlossen. Als Jackson und ich nach London zurückfuhren, begleitete uns Bev und wurde Zeugin meiner wachsenden Überreizung. Doch dann kam Silvester und brachte mich seltsamerweise wieder zur Besinnung.

# *Familienbande*

An unserem Hochzeitstag sprach Pfarrer John darüber, dass unsere Ehe nicht nur Desreen und mich verbinden würde, sondern auch unsere Familien. Diese Worte klangen mir im Ohr, als ich zurückblickte auf die Gemeinde, die sich damals versammelt hatte und aus zwei Familien und zwei Freundeskreisen bestand, die im Lauf der Jahre zusammengewachsen waren. An jenem Abend machten Unmengen von Rum und Cognac dieses Band noch stärker. Onkel, schwarze und weiße, wurden Brüder – zumindest für eine feuchtfröhliche Nacht.

In den sechseinhalb Jahren mit Desreen war ihr Bruder bereits zu meinem geworden – in gewisser Weise ein Wunder, denn bei unserer ersten Begegnung lag ich gerade mit seiner fünfundzwanzigjährigen kleinen Schwester im Bett. Ihre Eltern, die ich bei einem Mittagessen, also in etwas passenderem Ambiente, kennengelernt hatte, waren für mich ebenfalls so etwas wie eine zweite Mutter und ein zweiter Vater geworden. Und Desreen hatte sich genauso mühelos in meine Familie eingefügt.

Sowohl für Desreen als auch für mich war mein Heiratsantrag im Juni 2009 vollkommen überraschend gekommen. Stets waren wir uns einig gewesen, dass unser Zusammengehörigkeitsgefühl und Kinder für uns wichtiger waren als die Ehe. Wir waren übereingekommen, dass wir das Geld lieber für den Kauf einer Wohnung verwenden wollten, und ich wusste, dass Dessie sich nichts Schrecklicheres vorstellen konnte, als den Mittelgang einer Kirche entlangzugehen und aller Augen auf sich zu spüren. Schön, selbstbewusst und souverän, wie sie war, hatte Desreen auch eine schüchterne Seite und geriet leicht in Verlegenheit. Nur ihre Hautfarbe verschleierte, dass sie dauernd rot wurde.

Was damals plötzlich über mich gekommen war, weiß ich bis heute nicht, aber eines Tages wachte ich auf und beschloss, einen Verlobungsring zu kaufen. Das konnte kein Fehler sein, selbst wenn sie weiter darauf bestand, nicht zu heiraten, denn sie hatte mir mehrfach versichert, dass sie fest mit einem Diamantring rechnete, ob mit oder ohne Hochzeit.

An jenem Tag im Juni wollten wir eigentlich nur im Londoner Regent's Park picknicken. Wahrscheinlich wirkte mein Verhalten ein bisschen fahrig und auch, dass wir schon um 11.30 Uhr zu Mittag essen sollten, war vielleicht etwas seltsam. «Weil das Wetter umschlagen könnte», erklärte ich, aber auch darauf konnte sie sich keinen Reim machen.

Wir suchten uns einen schönen Platz am See. Den Picknickkorb hatte ich bei Selfridge's erstanden. Nicht wegen des Inhalts, nur wegen des Korbs. Ein Freund hatte mir erzählt, dass ein Handtaschendesigner, den Desreen liebte, für das Kaufhaus eine limitierte Auflage von Weidenkörben gestaltet hatte, also kam nichts anderes in Frage. Ich belud den Korb mit ihren Lieblingsspeisen – eine ziemlich seltsame Zusammenstellung für ein Verlobungsessen: Chips, Schinken, Baguette, Räucherkäse, Oliven und Prosecco statt Champagner. Was soll ich sagen? Die Frau wusste genau, was ihr schmeckte.

Ich fand auch kleine Halterungen für die Gläser, die man wie Zeltheringe in die Erde steckt, sodass man die Getränke auf unebenem Boden nicht verschüttet. Um sie nicht misstrauisch zu machen, erwarb ich Sektgläser aus Plastik, nicht aus Glas. Mir war eingefallen, dass wir eines Abends, etwa ein Jahr nachdem wir uns kennengelernt hatten, ins Theater gefahren waren – mit dem Bus, nicht mit dem Taxi – und unterwegs aus Plastikbechern Cava getrunken hatten. Die Becher hatte ich aus dem Wasserspender im Büro mitgenommen. Sie hatte mir erklärt, dass ihr diese Art lässiger romantischer Gesten um Längen lieber war als alles Traditionelle oder Klischeehafte.

Meine Frage stellte ich ihr in einer Weise, die nur sie verstehen konnte. Wir drosselten das Tempo in unserem Leben so selten, dass die wenigen Momente, in denen wir einfach zusammen dasaßen und Zeitung lasen oder ein Brettspiel spielten, in Erinnerung blieben. Erst wenige Wochen zuvor hatten wir uns in Shoreditch House, einem privaten Club im Osten Londons, entspannt und Scrabble gespielt. «Ich liebe dieses Spiel», hatte sie zu meiner großen Überraschung erklärt, während sie ein weiteres Wort legte, von dem sie behauptete, es würde zählen, obwohl es in keinem Wörterbuch stand.

«Meine Mutter sagt das andauernd. Du bist ein Rassist, wenn du es nicht gelten lässt», rief sie aus und würgte damit natürlich die Diskussion ab.

Auch ich liebte das Spiel. Ich liebte es zuzusehen, wie sie beim Spielen wieder zum Kind wurde. Ich fand es herrlich, dass das Spiel unweigerlich in einem Streit mündete, wie es ihn am Abend unserer ersten Begegnung gegeben hatte – belanglos, kokett, ohne Ziel, albern und lustig. Und darum packte ich auch ein Reise-Scrabble in den Korb.

«Oh mein Gott! Chips, Schampus, Schinken, Oliven, Scrabble, das ist einer der schönsten Tage meines Lebens!» Ihre Begeisterung war für mich, den nervösen Mann, der für sie alles perfekt gestalten wollte, ein Geschenk.

*Super Set-up*, dachte ich bei mir.

Desreen und ich waren keine Romantiker alter Schule. Spaß

und Lachen waren nie weit genug entfernt, als dass wir ernsthaft im Blick des anderen hätten ertrinken können, während wir süße Belanglosigkeiten flüsterten. Und Spaß und Lachen waren vorprogrammiert, als ich mich entspannt genug fühlte, um auf ein Knie zu sinken.

Spaß und Lachen kamen bei dieser Gelegenheit in Gestalt eines teuflischen Eichhörnchens und einer Gänseschar. Die kleinen Mistkerle hatten es mit aller Entschlossenheit auf unser Picknick abgesehen. Das Eichhörnchen kam immer näher und wurde immer zudringlicher, je energischer ich es verscheuchte. Am Ende brüllten wir vor Lachen, weil das Tier – weiter nichts als ein Nager in hübschem Fellgewand – mit einem Tomatenschnitz davonsprang, den es einfach von einem unserer Teller stibitzt hatte. Dann kamen die Gänse herüber, und nun wurde es wirklich zu viel.

Desreen hasste die meisten Tiere. Sie hatte die Phobie, Vögel könnten sich in ihrem Haar verfangen. Ihrer Ansicht nach konnte alles geschehen, von dem ich nicht kategorisch beweisen konnte, dass es nicht geschehen konnte. Und wenn es geschehen konnte, so unwahrscheinlich es auch sein mochte, dann musste sie Angst davor haben. Viele Dinge wurden dadurch schwierig, sogar Städtereisen (weil es auf allen Plätzen Tauben gibt) und Kinobesuche («weil an solchen Orten Terroristen Bomben platzieren»). Wir haben nicht viele Filme zusammen gesehen, und vielleicht hatte sie schlussendlich recht damit gehabt, sich vor vermeintlich unwahrscheinlichen Gefahren zu fürchten, die hinter der nächsten Ecke lauerten.

Als wir uns schließlich an unsere Umgebung gewöhnt und die Tiere uns endlich unserem Essen überlassen hatten, hielt ich ihr den Scrabble-Beutel hin, doch ausnahmsweise einmal ließ sie mich zuerst ziehen. Ich wühlte dramatisch in dem Säckchen herum, obwohl das nur Show war, denn ich hielt bereits sieben Buchstaben in der Hand. Ich legte M.A.R.R.Y.M.E.

Sofort beschuldigte sie mich, ich würde schummeln, denn es sei unmöglich, gleich in der ersten Runde ein Wort mit sieben Buchstaben legen zu können. Dann widmete sie den Spielsteinen einen zweiten Blick, brach in Tränen aus und sagte ja.

Obwohl Desreen auf manche Menschen selbstbewusst und kontaktfreudig wirkte, war sie von ihrem Wesen her schüchtern und nachdenklich. Ich merkte das schon ganz früh, weil ich genauso bin. Jetzt saß sie auf der Picknickdecke im Gras und ließ den Moment auf sich wirken, während sie den Ring anstarrte.

Es war ein höchst ungewöhnliches, altes Schmuckstück, und sie musste den Ring länger betrachten, um sicher zu sein, dass er zu ihr passte. Aber schon bald beschloss sie, dass er ihr sehr gefiel, und in den folgenden Monaten und Jahren sagte sie mir oft, dass sie ihn mit der Zeit immer noch ein Stück mehr liebte.

Anfangs reagierte sie auf meinen Antrag schockiert und sehr nachdenklich, doch schon bald zeigte sie sich verzückt. Sie erklärte mir, nun müssten wir ausgehen und stilgerecht feiern; ich habe niemals an einem einzigen Tag mehr Champagner und Prosecco getrunken.

Die Überraschung war mir jedenfalls gelungen, und ein paar Monate später drehte sie den Spieß um. Wir hatten uns einen Tag frei genommen, um meinen dreißigsten Geburtstag zu feiern, und sie hatte in einem großartigen Restaurant in Kensington reserviert, das unsere gute Freundin Hannah, die in der Lebensmittelwerbung arbeitet, empfohlen hatte. Dass Desreen etwas im Schilde führte, ahnte ich, weil sie ständig vor sich hin kicherte, aber was sie geplant hatte, konnte ich nicht erraten.

Plötzlich kam der Kellner an unseren Tisch und erklärte, er habe eine Ansage zu machen und mir ein Geschenk zu überreichen. Meine einzige Erklärung war, dass Hannah damit zu tun hatte – dass sie vielleicht einen Kuchen bestellt hatte, um mich vor den anderen Gästen in Verlegenheit zu bringen.

Tatsächlich kam ein Kuchen, aber das war nicht, was den schamerfüllten Schweißausbruch auslöste. Während aller Augen auf mir ruhten, wurde ich gebeten, in aller Öffentlichkeit eine kleine Schachtel zu öffnen. Heraus zog ich einen Diamantring in Weißgold und Schwarz, den ein Freund von Desreen entworfen und angefertigt hatte, und sie bat mich, sie zu heiraten, als wären wir nicht längst verlobt gewesen.

Ich war zugleich gerührt und beschämt. Alle starrten mich an, als würden sie Zeugen einer beispiellosen romantischen Szene, während Desreen fast die Leder-Plüschbank nass machte, auf der sie saß. Ich hörte, wie sie vor Lachen leise schnaubte, bemüht, das Vergnügen über ihren gelungenen Scherz im Zaum zu halten.

Zwei Wochen vor unserer ersten Verlobung hatte ich ihre Eltern besucht, um von beiden unabhängig voneinander die Erlaubnis zu erbitten. Mit Bev war es einfach gewesen, einen ungestörten Moment zu finden, anders bei Kelson. Er hatte sich schon früh im Leben den Beinamen «Der babbelnde Brooks» zugezogen, weil er ununterbrochen reden konnte, ohne auch nur Luft zu holen. Das erwähnte Wochenende bildete keine Ausnahme. Am Ende musste Bev unter einem Vorwand mit Desreen in die Damentoilette des Restaurants verschwinden, in dem wir zu Abend aßen, damit wir beide einen Moment für uns hatten. Ich nutzte meine Chance und rückte ziemlich direkt mit der Sprache heraus. Auch er stimmte zu. Und erlitt dann in der Woche darauf einen Schlaganfall, den er Gott sei Dank unbeschadet überlebte.

Desreens Reaktion auf meinen Vorschlag, angesichts der plötzlichen Erkrankung ihres Vaters, führte mir noch einmal ganz plastisch vor Augen, was ich an der Frau liebte, die ich heiraten würde.

«Hast du meinen Dad um Erlaubnis gebeten?», wollte sie wenige Minuten nach meinem Antrag wissen.

«Natürlich. Schon vor ein paar Wochen», gab ich zurück.

«Meinst du, es war dann deine Schuld, dass er den Schlaganfall erlitten hat? Wahrscheinlich war er beunruhigt, was ihn das alles kosten wird!»

«Ich kann nicht glauben, dass du das gerade gesagt hast.»

«Ich meine es ernst!», beharrte sie.

Glücklicherweise zeigten die ärztlichen Untersuchungen, dass nicht ich schuld war. Es handelte sich nicht um die Art von Schlaganfall, die bei Menschen vorkommt, die ungesund gelebt haben und dann eine unerwartete Quittung bekommen. Zu diesem Zeitpunkt – ich war Ende zwanzig und Kelson Ende fünfzig – hätte er mich beim Waschbrettbauch-Vergleich locker in die Tasche gesteckt.

Kelson ließ sich operieren und erholte sich vollständig, um anschließend seine geliebte Tochter zum Altar zu führen und bei unserer Hochzeit, die, wie er betonte, passenderweise genau auf den Jamaica Day fiel, eine Rede zu halten.

Teil einer Familie mit jamaikanischen Wurzeln zu sein, gab meinem Leben eine ganz neue Dimension. Einst ein sanfter, ruhiger und ziemlich zurückhaltender junger Mann lernte ich nun, dass es Vorteile hat (und Freude macht), direkt zu sein, die Dinge beim Namen zu nennen und sich keinen Blödsinn bieten zu lassen.

Obwohl Desreen mir dabei Lehrmeisterin gewesen war, warf sie mir vor, ich würde versuchen, in unserer Beziehung die Hosen anzuhaben. «Wir können nicht beide der Chef sein», insistierte sie.

Unser Pfarrer sollte diesem Argument später beipflichten. An unserem Hochzeitstag erzählte er eine Geschichte, in der es irgendwie um Jesus ging, der auf dem See Genezareth wandelte … und um Mark Twain. Die Pointe – seine Predigten endeten im Allgemeinen mit einem Scherz – war, dass zwei Menschen nicht gleichzeitig in einem Boot aufstehen können. Die Moral der Geschichte besagte, dass verheiratete Paare Kompromisse schließen und zusammenarbeiten müssen, um zu verhindern, dass das Boot ins Schwanken gerät – es kann immer nur einer das Ruder führen.

Als ich am Morgen nach unserer Hochzeit wach wurde, starrte Desreen mich bereits an. «Benji», sagte sie, «bitte, darf heute ich im Boot aufstehen?»

Insgeheim liebte ich es, wenn sie die Führung übernahm. Sie liebte es, wenn wir zusammen waren, sie liebte unsere Beziehung, aber sie liebte auch ihre Unabhängigkeit.

«Nur damit du Bescheid weißt, Benji, deinen Nachnamen kann ich nicht annehmen», erklärte sie vor unserer Heirat. «Ich habe hart dran gearbeitet, mir in der Branche einen Namen zu machen.»

«Das würde ich nie von dir verlangen, Schatz. Ich möchte dich nur heiraten. Du kannst heißen, wie du willst», erwiderte ich. «Und überhaupt, Des Dutton passt gar nicht zu dir. Dahinter vermutet man eher einen Snooker-Spieler als eine Modeagentin.»

Das war damals, als mein Nachname noch einfach Dutton lautete. Meine Frau, Desreen Brooks, nahm meinen Namen nicht an, als wir heirateten, aber unser Sohn und ich nahmen einen Monat nach ihrem Tod den ihren an. Im Dezember 2012 wurden wir zu Benjamin Brooks-Dutton und Jackson Bo Brooks-Dutton. Der Bindestrich war mir besonders wichtig, weil er als Symbol für die Verbindung zweier Familien stand, die durch den Tod nicht gebrochen werden konnte. Ich wünschte mir bloß, ich hätte es schon zu ihren Lebzeiten getan. Jedenfalls hätte es ihr sicher sehr gefallen, dass sie sich als starke, unabhängige Frau erwies, während ich ihre «Ehefrau» wurde.

Noch etwas war mir nach ihrem Tod wichtig – ich ließ mir ein Tattoo stechen. Zum Glück geschah dies nicht aus einer von Alkohol und Trauer hervorgerufenen Laune heraus; ich hatte es schon in Erwägung gezogen, bevor sie starb. Desreen und ich hatten für unsere Hochzeitseinladungen ein Familienmonogramm entwerfen lassen, das aus unseren und den Initialen unseres Sohnes bestand – DJB. Wir hatten noch ein weiteres Kind geplant und ich hatte ihr das Versprechen abgenommen, dass wir uns an den Namen halten würden, den wir ausgesucht hatten, egal, ob es ein Mädchen oder ein Junge wurde (offenbar war ihr nach Lektüre von *The Secret* klar, dass es sowieso ein Mädchen werden würde). Da der Name mit dem Buchstaben B begann, würde ich weder einen anderen Buchstaben hinzufügen noch schwierige Diskussionen mit unserem zukünftigen Kind darüber führen müssen, warum ich mich nicht ihretwegen unter die Nadel begeben hatte.

Nun ist also das Emblem, das wir bei unserer Hochzeit benutzten und das Desreens Sarg und Grabstein ziert, für den Rest meiner Tage auf meine Brust geprägt. Bei jedem Blick in den Spiegel werde ich an unsere Liebe erinnert. Und jedes Mal, wenn Jackson es sieht, deutet er begeistert darauf und ruft fröhlich aus: «Das heißt Mami, Daddy und Jackson.» Seine zerbrochene Familie ist für immer über meinem gebrochenen Herzen eingeritzt.

## Neujahr

Freunde hatten mich eingeladen, mit ihnen ein ruhiges Silvester zu feiern, aber ich wusste ganz genau, wo ich den Jahreswechsel verbringen würde – im Bett, mit Valium und einer Schlaftablette, die helfen sollten, den Trauerschmerz in Schach zu halten. Ich lag sogar schon um halb zehn im Bett, aber weder das Valium noch die Einschlafhilfe ermöglichten mir, einzuschlummern. Ich hörte draußen in den Straßen das Feuerwerk und in meinem Kopf explosive Gedanken. Meine Finger begannen zu jucken, so stark war mein Wunsch zu schreiben. Da war etwas, das ich sagen wollte, aber ich war nicht sicher, was oder warum ich es sagen wollte.

Ich loggte mich bei Facebook ein, und plötzlich verstand ich. Im Internet herrschten ziemlich durchgehend Schilderungen vor, die das Jahr 2012 zum Teufel wünschten, im Wortlaut von: «Auf Nimmerwiedersehen, du schlimmes Jahr!» Wahrscheinlich hätte ich besten Gewissens mit einstimmen können, doch stattdessen überlegte ich, wie traurig Desreen bei dem Gedanken gewesen wäre, ich könnte ein so wunderbares Jahr einfach abschreiben, bloß weil es so schlimm geendet hatte. Also begann ich, mir die vielen schönen Erinnerungen ins Gedächtnis zu rufen, und beschloss, diese mit dem Kreis meiner Online-Kontakte zu teilen.

> 2012: fast die halbe Lebenszeit unseres Sohnes; unser erster (und letzter) Hochzeitstag; an diesem sehr besonderen

Tag auch noch Leichtathletik-Tickets für die olympischen Spiele; das Jahr, in dem Jackson entdeckte, dass seine Liebe zu einer kleinen Plastiklok namens Thomas größer war als zu den meisten Menschen; Stolz darauf, dass meine Frau mit einer alten Freundin zusammen ihr eigenes Modeunternehmen gegründet hat; die humanistische Hochzeit des Jahres; ein neuer Job und eine tolle Beförderung; unvergessliche Ferien mit einigen unserer besten Freunde; zahllose vergnügliche Unternehmungen mit ihnen allen; schöne Babys, die geboren wurden und noch nichts von ihrem Glück ahnen, so großartige Freunde geerbt zu haben; und dann die Tragödie und der Verlust, der so viele Menschen berührt hat.

Aber ich täte meiner Frau keinen Gefallen, wenn ich 2012 als total beschissenes Jahr bezeichnen würde. Im Oktober bat mich Desreen, für Jackson eine London-2012-Gedenkmünze zu besorgen, zur Erinnerung an ein großartiges Jahr, dessen er sich nicht würde entsinnen können. Anhand der Fünf-Pfund-Münze könnten wir ihm erklären, dass auch er Teil davon war. Gerade wurde mir bewusst, dass wir für ihn weiterhin Münzen sammeln könnten, zum Gedenken an 2013 und die folgenden Jahre.

Ja, stimmt, es war das Jahr, in dem seine Mutter starb, aber es war auch das Jahr, in dem sie Gelegenheit hatte, ihm jeden Tag zu zeigen, wie sehr sie ihn liebte. Und es war das Jahr, in dem sie ihn immer an die erste Stelle setzte. Für diejenigen, die nach wie vor Teil seines Lebens sind – konzentrieren wir uns auf die guten Zeiten, die wir alle in diesem Jahr gemeinsam erlebt haben. Ich weiß, dass er diese Erinnerungen irgendwann genauso wertschätzen wird wie wir.

Alles Liebe euch allen für das Jahr 2013. Stoßen wir darauf an, die guten Zeiten in Erinnerung zu behalten, und bereiten wir uns auf neue vor xx

Ich schaltete meinen Laptop aus und verabschiedete mich von 2012. Erwachen würde ich 2013, am ersten Neujahrstag seit acht Jahren, an dem ich nicht mit meiner Frau sprechen, sie berühren oder umarmen konnte. So fing mein erstes Jahr als Witwer an, in dem ich eine unverhoffte Reise antrat: meinen Sohn ohne seine Mutter großzuziehen.

An das Motto *Neues Jahr, neues Ich* habe ich nie recht geglaubt, doch als ich am 1. Januar 2013 erwachte, schien sich genau das abzuzeichnen. Anstatt mich mit Kaffee aus meinem Chemieschlaf zu wuchten, zog ich die Turnschuhe an und ging laufen. Desreen und ich hatten uns für den Brighton-Halbmarathon angemeldet, und ich war entschlossen, dass derjenige von uns, der es noch über die Ziellinie schaffen konnte, dies auch erreichen würde. Das bedeutete, dass ich ein paar Gewohnheiten ändern musste.

Ich hörte auf zu trinken und begann zu trainieren. In den Wochen und Monaten nach Desreens Tod war fast immer jemand da, der Jackson und mir Gesellschaft leistete. Ich wollte ihn tagsüber nicht allein lassen, also gewöhnte ich mir an, um fünf oder sechs Uhr morgens aufzustehen und laufen zu gehen, während er noch schlief und mindestens ein Großelternteil da war, um auf ihn aufzupassen. Oft war ich schon 15 Kilometer gelaufen, hatte geduscht und mich angezogen, bevor er und sie aufwachten.

Ich hatte zu einer neuen Energie gefunden, einer Energie, die ich noch nie zuvor gespürt hatte. Ich sagte mir, es sei wissenschaftlich nicht belegt, dass die Kraft, die in einem lebendigen Körper steckte, zu nichts verpufft, und dass Desreens Stärke vielleicht auf mich übertragen worden war, damit ich mich besser um unseren Sohn kümmern konnte. Vielleicht hatte ich sie in den vergangenen siebeneinhalb Wochen einfach nur für die falschen Dinge eingesetzt.

Eines Tages unterhielt ich mich während des Laufens mit Desreen. Ich erzählte ihr, wie es zu Hause lief, wie Jackson sich entwickelte und wie sehr ich sie vermisste. Später fand ich es seltsam, dass ich versucht hatte, meinen Bericht so positiv wie möglich zu formulieren. Wenn sie mich hören und sehen konnte, erkannte sie bestimmt die Wahrheit. Bis zu diesem Moment war ich nicht fähig gewesen, auch nur ein einziges Wort an sie zu richten, seit ich sie in der Aufbahrungshalle am Tag vor der Beisetzung zuletzt gesehen hatte. Jetzt kam ich mir dumm dabei vor, mit jemandem zu sprechen, der mich wahrscheinlich nicht hören konnte; ich wusste auch nicht recht, was ich ihr erzählen sollte. Wenn sie noch über eine Art kosmisches Bewusstsein verfügte oder tatsächlich irgendwie bei mir war, warum sollte ich sie dann über unser Leben informieren? Jeden Abend vor dem Zubettgehen sage ich ihr, wie sehr ich sie liebe, aber das würde ich auch tun, wenn sie noch lebte. Wenn ich den ganzen Tag mit ihr verbracht hätte, würde ich mir bescheuert vorkommen, alles aufzuzählen, was wir getan haben, und sie würde mich für verrückt halten.

Und so fühlte ich mich oft, seitdem sie gestorben war. Das Gespräch während des Laufens war im Grunde ein einmaliger Ausrutscher. Ich fand keinen Trost an ihrem Grab; dass ihr Geist dort ist, kann ich einfach nicht glauben. Wenn ihre Seele irgendwo wäre, dann zu Hause bei Jackson und mir oder vielleicht im Liberty, jenem Kaufhaus, das sie so hingebungsvoll liebte, dass sie Olive in einer SMS wenige Wochen vor ihrem Tod geschrieben hatte, dort würde sie gern begraben werden. Manchmal geht mir durch den Kopf, wie wütend sie auf mich ist, weil sie jetzt auf einem Friedhof zwischen Warblington Castle und Langstone Shore liegen muss und ich mir nicht die geringste Mühe gegeben habe, ihrem Wunsch zu entsprechen.

Als meine Beine und Füße vom Laufen zu schmerzen begannen, wiederholte ich geistig die Worte *Ich lebe! Ich lebe!* und rannte schneller und weiter denn je. Zunächst meinte ich vor meinen Gefühlen davonzulaufen, weil ich spüren konnte, wie mein Kopf sich von den Gedanken leerte, die mich wochenlang nachts wach gehalten hatten. Doch der quälende, chaotische Bewusstseinsstrom in meinem Hirn – ein ständiges, verwirrendes Springen von einer Sorge zur nächsten, das mich sogar vergessen ließ, wo er seinen Ausgang genommen hatte – begann sich schon kurze Zeit später zu ordnen, die Gedanken ebenso wie die Gefühle. Die Fragen, mit denen ich mich herumschlug, fanden nach und nach Antworten. *Sollten wir vielleicht umziehen? Wie sollte ich es fertigbringen, für meinen Sohn eine glückliche Zukunft zu gestalten? Wohin sollte ich mich mit der Bitte um Hilfe wenden? Welche Schritte waren beruflich zu tun?*

Als Erstes kümmerte ich mich um meine Arbeitssituation. Anfang des Monats traf ich mich mit meinem Chef Mitch zum Mittagessen. Zum Glück waren wir über die Jahre gute Freunde geworden, und er tat sein Bestes, um mit mir eine Lösung zu finden, die für Jackson und mich gut funktionierte. Schon vor dem Treffen wussten wir beide genau, wie es aussehen würde: Ich würde einen beruflichen Abstieg in Kauf nehmen müssen. Die Belastung, Geschäftsführer einer so großen Firma zu sein, konnte ich nicht mehr schultern, da meine Prioritäten sich auf den Privatbereich verlagert hatten. Und ich wollte das auch gar nicht. Ich brauchte flexible Arbeitszeiten, weil ich keine Frau mehr hatte, mit der ich mir die elterlichen Aufgaben teilen konnte; und ich brauchte eine Stufenlösung. Vier Tage in der Woche würde ich als *Creative Director* arbeiten: Am Montag und Dienstag würde ich spät kommen und früh gehen, um meinen Sohn in die Krippe bringen und abholen zu können. Bev, die in Teilzeit als Krankenschwester arbeitete, würde mittwochs und donnerstags nach London kommen, um für Jackson da zu sein. Und freitags würde ich gar nicht mehr arbeiten, um so viel Zeit wie möglich mit Jackson verbringen zu können.

In den darauffolgenden Wochen trainierte ich weiter, zum Teil auch, um all die anderen Sorgen zu sortieren, die wild in meinem Kopf herumschwirrten. Das Laufen gab mir den nötigen Fokus zu begreifen, dass aus dem tragischen Tod meiner Frau irgendetwas Sinnvolles entstehen musste. Ich wusste bloß noch nicht recht, was das sein sollte.

Lustigerweise kam die Antwort von einem sehr viel engagierteren Läufer, als ich es war. In den ersten zwei Wochen des neuen Jahres ignorierte ich alle Anrufe und wollte bloß in Ruhe gelassen werden. Jetzt, wo ich Wert darauf legte, gesund zu leben und einen klaren Kopf zu bewahren, um mich den großen bevorstehenden Herausforderungen zu stellen, hatte ich noch weniger Lust als zuvor, Leute zu treffen. Immer noch riefen die Legionen von Helfern höchst widersprüchliche Gefühle in mir hervor. Und dann kam eines Tages mein guter Freund Dan vorbei. Ich streckte den Kopf aus der Tür und ließ mich nicht ganz sehen, für den Fall, dass seine Frau mitgekommen war.

«Ist Sarah auch hier?», fragte ich, noch bevor ich die Höflichkeit aufbrachte, hallo zu sagen.

«Nein, Kumpel, ich bin allein», erklärte er.

«Phu!», entgegnete ich erleichtert und öffnete die Tür. «Ich bin in Unterhosen. Putze gerade das Bad.»

In gewisser Weise war die Zeit nach Desreens Tod der nach Jacksons Geburt nicht unähnlich. Die Wohnung war ständig voller Gäste, die es gut meinten, aber dafür sorgten, dass immer ein Saustall herrschte. Als Dan kam, hatte ich weder das Bad geputzt noch selbst geduscht, obwohl es schon später Nachmittag war. Ich hatte vorgehabt, den ruhigen Tag ohne Besuch zu nutzen, um den Haushalt ein wenig auf Vordermann zu bringen, aber mein Sohn hatte meine Aufmerksamkeit beansprucht.

Dan hatte als einer der Ersten aktiv auf die E-Mail reagiert, die ich nach meinem Gespräch mit Care for the Family an meine engsten Freunde und Verwandten geschickt hatte. Er trat ein und verhielt sich genauso wie vor Desreens Tod: Er war witzig, übermütig und ehrlich. Nur dass er diesmal nicht gekommen war, um mit mir abzuhängen, sondern um zu helfen.

«Vollkommen egal, was du anhast, Kumpel. Ich komme sowieso nicht dich besuchen, sondern um Jackson etwas vorzulesen. Komm, Jacko, Onkel Dan ist jetzt da.»

Nun schrubbte ich das Bad mit einem breiten Grinsen im Gesicht, denn ich wusste, dass meine Freunde, wenn ich willens war mich zu öffnen, auch gewillt waren zuzuhören. Und sofern ich nicht zu stolz war, um Hilfe zu bitten, würde ich sie bekommen. Plötzlich begriff ich, dass es nicht genügte, zu Hause zu sitzen und zu schmollen, weil die anderen sich nicht so verhielten, wie ich mir das wünschte. Ich würde das Nötige tun müssen, um ihnen klarzumachen, wie sie mir helfen konnten. Und dem Gekicher im Raum nebenan konnte ich entnehmen, dass es jetzt schon funktionierte.

Eine halbe Stunde später entstieg ich frisch gewaschen und angezogen dem sauberen Badezimmer. «Danke, Kumpel. Es ist schwer genug, alles auf die Reihe zu kriegen, wenn man zu zweit ist, aber allein mit einem kleinen Kind ist es ziemlich unmöglich, irgendwas zu schaffen. Ich wusste bisher nicht, dass man sich schuldig fühlen kann, wenn man kurz das Bad putzt. Ich will ihn einfach keine Minute lang allein lassen.»

Dan war im hundertprozentigen Januarmodus. Wie ich ging auch er joggen, hatte aber mehr Spaß daran und betrieb es mit mehr Ehrgeiz. Ich arbeitete nur auf einen Halbmarathon hin, er trainierte für den großen Londonmarathon.

«Ich habe einen Blog über mein Training angefangen», erzählte er.

«Ich weiß. Ich folge ihm.»

Nach kurzem Zögern fügte ich hinzu: «Vielleicht starte ich selber einen. Neulich habe ich mit jemandem von Care for the Family gesprochen, und was er sagte, hat mir klargemacht, dass es da draußen nicht viele Typen gibt, die sich trauen, über Verlust zu reden. Das heißt, es gibt Männer, die Kinder großziehen und nicht in der Lage sind auszudrücken, was sie empfinden. Das finde ich traurig.»

«Dann mach's doch einfach!»

Dan verstand sofort, worin meine Motivation bestand, und er glaubte – wahrscheinlich mehr als jeder andere Freund das damals getan hätte – daran, dass ich das Zeug dazu hatte.

Zu Beginn unserer Laufbahn im PR-Bereich hatten wir zusammengearbeitet. Fast jede Woche hatte mich damals die Personalchefin meines Unternehmens gebeten, mit den neuen Mitarbeitern essen zu gehen. Sie wusste, dass ich mir, egal wie viel Arbeit wartete, die Chance auf ein Gratis-Essen nicht entgehen ließ. Und wahrscheinlich glaubte sie auch, dass ich mein Bestes tun würde, um den Neuen das Gefühl zu geben, willkommen zu sein. Doch an dem Tag, an dem ich Dan kennenlernte, war nicht ich der alte Hase. Der selbstbewusste Neue, zwei Jahre jünger als ich, der gerade erst am Anfang der Karriereleiter stand, hatte Potenzial. Er war ein junger Mann aus dem Norden Englands, schnoddrig und oft ein wenig ironisch, und ich mochte ihn auf Anhieb. Schnell wurden wir Freunde, und der Respekt voreinander – persönlich wie beruflich – ist nie ins Wanken geraten.

Dan erklärte mir, er sei wirklich der Meinung, ich solle mit dem Blog loslegen. Jahrelang hatte er mich privat und beruflich in Aktion erlebt und war überzeugt, dass meine Fähigkeit, offen zu kommunizieren, anderen Männern helfen könnte, ähnlich belastende Situationen besser durchzustehen. Wahrscheinlich hat er außerdem vermutet, es würde mir selbst helfen.

Nach seinem Besuch an diesem Tag klangen seine ermutigenden Kommentare in meinen Ohren nach. Ich brachte Jackson ins Bett und dachte an meine Frau. Mein Gespräch mit Dan hatte mich an eine Unterhaltung mit Desreen im Jahr zuvor erinnert. Damals hatte auch sie vorgeschlagen, ich sollte einen Blog starten, nachdem ich die Idee einmal beiläufig erwähnt hatte. Sie stand ganz und gar dahinter, und ihre Begeisterung war ansteckend. Also hatte ich innerhalb weniger Tage eine Homepage gestaltet und meine ersten Posts geschrieben.

«Das ist ja super!», schwärmte sie daraufhin, obwohl meine wenigen Einträge über alles und nichts eher mittelmäßig waren. «Ich glaube, da könntest du echt was draus machen. Ganz im Ernst, vielleicht hast du jetzt wirklich dein Ding gefunden! Ich sehe schon vor mir, wie Leute Anzeigen bei dir schalten und so.»

Sie hatte sehr wenig Ahnung vom Bloggen oder digitaler Vermarktung, aber sie glaubte mehr an mich als jeder andere, den ich kenne – ja sogar mehr als ich selbst. Am Ende trug mein mangelndes Selbstbewusstsein den Sieg davon, und ich verfolgte die Sache nicht weiter. Der Blog wurde nie öffentlich, und die Posts, die ich geschrieben hatte, erblickten nie das Licht der Welt. Mir fehlte die Überzeugung, dass ich irgendetwas Wertvolles zu sagen oder mitzuteilen hatte. Doch dann starb meine Frau. Der Mensch, der unerschütterlich an mich glaubte und mir stets vermittelte, dass alles möglich sei, war nicht mehr da. Erst da merkte ich, dass ich vielleicht doch etwas zu sagen hatte, was es wert war. Und erst nach ihrem Tod machte ich mir keine Gedanken mehr darüber, wie andere mich beurteilten, und hatte das nötige Selbstvertrauen, mich in die Schusslinie zu begeben. Desreen inspirierte mich im Tod, wie sie es stets im Leben getan hatte.

An diesem Abend wählte ich eine Blog-Plattform aus, bastelte eine Weile an meinem Blog herum und schrieb dann einfach aus dem Bauch heraus. Mein erster Eintrag mit dem Titel *Sich öffnen* folgte am Sonntag, dem 6. Januar, nur zwei Tage nach meinem Gespräch mit Dan.

> In meiner Erschütterung und meinem wahnhaften Zustand nach dem Tod meiner Frau hätte ich fast sofort damit begonnen zu bloggen (Trauer über einen plötzlichen Verlust richtet im Hirn verrückte Dinge an). Ich wollte schon lange einen Blog starten, war aber überzeugt davon, ich hätte nichts Interessantes mitzuteilen.
>
> Schnell merkte ich, dass ich mich als alleinerziehender Vater auf Wichtigeres konzentrieren musste als auf das Führen eines öffentlichen Tagebuchs. Das war, bevor ich mit einem Mann namens Steve Smart von der Organisation Care for the Family sprach. Sie bieten ein telefonisches Unterstützungsnetzwerk für Witwen und Witwer an, damit Menschen, die der Verlust des Partners verbindet, miteinander ins Gespräch kommen können. Er erklärte mir, dass es leider nur wenige männliche Freiwillige gibt, vielleicht weil es Männern schwerfällt, offen zu ihren Gefühlen zu stehen. Mir glücklicherweise nicht.

Glücklicherweise sage ich, weil ich überzeugt bin, dass es mir in Zukunft etwas leichter fallen wird, in meinem eigenen Kopf zu leben, wenn ich mich jetzt öffne. Und genau das steht auch in den Büchern, die ich inzwischen verschlungen habe.

Also, ich weiß noch nicht genau, welche Richtung dieser Blog nehmen wird. Ich weiß nicht, wie ich meine Geschichte erzählen werde, ob ich ganz am Anfang beginne oder dort, wo ich jetzt stehe. Auf jeden Fall halte ich für wahrscheinlich, dass irgendein armer Kerl morgen früh aufwacht und realisiert, dass seine Frau nie wiederkommen wird, es leider kein Albtraum war und dass er jemanden sucht, der die Hölle kennt, durch die er geht. Vielleicht wird er einen Leidensgenossen finden, wenn ich weiterschreibe. Vielleicht werden ein paar mehr Männer dadurch ermutigt, den Mund aufzumachen und ihre Gefühle zu schildern. Vielleicht dient der Prozess als Katharsis und macht die Sache für mich leichter. Vielleicht wird es, wenn wieder ein Mann bei Care for the Family anruft, ein paar mehr Männer geben, mit denen man sprechen kann.

Sehen wir mal, wie es läuft …

In dieser Nacht träumte ich zum ersten Mal seit ihrem Tod von Desreen. Ich hatte mir die ganze Zeit gewünscht, dass das passieren würde. Ich wusste, dass es die einzige Möglichkeit war, wieder zusammen zu sein. Es war wunderbar mit ihr; sie sah phantastisch aus. Ihr Haar war genauso frisiert wie am Tag unserer Hochzeit, und sie trug das Kleid, das sie am Tag darauf angehabt hatte. Glücklich schleppte sie ein paar teuer aussehende Einkaufstaschen. Ich war verzückt, sie zu sehen, und als ich ihr die Treppe hinunter entgegenrannte, rief ich strahlend, ich hätte Angst gehabt, sie niemals wiederzusehen. Sie antwortete nicht darauf, sondern lächelte, fiel dann plötzlich rückwärts und verschwand aus meinem Blickfeld. Ich fuhr aus dem Schlaf, und Tränen strömten mir übers Gesicht.

## *Unvorstellbare Enthüllung*

Sobald ich angefangen hatte zu schreiben, konnte ich nicht mehr aufhören. Endlich hatte ich ein Ventil für meine Trauer und eine Plattform, auf der ich meine Ratlosigkeit und meine inneren Konflikte teilen und versuchen konnte, andere Witwer zu ermutigen, sich ebenfalls zu öffnen. Wochenlang hatte ich nachts wach gelegen und mir verzweifelt Mitgefühl von Menschen gewünscht, denen es so erging wie mir. Aber ich hatte nichts gefunden. Ich hoffte, dass das, was ich suchte, auf diese Weise von selbst zu mir kommen würde.

Es war, als hätte sich mit dem Bloggen in meinem Kopf eine Schleuse geöffnet. Das Schreiben erlaubte mir, Dinge neu zu bewerten. «Sei stark!», hatten mir die Leute immer gesagt. *Ach, verpisst euch!,* hätte ich am liebsten geantwortet. Jetzt hatte ich Mittel und Wege gefunden, um das Gefühl klarer zu artikulieren und zu erklären, warum ich nichts davon hielt, wenn man von Menschen, die gerade einen Verlust erlitten haben, Stärke erwartete.

Am Montag, den 7. Januar, schrieb ich meinen zweiten Blog-Eintrag.

### *Stark sein*

> Ich habe beschlossen, nicht über den Unfall zu schreiben. Den Leuten kommt leicht über die Lippen, man solle zu einem Therapeuten gehen und das, was an dem Abend

geschah, mit ihm besprechen, aber mich überzeugt dieser Rat nicht. Ich weiß besser als jeder andere, was da passiert ist, ich kenne das Ergebnis, und ich weiß, dass ich nichts tun kann, um daran etwas zu ändern. Warum es also öffentlich wieder aufrollen? Zum Glück scheinen Profis meine Meinung zu teilen. Ich stelle mir vor, dass es sich in meinem Kopf mein Leben lang tagtäglich aufs Neue abspielen wird, aber ich glaube einfach nicht, dass es mir oder anderen Menschen hilft, ausführlich darüber zu reden. Abgesehen davon gehe ich schon zu einem Therapeuten. Eigentlich eher zu zwanzig, denn wenn man in der Lage ist sich zu öffnen, stehen vor den Namen der engsten Freunde und Verwandten plötzlich unsichtbare Buchstaben.

Ich möchte ein paar Punkte zum Thema Trauer ansprechen.

Punkt 1: *Trauer ist beschissen.* Ich habe vor, in diesem Blog nur selten Kraftausdrücke zu benutzen und auch nur dann, wenn es sich nicht vermeiden lässt, doch hier ist dies der Fall.

Trauer führte dazu (in der Schockphase und der Taubheitsphase), dass ich, Minuten nachdem ich meine Frau hatte sterben sehen, Witze riss. Sie ließ mich dafür sorgen, dass jeder etwas zu trinken bekam, als ihre besten Freunde mitten in der Nacht zu mir nach Hause kamen. Sie erlaubte mir, die Beerdigung meiner Frau genauso engagiert zu planen wie unsere Hochzeit. Sie versetzte mich in die Lage, in einer überfüllten Kirche vor zahllosen Menschen aufzustehen und über sie zu sprechen, ohne eine Träne zu vergießen. Die Versuchung zu behaupten, dass Valium und Rum dabei ebenfalls eine Rolle spielten, ist groß, aber tief in meinem Herzen weiß ich, dass es auch ohne gegangen wäre, weil Schock eine weitaus stärkere Droge ist als die anderen beiden.

Punkt 2: *Trauer ist vollkommen unberechenbar.* Ich wollte am Tag der Beisetzung stark sein, weil ich das Gefühl hatte, es sei meine Pflicht. Viele Menschen haben mir versichert, wie stark ich gewesen bin, oder mich immer wieder ermuntert, stark zu sein. Aber wenn einem gerade die Frau gestorben ist, ist das wohl kaum ein Verdienst; von Bedeutung ist eigentlich nur, dass man ihr gerecht werden will. Jetzt frage ich mich, ob es besser wäre, wenn die Menschen einem sagen würden: Sei schwach. Denn wenn ich die ganze Zeit stark bin, lasse ich nicht zu, dass die Trauer mich übermannt, und, glaubt mir, am Ende gehören wir alle der Trauer. Es kommt nur darauf an, wie lange wir zu flirten bereit sind, bis wir sie die Oberhand gewinnen lassen.

Punkt 3: *Trauer sollte vor Kindern nicht verborgen werden.* Wenn wir nur immer stark sind und unsere wahren Gefühle (und Tränen) vor unseren Kindern verbergen, dann werden sie vielleicht denken, dass sie später im Leben auch nicht weinen oder ihre Gefühle zeigen dürfen. Ich kann nur meinen Sohn als Beispiel nehmen, und ich bin kein Psychologe, aber wenn er seine Tränen vor mir verbirgt, weil ich stark war und sie vor ihm verborgen habe, dann habe ich etwas falsch gemacht.

Momentan schnappt er sich, wenn er mich weinen sieht, leider mein Taschentuch, wischt sich imaginäre Tränen ab und sagt: «Oh, buh huh huh, Daddy», während er sich theatralisch im Zimmer herumwirft. Eines Tages wird er wissen, dass das der schlechteste Zeitpunkt ist, um sich über die Gefühle seines Vaters lustig zu machen, aber vorerst muss ich einfach daran glauben, dass er mich bloß zum Lachen bringen will. Wir sind also nichts weiter als zwei Kerle, die erreichen wollen, dass es dem anderen bessergeht – einer davon zwei Jahre alt, der andere dreiunddreißig.

An jenem Tag war ich nicht zu bremsen. Jeder, der das gelesen hat, mag angenommen haben, ich hätte bereits stapelweise Notizen gehabt und würde nun lediglich wie wild bereits existierende Inhalte posten, aber das war nicht der Fall. Ich schrieb meine Gedanken so nieder, wie sie mir in den Kopf kamen, teilte sie in einem rohen, schmerzvollen Zustand mit, sodass der Text sicherlich ebenso schwer zu schreiben wie zu lesen war. Ich merkte: Wenn die Menschen dem, was ich vermitteln wollte, mit Interesse folgen sollten – gerade jene, denen ich helfen wollte –, dann brauchte es mehr als ein paar wenige Posts, die auf einer ansonsten leeren Website herumgeistern.

Nachdem ich die ersten beiden verfasst hatte, holte ich tief Luft und überlegte, was die Leute denn wirklich würden lesen wollen. Fast alle, mit denen ich nach dem Tod meiner Frau sprach, hatten mir erklärt, sie könnten sich gar nicht vorstellen, was ich durchmachte – als wäre das für mich überraschend gewesen. Da ich nicht so unhöflich sein wollte, sie zu bitten, nicht so phantasielos zu sein und sich etwas anderes einfallen zu lassen, lautete meine Standardantwort irgendwann: «Probier es nicht aus, es würde dir nicht gefallen.»

In der Regel scheinen Menschen das Bedürfnis zu verspüren, in Gegenwart des Hinterbliebenen kein Schweigen entstehen zu lassen, auch wenn sie nichts zu sagen wissen. Ich kam rasch zu dem Schluss, dass uns im Englischen die richtigen Worte fehlen, weil wir als Nation nicht gut gerüstet sind für den Umgang mit dem Tod. Aber ich stellte fest, dass fast jeder irgendeine Art von Trost anzubieten versuchte, der dann als langweiliger Kommentar oder als Klischee daherkam. Auch heute fehlen mir noch die Worte, wenn einem Freund der Goldfisch stirbt – ich kann also gut verstehen, dass es den Menschen die Sprache verschlägt, wenn sie einem gerade verwitweten jungen Mann mit einem zweijährigen Sohn gegenüberstehen. Und vielleicht ist das einer der Gründe, warum ich zu schreiben begann. Wie sollte jemand je verstehen, wie es sich anfühlt, wenn niemand sich die Zeit nahm, es zu beschreiben? Also tat ich es.

## Es sich vorstellen

*Da ist eine Art Schuldgefühl.* Schuld, weil ich noch am Leben bin und sie nicht. Schuld, weil die Zeitungen mich dafür, dass ich meinen Sohn gerettet habe, einen «Helden» genannt haben – und meine Frau dennoch gestorben ist. Schuld, weil meine Eltern noch einen lebendigen Sohn haben, ihre Eltern aber keine lebendige Tochter mehr. Schuld, weil Jackson von dem Elternteil großgezogen wird, den die Natur weniger dafür vorgesehen hat. Schuld, weil Desreen neun Monate lang mit unserem Sohn schwanger gewesen ist, zehn Monate ihres Berufslebens geopfert hat, um sich nach seiner Geburt um ihn zu kümmern und ihn jede Woche zu der blöden Rhyme Time zu bringen und er sich nun wahrscheinlich nur mit Mühe überhaupt an sie wird erinnern können.

*Da ist ein körperliches Gefühl.* Körperlich, weil es nicht alles nur in meinem Kopf ist. Ich muss öfter auf die Toilette; ich habe Hunger, kann aber nicht immer essen. Ich habe Durst, kann aber oft nicht trinken; mein Magen schmerzt; mein Kopf tut weh, weil mir Schlaf fehlt; meine Tränen sind salziger geworden und stechen mir in den Augen.

*Da ist Wut.* Wut, weil meine Laune Achterbahn fährt. Gott helfe deinen Gläsern und dem Geschirr, wenn du die Lasche der Spaghettidose abreißt, weil du nach dem Tod deiner Frau dein Kind füttern willst. Wut, weil Trotzanfälle, über die wir beide früher bloß die Augen verdreht hätten, nun einen Vulkan in mir entfachen. Eigentlich überträgt sich jetzt jeder Wutausbruch meines Sohnes auf mich, und dann stehe ich da und lasse ihm mitten im Park freien Lauf, mit all den Eltern aus der Kita als Zeugen.

*Da ist Verwirrung.* Verwirrung, weil ich beim Blick aus dem Küchenfenster immer noch glaube, sie wird gleich von ihrer samstäglichen Laufrunde zurückkommen. Verwirrung, weil ich mich dabei ertappe, dass ich im Bus auf einer Strecke, die ich täglich fahre, auf meinem Lieblingsplatz sitze und irgendwas in der Zeitung lese, von dem ich weiß, dass sie darüber lachen würde – und dann zum Telefon greife, um sie anzurufen. Und das, obwohl ich bei ihrer Beerdigung gesprochen und seit Wochen an kaum etwas anderes gedacht habe als an ihren Tod.

*Vor allem aber ist da das Gefühl, egoistisch zu sein.* Egoistisch, weil ich nicht glaube, dass ich mir erlauben kann, mich in Trauer zu suhlen, wenn ich für einen zweijährigen Sohn zu sorgen habe. Egoistisch, weil ich das Gefühl habe, den Löwenanteil an Mitgefühl abzubekommen, obwohl ihre Eltern die Tochter verloren haben, ihr Bruder die Schwester und ihre Freunde eine unersetzliche, loyale, originelle, lustige, liebevolle und ganz besondere Freundin.

Wie kann etwas bloß so grausam sein? Man verliert seine Frau, das Familienoberhaupt, die Mutter seines Kindes, seine beste Freundin und den Menschen, mit dem man den Rest seines Lebens verbringen wollte, und dann kommt die Trauer, und man fühlt sich noch schlechter als sowieso schon. Man fühlt sich schlecht, weil man sich schlecht fühlt. Die Trauer sagt einem, man sei egoistisch, weil man an sich selbst denkt.

Trauer ist Gollum.

Dieser Eintrag traf einen Nerv. Bereits in den ersten Tagen wurde der Blog fünftausendmal angeklickt, womit ich niemals gerechnet hätte. Aber meine Überraschung über die Anzahl von Klicks wurde rasch durch eine Mail von *BBC Breakfast* in den Schatten gestellt, in der man mich einlud, mit den Moderatoren ein Gespräch auf dem Sofa zu führen. Erst da begann ich wirklich zu begreifen, was ich ausgelöst hatte. Nur drei Tage nach dem Start meines Blogs bat mich die BBC, am folgenden Morgen im Studio zu erscheinen.

Über die Kluft zwischen meinen Lebensumständen und den Anliegen der Fernsehleute musste ich lachen. Ich kann mir vorstellen, dass es den meisten alleinerziehenden Eltern, ob verwitwet oder nicht, unmöglich gewesen wäre, alles stehen und liegen zu lassen, um noch am gleichen Tag in einen Zug von London nach Salford zu springen. Zum ersten Mal fühlte ich mich wie ein alleinerziehender Vater. Spontanität und Flexibilität gehörten schlagartig der Vergangenheit an.

Nachdem ich mein ganzes Berufsleben damit zugebracht hatte, für meine Kunden Sendezeit im Fernsehen zu ergattern, ging es dabei plötzlich um mein Leben und nicht mehr um den Job. Natürlich war es mir wichtig, die Botschaft nach außen zu tragen, sonst hätte ich den Blog nicht begonnen, aber mein Sohn war mir wichtiger. Jede Aktivität, die aus dem Blog entstand, musste unter Bedingungen ablaufen, die für uns beide passten. Ich schlug dem Rechercheur vor, uns in der Woche darauf noch einmal zu unterhalten, falls das Produktionsteam einen anderen geeigneten Sendeplatz fand.

Inzwischen kontaktierte mich auch der *Guardian* per E-Mail. Meine Freundin Julie hatte den Blog einer Freundin in der Schönheitsredaktion der Zeitung empfohlen, die der Inhalt so berührte, dass sie ihn wiederum an eine Kollegin weiterempfahl, die ebenfalls berührt genug war, ihn an einen Kollegen in der Familienredaktion weiterzuempfehlen. Dieser Kollege, Steve Chamberlain, fragte dann an, ob ich mir vorstellen könne, für die Familienbeilage des *Guardian* ein Feature über meine Erfahrungen mit dem Verlust meiner Frau und als alleinerziehender Vater zu schreiben. Ich erklärte ihm, ich würde mich bei ihm melden, wenn ich Zeit gefunden hätte, es mir zu überlegen.

Als Erstes holte ich das Einverständnis meiner Schwiegermutter ein. «Was meinst du? Ich werde es nämlich nicht machen, wenn sich irgendjemand in der Familie damit unwohl fühlt.»

Sie hatte ihre Worte nie auf die Goldwaage gelegt und ritt auch nie auf einem Thema lange herum. «Ich habe es schon einmal gesagt und sage es dir jetzt wieder, ich will nur, dass aus all diesem Unglück auch etwas Gutes entsteht. Und gut ist gut. Also mach es einfach.»

Ich war vollkommen ihrer Meinung. Beim Gedanken, Desreens vollkommen unnötiger Tod könnte völlig umsonst gewesen sein, wurde mir kalt. Ihr Plan für die Zukunft war es gewesen, ein erfolgreiches Unternehmen aufzubauen, anderen jungen schwarzen Frauen den Weg in die Modebranche zu ebnen und das dort herrschende krasse Ungleichgewicht, was die Hautfarbe angeht, zu einem öffentlichen Thema zu machen. Ich wusste, dass es nun auch für mich an der Zeit war, etwas zu tun, was anderen helfen konnte. Damit würde ich das Andenken meiner Frau hochhalten und ein bisschen mehr werden wie sie – und darum hatte ich die anderen ja schon in meiner Trauerrede gebeten.

Der Gedanke, für eine überregionale Zeitung zu schreiben, war beängstigend, und wenn ich daran dachte, im Fernsehen interviewt zu werden, überkam mich regelrechte Panik, aber drei Dinge spornten mich an, beides in Angriff zu nehmen: die Überzeugung, dass das Schlimmste, was mir im Leben zustoßen konnte, bereits passiert war; ein aufrichtiges Desinteresse an jeglicher Wertung oder Kritik; und der Wunsch, den «armen Kerlen» zu helfen, an die ich mich in meinem ersten Blog-Post gewandt hatte.

Während ich also über den Inhalt des Features für die Familienbeilage des *Guardian* nachdachte – froh, dass es zum ersten Mal in all den Jahren, die ich mit den Medien arbeitete, keinen festen Abgabetermin gab –, meldete sich die BBC noch einmal, um zu bestätigen, dass sie mich gern für die folgende Woche einplanen würde.

Ich wusste, dass keine Zeitung zulassen würde, dass eine Geschichte erst im nationalen Fernsehen gebracht wurde und sie selbst dann erst Wochen später ein Feature nachschoben. Also rief ich Steve vom *Guardian* sofort an, um ihm Bescheid zu geben – woraufhin es dann natürlich doch eine Frist gab.

Es war Freitagabend, der 11. Januar, und ich hatte bis Dienstag, den 15., Zeit, meinen Text abzugeben. Auf dem Papier also vier Tage, nicht aber in der Realität, denn ich hatte ein Kind, für das ich sorgen musste, und zwar allein. An diesem Wochenende war sonst keiner bei uns. Ich hatte mir geschworen, Jackson der denkbar beste Vater zu sein, und das hieß, mit ihm an die frische Luft zu gehen, mit ihm zu spielen und ihm vorzulesen. Es hieß jedenfalls nicht, dass er mich mit Mühe von einem Laptop loseisen musste. Das Wochenende fiel also flach, und am Montag hatte ich mehrere Termine. So blieben mir ungefähr vierundzwanzig Stunden, um einen Beitrag von 2500 Wörtern zu liefern, in dem es auf meinen Wunsch darum gehen sollte, wie ich Jackson den Tod seiner Mutter beigebracht hatte.

Ich hatte zwar einen Tag lang Zeit, aber wie sich zeigte, brauchte ich nur ein paar Stunden. Montagabend brachte meine Freundin Lydia ein Abendessen vorbei, und wir spielten mit Jackson. Dabei beobachteten wir etwas, das mir den Atem verschlug und wahrscheinlich zu einem der wichtigsten Teile des Artikels werden sollte, den ich am nächsten Tag abgab.

Eine Woche bevor Lydia kam, hatte Jackson zu kämpfen gehabt. Wir hatten das Wochenende mit Lee, Olive und ihrem entzückenden, damals dreijährigen Sohn Albie verbracht. Sobald Olive hereinkam, wusste ich, dass wir ein Problem hatten – denn für Albie war sie natürlich «Mami». Wir wollten das ganze Wochenende zusammen verbringen, und Jackson würde ständig dieses Wort hören müssen. Wir konnten ja schlecht ein anderes Kind bitten, seine Mutter künftig beim Vornamen anzureden, weil Jackson nun mal zugestoßen war, was ihm zugestoßen war. Aber ich sah die Verwirrung in Jacksons kleinem Gesicht jedes Mal, wenn das Wort fiel. Und diese Verwirrung verwandelte sich nach und nach in Frustration und Wut.

Besonders deutlich wurde dies am Morgen nach der Ankunft unserer Freunde. Wir gingen gerade alle unsere Hauptstraße entlang, als Jackson an einer Bushaltestelle stehen blieb und eine junge schwarze Frau anstarrte, die auf den 185er nach East Dulwich wartete. Außer ihrer Hautfarbe hatte sie keinerlei Ähnlichkeit mit Desreen, aber manchmal löst Hoffnung in unseren Köpfen seltsame Dinge aus, ob groß oder klein. Da ich nicht sofort begriff, was vor sich ging, zog ich ihn sanft weg und sagte ihm, er solle nicht so neugierig sein. Nicht, weil ich ein Problem damit hatte, dass er die junge Frau anstarrte, sondern weil ich weiß, dass er den Klang des Wortes mag. «Ich bin neugierig, Daddy», wiederholte er meist mit einem breiten Grinsen.

Nicht so heute. Er schwieg, und ich merkte, dass er wütend und ratlos war. Er weigerte sich weiterzugehen und sagte, wir sollten alle weggehen. Man kann ja nie wirklich weggehen, wenn ein Kleinkind das verlangt, und an einer viel befahrenen Straße erst recht nicht. Also bat ich die anderen weiterzuziehen, damit Jackson und ich uns unterhalten konnten.

Von der Organisation Winston's Wish hatte ich erfahren, dass es hilfreich sein kann, Kindern zu helfen, ihren durch die Trauer verursachten Ärger in einer geschützten Umgebung loszuwerden, noch bevor er sich Bahn bricht. Also erklärte ich ihm, dass auch ich manchmal wütend wurde, weil wir Mami verloren hatten, und dass ich in dieser Situation gerne ganz schnell durch den Park renne. Aber es war schon zu spät; er schlug bereits um sich und wurde richtig böse auf mich, also ging ich mit ihm in eine Seitenstraße, kniete mich auf seine Höhe nieder und versuchte, ihn zu beruhigen. Er begann gegen die Rollläden eines Schaufensters zu treten. Fast hätte ich ihm gesagt, er solle das lassen, und fast hätte ich mit ihm geschimpft, aber dann dachte ich daran, wie ich mich fühlen würde, wenn jemand mir einzureden versuchte, ich dürfe meine Trauer in diesem Augenblick nicht rauslassen. Also ließ ich zu, dass die Läden ein paar kräftige Kindertritte abbekamen, damit er seinen Frust loswurde. Es war klar, dass er zu klein war, um sich dabei zu verletzen oder den Laden zu beschädigen. Dann nahm ich ihn in die Arme, wir gingen zusammen los, und ich kaufte ihm das erste Croissant seines Lebens. Er war den ganzen restlichen Tag über nicht wie sonst – sondern still und reizbar –, aber immerhin hatte er mir vermitteln können, was er empfand, auch wenn er es nicht in Worte fassen konnte.

Nach dem Rollladendrama kam ein ganz anderer Junge zum Vorschein. Als Lydia und ich nach dem Abendessen die Küche aufräumten, deutete Jackson auf die vielen Familienfotos an der Küchenwand. Das tat er oft, aber dieses Mal sah es so aus, als wolle er eines in die Hand nehmen. Also hob ich ihn hoch und ließ ihn auswählen. Zu meiner Überraschung wählte er nicht das von Desreen und sich selbst aus, sondern eines von Mami und Daddy. Er nahm es von der Wand und rief aus: «Armer Daddy! Armer Daddy!» Dann hielt er es sich vor das Gesicht und sagte: «Mami küssen!» Er machte keine Anstalten, das Bild loszulassen, also überließ ich es ihm, und wir stellten es in seine kleine Spielküche, die im Wohnzimmer stand.

Dann geschahen zwei Dinge, die mein Herz vor Liebe zu meinem Sohn ganz weit werden ließen. Als wir das Licht ausschalteten und das Wohnzimmer verließen, um zu Bett zu gehen, sagte er: «Gute Nacht, Mami.» Er wusste, dass sie nicht im Raum war, wohl aber die Erinnerung an sie. Gemeinsam gingen wir nach oben, und er begann die wenigen Worte aus Alicia Keys Hit «No One» zu singen, die er kannte. Das Lied hatten wir bei der Beerdigung meiner Frau spielen lassen, als ihr Leichnam durch die Kirche getragen wurde.

Ich konnte kaum einschlafen, denn ich musste die ganze Zeit an die Geschehnisse dieses Abends und an den Text denken, den ich am nächsten Tag abgeben sollte. Also quälte ich mich gegen vier Uhr früh aus dem Bett und ließ einfach alles aufs Papier fließen. Ich schrieb in etwa anderthalb Stunden 3000 Wörter auf, wobei ich mir leise in Erinnerung rief, dass es mir eigentlich egal war, wenn die Zeitung ablehnte, was ich verfasst hatte. Das Schlimmste, was passieren konnte, war ja nur, dass sie es nicht veröffentlichen würden. Ich strebte nicht nach Anerkennung, ich hoffte nicht auf eine Karriere im Journalismus. Eigentlich wollte ich nur eines: mit einer Botschaft, die mir wirklich am Herzen lag, die richtigen Leute erreichen. Das Schlimmste ist längst geschehen, sagte ich mir immer wieder. Und wenn es ihnen nicht passt, kann ich es immer noch in meinen Blog stellen.

Um acht Uhr morgens hatte ich die Mail mit dem Text bereits abgeschickt, elf Stunden vor der Deadline. Ich schwor mir von Anfang an, das Schreiben – ob nun für meinen Blog, eine Zeitung oder eine Zeitschrift – niemals über meinen Sohn zu stellen. Darum schickte ich das Feature ab, noch bevor er wach wurde, und bat um Feedback, bevor er sein Mittagsschläfchen hielt.

Glücklicherweise war Steve bewegt.

«Mein lieber Schwan!», antwortete er per Mail. «Nun arbeite ich seit sieben Jahren für diese Redaktion und habe schon einiges an Geschichten gelesen, die mich sprachlos gemacht haben, aber diese hier stellt alle anderen in den Schatten.»

Wahrscheinlich war das ein großes Kompliment an einen jungen Mann, der nie zuvor eine Zeile für eine Zeitung verfasst hatte. Das Feature wurde so gut wie unredigiert veröffentlicht. Aber ich empfand nichts dabei. Und diese Empfindungslosigkeit, das lernte ich mit der Zeit, verließ mich nicht mehr.

Das Feature sollte in der Samstagsausgabe erscheinen. Jetzt war es aber erst einmal an der Zeit, meine Aufmerksamkeit wieder der BBC zuzuwenden. Ich wollte am späten Nachmittag mit dem Zug nach Salford fahren, hatte also noch ein paar Stunden, um zu verschnaufen. Glaubte ich jedenfalls.

Ein steter Strom von Anrufen und E-Mails setzte ein. *The*

*Camden New Journal*, *Mail on Sunday*, *Daily Mail*, *ITV London Tonight* und eine Handvoll freiberuflicher Journalisten und Frauenzeitschriften setzten sich mit mir in Verbindung. Sie wollten mich entweder interviewen oder, dass ich etwas für sie schrieb.

Ich war vollkommen baff; der Blog war erst seit neun Tagen online, und ich hatte erst siebzehn Einträge verfasst. Aber ich war überhaupt nicht stolz auf meine Leistung; wie sollte ich auch, denn die ganze Sache fußte auf dem Tod meiner Frau. Also sagte ich einfach ja, wenn es sich richtig anfühlte und sich mit meiner Verantwortung für Jackson vereinbaren ließ.

Ich versuchte, auf dem Weg zur Media City, der nördlichen Zentrale der BBC, ein wenig Ruhe zu finden, aber mein Gehirn war zu rastlos. Die Reise erforderte eine Übernachtung, und ich nahm den spätmöglichsten Zug von Euston nach Manchester, um Jackson – um den sich unterdessen Bev kümmerte – nicht so lange allein zu lassen.

Sobald ich den Zug bestieg, entschuldigten sich zwei Schauspieler aus *Coronation Street*, einer Sendung, die Desreen geliebt hatte, weil sie mich in ihrer Eile, zu ihren Plätzen zu kommen, angerempelt hatten. Diese Situation war nur eine von vielen, in denen ich vor freudiger Aufregung nach meinem Handy griff, um meine Frau anzurufen, bevor es mir schwer ums Herz wurde und die Erinnerung daran einsetzte, dass der Anruf vergebens sein würde.

Mein Telefon war die ganze Fahrt über im Einsatz – der Blog fand in Windeseile Follower in aller Welt; Kommentare, E-Mails und Nachrichten stürmten auf mich ein. Ich musste zusätzliche Facebook- und Twitter-Seiten einrichten, um die Neuigkeiten zu kommunizieren, etwa dass ich für die Zeitung schrieb oder im Fernsehen auftreten würde. Ich wollte sichergehen, dass es in dem Blog ausschließlich um Trauer ging und er nicht zu einem Werbeinstrument wurde. Aber die Wechselwirkungen, die sich aus den Blog-Posts ergaben, waren geradezu überwältigend. Sie stimulierten mein Adrenalin und ließen mich dann erschöpft zurück. Ich erlebte nicht mehr nur meine eigene Trauer und die der Menschen, die mir nahestanden, sondern auch die von Fremden, die herzzerreißende Nachrichten über ihre verheerenden Verluste schickten.

In dieser Nacht bekam ich sehr wenig Schlaf. Ich übernachtete in einem Hotel gegenüber vom Fernsehstudio, und die ganze Nacht lang piepte und blinkte mein Telefon – alles bestärkende SMS von Freunden, Angehörigen und Fremden. Außerdem vermisste ich Jackson. Seit zwei Jahren hatten wir als Familie ein Bett geteilt. Ich musste mich ohnehin schon daran gewöhnen, dass Desreens Wärme in der Nacht fehlte, und jetzt lag ich zum ersten Mal ganz allein im Bett.

Ich lag wach und dachte an den Fernsehauftritt am nächsten Tag. So ziemlich jeder, den ich kannte, würde zusehen, aber ich empfand nichts. Unmittelbar vor dem Sendetermin war ich immer noch kein bisschen nervös, nahm aber prophylaktisch Valium. Rückblickend wäre das nicht nötig gewesen – es war mir sogar egal, ob ich live weinte –, aber ich wollte mich klar ausdrücken und damit andere Männer erreichen, die verwitwet waren und sich um kleine Kinder kümmerten.

Es ist schwer zu sagen, ob ein Fernsehauftritt gut gelaufen ist, wenn man dabei nichts zu gewinnen und nichts zu verlieren hat. Aber ich war gefasst; die Interviewer waren sensibel; den Reaktionen der sozialen Medien nach waren die Zuschauer berührt; die Klicks auf dem Blog schnellten in die Höhe (als ich das Studio verließ, lag die Zahl bei 60 000, und sie sollte noch stark anwachsen); und ich bekam an diesem Tag Tausende Komplimente.

Das alles zählte nicht. Mir war ausschließlich wichtig, dass ich vielleicht helfen und Menschen ermutigen konnte, Witwer und ihre Kinder in ihrer Trauer zu unterstützen, und hoffentlich auch selbst Trost zu spenden. Daran gemessen merkte ich bald, dass der Auftritt bei BBC es eindeutig wert gewesen war.

Auf dem Weg vom Salford Studio und dem Piccadilly-Bahnhof von Manchester erreichte mich eine E-Mail.

> In dieser Woche sind acht Jahre vergangen, seit meine Frau verstorben ist. Meine Trauer ist ganz tief in mir vergraben, aber immer noch voll präsent. Beim Lesen deines Blogs konnte ich nicht mehr aufhören zu weinen. Kennst du diese Art Tränen? Tiefe, heftige Schluchzer, tiefe Atemzüge – mein Gott, es ist immer noch da, nach all den Jahren. Zuletzt habe ich kurz nach ihrem Tod so geweint. Ich habe das eigentlich nie thematisiert, sondern einfach einen Weg gefunden, damit zu leben. Und ich habe nie begriffen, dass es immer noch da ist. Mein Gott! Ich hatte heute Morgen ein so starkes emotionales Erlebnis; das musste ich dir einfach sagen. Und jetzt suche ich mir besser jemanden zum Reden, denn bisher habe ich das eigentlich mit keinem getan.
>
> Ich bin von ganzem Herzen bei dir, Bruder. Hoffe, es geht einigermaßen. Mach's gut.

In diesem Moment wurde mir klar, dass es mir nicht nur darum ging, anderen zu helfen, sondern dass ich auch selbst Unterstützung suchte. Ich hatte gefunden, was ich ersehnt hatte – Mitgefühl. Vielleicht jemanden, mit dem ich reden konnte, jemanden, der wirklich in der Lage war zu sagen: *Ich kann mir vorstellen, was du durchmachst.*

Was ich an diesem Tag noch nicht abschätzen konnte, war, dass das, was ich ins Leben gerufen hatte, nicht nur Männer betraf, die ihre Frauen verloren hatte. Zwar war das die Gruppe, der ich insbesondere helfen wollte, aber ich merkte schon bald, dass es für viele andere Menschen – männlich, weiblich, jung und alt – einfacher war, offen zu ihrem eigenen Schmerz zu stehen, nachdem ich den Anfang gemacht hatte.

In den folgenden Tagen und Wochen meldeten sich bei mir Leute aus allen sozialen Schichten. Freunde und Angehörige erklärten mir, meine Posts würden ihnen helfen auszudrücken, was sie fühlten; und dass der Blog ihnen half zu verstehen, wie sie meinen Sohn und mich am besten unterstützen konnten. Fremde, die jemanden kannten, der einen Verlust erlitten hatte, teilten mir das Gleiche mit.

Einerseits war das großartig. Aber paradoxerweise dauerte es nicht lange, bis ich mich zu fragen begann, ob das so wirklich gut für mich war. Wurde das offene Zur-Schau-Tragen meiner Trauer zu einem Weg, sie zu verstecken? War es eine Ablenkung von den eigentlichen seelischen Problemen? Ich machte mir Sorgen um all die vielen Witwer, mit denen ich in Kontakt kam und die erklärten, sie hätten sich wieder in die Arbeit gestürzt, um sich von ihrem Verlust abzulenken. Ich musste mir die Frage stellen, ob ich nicht genau das Gleiche tat. Zwar saß ich nicht an meinem Schreibtisch in der West End PR-Agentur, die ich gemeinsam mit anderen betrieb, aber ich erledigte eigentlich den gleichen Job von meinem Bett im Südosten Londons aus – vielleicht sogar schneller und besessener. Am Arbeitsplatz hatte ich Dutzende Kollegen, die mir zuarbeiteten, zu Hause hingegen rackerte ich allein, und das Thema war mein eigenes Leben.

Die Kampagne, die ich gestartet hatte, war eine Befreiung, gleichzeitig aber zweifellos eine Flucht, auch wenn es sich lange nicht danach anfühlte. Je mehr ich schrieb, desto mehr Menschen nahmen Kontakt zu mir auf. Und je mehr Menschen Kontakt zu mir aufnahmen, desto deutlicher spürte ich, dass die Trauer mich zu verschlingen drohte.

«Es muss helfen, zu wissen, dass man nicht der Einzige da draußen ist, der so etwas durchmacht», spekulierte meine Mutter einmal.

«Nicht immer», erwiderte ich, denn ich begann den Wert des Mitgefühls, nach dem ich mich so gesehnt hatte, in Frage zu stellen. «Im Grunde wünsche ich mir, ich wäre der Einzige. Warum sollte ich auch wollen, dass auch andere so viel Schmerz erleiden?»

## *Unangenehme Komplimente*

Widersprüchliche Emotionen haben in dem komplexen Zustand meiner Trauer eine große Rolle gespielt. In einer Minute konnte ich mit einem Freund darüber sprechen, dass ich glaubte, es würde mir in meiner Trauer helfen, zu anderen freundlich zu sein, im nächsten Augenblick wollte ich der gleichen Person sagen, sie solle sich verpissen.

Am Wochenende vor meinem Auftritt bei der BBC schrieb ich einen Blog-Eintrag darüber, dass die Trauer mich bestimmter Gefühle beraubt hatte. Die meiste Zeit spürte ich nichts außer Taubheit. Nun hatte dieses Problem eine weitere Dimension gewonnen: Plötzlich brachten mir die Menschen nicht mehr nur Mitgefühl entgegen, sondern machten mir Komplimente für das, was ich schrieb und was ich erreicht hatte. Das Lob war mir schrecklich unangenehm, ich fühlte mich schmutzig: Da beklatschte man mich, während meine Frau tot war – nein, *weil* meine Frau tot war. Ich mochte das Gefühl, das die netten Kommentare der Leute in mir hervorriefen, überhaupt nicht.

Ich wollte weitere Komplimente verhindern, aber ich konnte schlecht allen, die den Blog lasen, erklären, sie sollten sich verziehen, nachdem ich sie gerade vor einer Woche erst eingeladen hatte. Trotzdem war mir klar, dass ich das nicht lange ertragen würde. Also schrieb ich einen Eintrag, von dem ich hoffte, dass er die zwanghafte Lobhudelei der Leser eindämmen würde.

## *Nichts fühlen*

Früher sehnte ich mich ständig nach Lob von Desreen – und vielleicht bekam ich es genau darum so selten und nur, wenn sie es wirklich so meinte. Sie glaubte sehr daran, dass man immer an sich arbeiten musste, und war wohl in Sorge, ich könnte mich in einen bequemen Anfangdreißiger verwandeln, wenn sie mich nicht auf Trab hielt.

Auch bei anderen suchte ich Bestätigung. Ich war die Art Mensch, die versucht, anderen zu gefallen – vielleicht habe ich auch deswegen so oft für Freunde gekocht. So ein Essen zieht meist unmittelbare Glorifizierung nach sich – typische Motivation vieler Männer, würden vermutlich die meisten Frauen sagen. Darum erwarten wir ja auch ein Dankeschön, wenn wir halbherzig einen Staubsauger im Wohnzimmer herumschieben, obwohl es uns wohl kaum einfallen würde, der Frau in unserem Leben für die gleiche Handlung Anerkennung zu zollen.

Ich spreche von der Art Mann, die ich *war*, weil dieser Mann auf Desreens Beerdigung offenbar verschwunden ist. Seit dem Moment, wo ich mich nach der Trauerrede wieder hingesetzt habe, stößt jedes Kompliment, das man mir macht, auf taube Ohren.

Man hat mich stark genannt; tapfer; einen guten Vater; einen Helden, weil ich mein Kind gerettet habe; einen ehrlichen, kraftvollen Autor; geistreich; inspirierend. Menschen haben erklärt, sie seien stolz auf mich. Aber ich empfinde nichts dabei. Ich fühle die Art Nichts, die ich zum ersten Mal spürte, als ich drei Tage nach Desreens Tod in der naiven Hoffnung, es handele sich dabei um eine Art Schlaftablette, Valium nahm.

Für alle, die damit nicht vertraut sind: Valium sorgt (hoch genug dosiert) dafür, dass man praktisch aufhört zu trauern. Als ich um zwei Uhr früh wach wurde und mich verwirrt fragte, warum ich nach einem solch starken Beruhigungsmittel so bald aufwachte, schlaflos und den Kopf voll düsterer Gedanken, die ich aber nicht fühlen konnte, war ich zutiefst bestürzt. Ich überlegte, was mit mir nicht stimmte. Wie kam es, dass ich keine Emotionen spürte, obwohl meine Frau gestorben war? Ich fühlte nichts.

Genauso empfinde ich es jetzt, wo ich trauere, wenn ich Komplimente bekomme. Die Bestätigung, nach der ich mein Leben lang gegiert habe, ist überflüssig geworden. Dass ich vorher auf Beifall aus war, kann man Arroganz nennen; vielleicht auch Unsicherheit. In jedem Fall aber war es ein Gefühl. Noch ein Gefühl, das ihr Tod und meine Trauer mir genommen haben.

Drei Tage später trat ich aus dem BBC-Studio und empfand alles ganz anders. Ich ging in mein Hotelzimmer, um meine Sachen zu holen, und fühlte mich dabei als ein anderer Mensch. Ich weinte, aber ich hatte das Gefühl, etwas Gutes getan, bei den Zuhörern etwas bewirkt zu haben. Ich wagte zu hoffen, dass aus all dem Unglück etwas Gutes erwachsen würde, so wie Bev es sich wünschte. Ich sprang in ein Taxi, stieg in den Zug und postete sofort einen neuen Beitrag.

## *Wieder fühlen*

Vor drei Tagen habe ich einen Text mit dem Titel *Nichts fühlen* veröffentlicht. Er hat, wie mir scheint, die Menschen in meiner Umgebung traurig gemacht, hat auf die Unglücklichen, die mit meinem Verlust mitfühlen können, ausgestrahlt und dafür gesorgt, dass die Komplimente, die ich bisher so reichlich bekommen habe, versiegten.

Heute Morgen hatte ich die unglaubliche Ehre, Millionen britischer Fernsehzuschauer auf BBC etwas über meinen Blog erzählen zu dürfen. Als ich mich gestern Abend in meinem Hotelzimmer vorbereitete – oder vielmehr sehr schnell einschlief in dem Wissen, dass kein Kleinkind die ganze Nacht mit seinen zuckenden kleinen Gliedern meinen Kopf bearbeiten würde –, war ich selbst an der Reihe, von jemandem traurig gemacht zu werden: Anlass war eine SMS, die mir ein nahestehender Mensch schickte, nämlich meine Mutter. Sie schrieb, sie wisse, dass ich kein Lob wolle, aber sie sei stolz auf mich. Es beunruhigte mich, dass sie jetzt Angst hatte, ihre Gefühle zu äußern – zumal es in meinem Blog doch darum geht, sich zu öffnen. In meiner Antwort entdeckte ich ein wenig von meinem alten, unsicheren/eingebildeten Selbst. «Ich habe nie gesagt, dass ich keine Komplimente will», gab ich zu bedenken. «Sondern nur, dass ich nichts empfinde, wenn ich sie bekomme.»

In den vergangenen zwei Monaten habe ich alles Mögliche unternommen, um wieder Freude in mein Leben zu bringen: Schlussverkauf bei Mr. Porter; Beruhigungstabletten auf Kräuterbasis; meinen Lieblingscognac; Wein (jede Menge); Sport; eine teure neue Nike-Laufausrüstung für den Halbmarathon; Pläne, meine Zähne richten zu lassen; neue Schuhe; einen Urlaub buchen; mir ein Tattoo machen lassen; meinen Nachnamen ändern. Aber nichts davon hatte die erhoffte Wirkung. Wahrscheinlich hatte ich das auch gar nicht erwartet. Ich vermute, ich klammerte mich einfach an alles, um mich von meinem Schmerz abzulenken.

Heute Morgen habe ich begriffen, dass es mir wieder möglich ist zu fühlen. Ich war ein wenig überrascht, als ich feststellte, dass weder materielle Werte dazu beitragen noch das Davonlaufen. Es kommt darauf an, sich den eigenen Dämonen zu stellen, Freundschaft zu geben und zu empfangen, Gutes zu tun, Unterstützung von Menschen anzunehmen, denen man wichtig ist, und jenen Hilfe zu bieten, die ihre Empfindungen weniger gut ausdrücken können. Und es braucht Liebe.

Als ich das BBC-Studio verließ, wo ich imstande gewesen war, mich zusammenzunehmen und gut auszudrücken, brach ich zusammen. Ich brach zusammen, weil ich wusste, dass mein Interview Desreen im Vergleich zu all den Dingen, die ich in den acht Jahren seit der ersten Begegnung mit meiner schönen Frau getan habe, mit dem größten Stolz erfüllt hätte. Die Gespräche, die wir gegen Ende ihres Lebens führten, hatten mir gezeigt, dass ihre Karriere nur eine Brücke zu all dem Guten war, das sie tun wollte, wenn sie in den Ruhestand treten würde (mit vierzig – das Selbstvertrauen und die Zielstrebigkeit dieser Frau waren unschlagbar). Es war ihr Bestreben, anderen jungen schwarzen Frauen in die Modebranche zu helfen, weil sie das Gefühl hatte, dort herrschte ein zu großes Ungleichgewicht.

Typischerweise hinkte ich auf der To-do-Liste mehrere Schritte hinter ihr her und hatte mir noch gar keine Gedanken darüber gemacht, was ich in meinem künftigen Leben Positives bewirken könnte. Aber letzte Woche hat die Erinnerung an sie es mir eingegeben und mich die ganze Zeit über geführt. Ich stelle mir gern vor, dass sie mir ihre Charakterstärke und das Verlangen vererbt hat, anderen zu helfen, damit diese Eigenschaften nach ihrem Tod nicht verlorengingen.

Ich kann diesen Beitrag hier noch nicht abschließen, denn wenn tatsächlich einige ihrer Eigenschaften auf mich übergegangen sind, dann wäre es nur passend, mit einem Scherz zu enden. Desreen hätte sich vor Lachen in die Hosen gemacht, hätte sie heute im Fernsehen meine hagere Visage sehen können. Sie hätte mir erklärt, dass ich im Januar grundsätzlich zu blass bin, um ohne Selbstbräuner oder einen Besuch im Sonnenstudio im Fernsehen aufzutreten. Und sie wäre sauer gewesen, dass sie die Bilder, die landesweit gesendet wurden, nicht vorher hatte auswählen dürfen. «Benji, habe ich dir nicht gesagt, du darfst keine Fotos von mir verbreiten, ohne dass ich es erlaubt habe? Du Idiot!», hätte sie mich angeschrien. Aber schon eine Stunde später hätte sie mir unter der Bedingung, dass ich ihr ein Geschenk kaufen müsse, vergeben.

Ich liebe dich, Dessie, und alles, was ich tue, tue ich für dich. X

Ich fühlte mich wie neugeboren. Adrenalin rauschte durch meine Adern, und alles Mitgefühl, das ein verwitweter Mann sich nur wünschen konnte, strömte aus allen Richtungen auf mich ein. E-Mails, Anrufe, Facebook-Nachrichten, Tweets, alles Mögliche.

Ganz plötzlich hatte ich wirklich so viele junge Witwer kennengelernt, dass es sich lohnte, ein privates Facebook-Netzwerk zu starten. Wir chatteten, tauschten Geschichten aus und heiterten einander sogar auf. Zwar war ich keineswegs auf Wolke sieben, aber ich war auch nicht mehr allein in der Gosse der Trauer. Trotz des Beistands all meiner Freunde und Verwandten hatte ich mich zu lange allein gefühlt. Immer hörte ich nur: «Ich kann mir einfach nicht vorstellen, was du durchmachst», und es war eine Erleichterung, endlich mit Menschen zu sprechen, die dazu in der Lage waren.

Was mich besonders beeindruckte, war der Humor, den die anderen Witwer an den Tag legten. Der Verlust eines Menschen kann einem Vieles nehmen, aber eines wollte ich mir unbedingt erhalten: die Fähigkeit zu lachen und auch andere zum Lachen zu bringen. Natürlich würde keiner von uns in der nächsten Zeit einen Komiker-Preis ergattern, aber ich war erleichtert, in diesem Forum einen Ort gefunden zu haben, in dem ich Scherze machen durfte, ohne als unsensibel oder krank im Kopf abgestempelt zu werden. Unsere Insiderwitze machten es leichter, diesem tragischen Club anzugehören, dem sich keiner von uns freiwillig angeschlossen hatte.

Das alles war weit mehr, als ich anfangs zu hoffen gewagt hätte. Aber es gab auch außer den Komplimenten, die mich zusammenzucken ließen, andere Reaktionen, die mir nicht schmeckten. Und diese Kommentare gaben mir wenig Anlass zur Freude, weder für mich noch für andere.

So lautete zum Beispiel die Nachricht eines glücklichen Paares: «Ich wollte dich wissen lassen, wie sehr das Geschehene uns (unsere Beziehung) positiv beeinflusst hat, wenn das nicht egoistisch klingt.» Tat es aber. Nachrichten in diesem Stil kamen von Dutzenden Lesern. «Deine Geschichte hat mir wieder bewusst gemacht, wie sehr ich meine Frau / meinen Mann / meinen Partner liebe. Danke!»

*Nein, ich danke. Ich freue mich, dass ihr immer noch jemanden habt und das für fast selbstverständlich haltet,* dachte ich verbittert.

Die Leute konnten es kaum erwarten mir zu erklären, dass sie nun schätzen lernten, was sie am Leben hatten. Zunächst fand ich es so schwierig, mir das anzuhören, weil ich, während sie Gelegenheit hatten, ihr Leben in neuem Licht zu sehen, immer noch zu Hause saß, ein Witwer, der den Verlust der Frau betrauert, die er so sehr liebt (nicht geliebt hat). Ich versuchte mich auf das zu fokussieren, was Bev kurz nach Desreens Tod gesagt hatte. «Ich hoffe bloß, dass aus all diesem Unglück etwas Gutes entsteht.» Wir diskutierten diesen Punkt noch einmal und kamen wieder überein, dass «Gutes gut ist». Ich bemühte mich nach Kräften, die Frustration abzulegen, die sich in mir aufgebaut hatte. Sollen die Menschen doch lernen, das Leben zu lieben, indem sie mehr über Verlust erfahren, sagte ich mir.

Es gab noch andere Kommentare, die ich schwer erträglich fand. Einige Leute meldeten sich, um mich zu ermahnen, ich sollte ein paar Gänge herunterschalten. Ich bin sicher, dass dieser Rat auf Mitgefühl und Sorge basierte und der grauenhaften späten Einsicht entsprang, einen Verlust durchlitten zu haben und dabei trotzdem mit 130 Sachen unterwegs gewesen zu sein, aber wütend machte es mich trotzdem.

Die große Stärke, aber auch das potenzielle Problem von Blogs ist, dass sie intime Gespräche zwischen Fremden ermöglichen. Ich erzählte so offen von meinem Leben, dass viele Menschen den Eindruck gewannen, mich zu kennen, aber diese Leser hatten keine Ahnung, wie ich in meinem normalen Leben vor der Trauer gewesen war. Daher gingen unweigerlich einige ihrer

Kommentare und Ratschläge ziemlich daneben – manche waren sogar vollkommen fehl am Platz.

Von jeher bin ich ein ziemlich ruheloser Typ gewesen. Ich arbeite hart. Ich gehe lieber laufen als spazieren. Mir hat es nie gefallen, länger als fünfzehn Minuten auf einer Sonnenliege zu liegen. Und an alledem hat die Trauer nichts geändert. Wenn ich zurückblicke auf die «Zeit des Stillstands» nach der Beerdigung meiner Frau, erkenne ich, dass untätiges Herumsitzen mich in eine Abwärtsspirale zieht, die an einem dunklen, bedrückenden und einsamen Ort endet, den ich nie wieder aufsuchen möchte. Ich hasste diesen Ort, und ich hasste auch mich selbst, als ich dort war. Sobald ich entkommen war, wurde ich tätig. Andere Menschen sahen einen Typen, der einen Blog ins Leben ruft, für Zeitungen schreibt und Interviews gibt. Manche sahen einen Mann, der sich zu sehr unter Druck setzt. Ich selbst sah mich nur mit halber Kraft agieren. Also beschloss ich, nicht auf Meinungen zu hören, die ich wenig hilfreich fand (und zu versuchen, mich auch nicht in sie zu verbeißen), sondern weiter in meinem eigenen Tempo voranzuschreiten.

So fand ich nach und nach Wege, mit den meisten der nervigen Kommentare und den negativen Gefühlen umzugehen, die sie bei mir auslösten. Und die Komplimente? Es war weiterhin schwer, mit ihnen umzugehen. Nach dem Erscheinen des Features im *Guardian* wuchs mein Unbehagen erneut. Unerwünschte und unaufgeforderte Belobigungen begannen auf mich einzuströmen. Ich fühlte mich schuldig, weil ich so viel Aufmerksamkeit auf mich zog, während mein Fokus einzig und allein dem Leben und Sterben meiner wunderbaren Frau galt.

An diesem Samstagmorgen publizierte ich auf Facebook und Twitter eine Nachricht. *Du willst mir Komplimente zu meiner Kampagne machen? Danke schön, aber die brauche ich nicht.*

*Denk stattdessen darüber nach, wie viel mehr eine Organisation, die Trauernde betreut, mit einer Spende von ein oder zwei Pfund anfangen kann als mein Ego mit deinem Lob.* Ein Link leitete die Leser dann auf die Seite von Virgin Money Giving, auf der man Spenden einzahlen konnte, die an vier Organisationen verteilt wurden: Die WAY-Stiftung, Grief Encounter, Winston's Wish und Child Bereavement UK.

Nach und nach kam die Nachricht an, die Flut unangenehmer Komplimente ebbte langsam ab, und was noch eintrudelte, begann meist mit den Worten «Ich weiß, du willst kein Lob, aber ...».

Plötzlich waren zwei Wochen um; der Blog hatte 165 000 Klicks erhalten; die unterstützende Facebook-Seite, die ich eine Woche nach dem Blog eingerichtet hatte, zeigte 3000 «Likes»; und die Zahl der Menschen, die der Sache auf Twitter folgten, war in die Höhe geschnellt. Wichtiger aber war, dass auf allen drei Kanälen nun andere Menschen ihre Trauergeschichten teilten und einander unterstützten. Die Empathie, nach der ich gesucht hatte, als meine Frau ums Leben kam, fanden und teilten nun auch andere. Und obendrein kam eine Menge Geld für gemeinnützige Organisationen zusammen.

Ich hatte einen Blog gestartet, der eigentlich andere junge Witwer erreichen sollte, doch etwas Größeres war daraus entstanden. Damit stellten sich auch neue Fragen. Ich hatte das Gefühl, es sei an der Zeit, über die Richtung und die Grenzen dessen, was ich da tat, nachzudenken. Ich musste Stellung beziehen.

> Wie geht es weiter? Eines, was ich in den Interviews diese Woche klarstellen musste, ist, dass ich kein Therapeut bin. Selbst wenn ich einer wäre, würde ich momentan ganz bestimmt nicht arbeiten, weil mein eigener Schmerz noch

zu frisch ist. Ich rege die Menschen an, ihre Geschichten im Blog, auf Facebook und Twitter zu teilen, aber ich kann keine Antworten bieten. Ich werde einfach meine eigenen Erfahrungen mit der Trauer teilen, als Witwer mit einem Kind, und das, was ich unterwegs lerne. Hoffentlich können viele Menschen Trost und Erkenntnis daraus ziehen. Ich hoffe auch, dass ich es schaffe, das Profil des Blogs zu nutzen, um vor Experten für Trauer und Verlust bei Kindern meine Gefühle zu zeigen. Wenn dies gelingt, werde ich deren Ratschläge weitergeben, keine eigenen. Für mich wird es ein großer Trost sein, wenn dadurch anderen geholfen wird, die in einer ähnlichen Situation sind wie mein lieber Junge und ich.

## *Kleiner Junge*

Jackson kam zehn Monate vor unserer Hochzeit zur Welt. Ein paar Wochen nachdem ich Desreen mit meinem Antrag überrascht hatte, war sie ein wenig verärgert über irgendetwas.

«Was ist los, Liebling?», fragte ich sie, nach einem Abend, an dem sie sehr still gewesen war.

Desreen war ein ausgesprochen starker Charakter, sie wusste, was sie wollte, und legte ihre Worte nie auf die Goldwaage. Manchmal musste man sie allerdings aus ihr herauskitzeln.

«Du bist ein Idiot!», fauchte sie schließlich.

«Hä?»

«Na, du hast versprochen, dass wir erst ein Kind bekommen, und jetzt hast du mich gebeten, dich zu heiraten.»

«Ich liebe dich auch und kann es nicht erwarten, mit dir vor den Altar zu treten. Danke für deine liebevollen Worte», erwiderte ich sarkastisch, womit das Rededuell eröffnet war.

«Ich meine es ernst, Ben.»

«Hör mir mal zu. Ich habe nie gesagt, dass wir nicht zuerst ein Kind bekommen können. Ich will das immer noch. Heiraten können wir auch nachher.»

Wir legten beide Wert darauf, junge Eltern zu sein. Und am Valentinstag 2010 erhielten wir die gute Nachricht. Ich bat Desreen, einen Schwangerschaftstest zu machen, aber sie wollte noch bis zum nächsten Tag warten. Wir hatten es gerade so schön zusammen, entspannten uns im Shoreditch House mit einem Glas Prosecco, einem Imbiss und einem abgegriffenen

Scrabble-Brett. Dessie war entschlossen, diesen großartigen Tag nicht mit enttäuschenden Nachrichten zu verderben. Zu diesem Zeitpunkt bemühten wir uns schon seit sechs Monaten um eine Schwangerschaft, ohne Erfolg.

«Aber stell dir vor, wie toll es wäre, wenn wir ausgerechnet am Valentinstag erfahren, dass du schwanger bist», bettelte ich. «Na, komm schon, mach es einfach, und dann renne ich mit dem Stäbchen weg und sage dir morgen das Ergebnis.»

Sie gab nach, machte den Test und sah zu, wie das Stäbchen blau wurde. Wir waren außer uns vor Freude, und dann plötzlich sehr nervös. Wir versprachen einander, es noch für uns zu behalten, bis der richtige Zeitpunkt gekommen war.

Die nächsten Monate vergingen im Schneckentempo, denn wir warteten ungeduldig auf die Geburt unseres ersten und schließlich einzigen Kindes. Das Geschlecht ließen wir uns nicht sagen, aber die Tritte des Babys waren kräftig und Dessie wurde ungehalten, wenn die Attacken anfingen, sobald sie sich ins Bett legte.

Alle bestätigten, wie schön sie während der Schwangerschaft aussah. Und sie kleidete sich so stilvoll wie immer; zwar zählte sie nicht zu den Frauen, denen man nicht ansieht, dass sie ein Kind erwarten, aber sie wirkte vollkommen entspannt und locker.

Mit ihr zu leben war auch höchst vergnüglich. Waren ihre Gewohnheiten schon zu den besten Zeiten seltsam, so entwickelte sie in der Schwangerschaft eine Vorliebe für Seife und Waschlaugen. Wenn mich jemand gesehen hätte, wie ich mit allen Mitteln versuchte, sie davon abzuhalten, dass sie die Zunge ins Schaumbad steckte oder ihren Mund mit Spülwasserschaum füllte, wäre er sich wahrscheinlich vorgekommen wie bei einem Ringkampf. Ich war überzeugt, es könnte für das Baby nicht gut sein, dass sie zum Schaum-Junkie geworden war und sich ihren Kick hemmungslos holte, wenn sie ihn brauchte.

«Oh, sie ist Jamaikanerin mit Leib und Seele», erklärte ihre Mutter, von Beruf Krankenschwester. «Bei uns daheim essen schwangere Frauen immer Seife.»

Dieser Kommentar ließ mich begreifen, wo Desreen ihren Hang zu pauschalen Verallgemeinerungen herhatte.

«Und wenn sie keine Seife haben, essen sie Dreck», fuhr Bev fort. «Sauberen Dreck natürlich. Die Art, wie sie an der Unterseite eines Steins zu finden ist. Man sieht sie Steine vom Straßenrand aufsammeln und daran lecken.»

Studien haben gezeigt, dass der Geschmack eines Babys bereits im Mutterleib angelegt wird. Darum entwickeln französische Kinder oft eine Vorliebe für Knoblauch, während mexikanische Kinder Chili mögen. Als Jackson alt genug war, in der Badewanne zu sitzen, war er plötzlich auch alt genug, sich selber abzustillen – mit Hilfe von Seifenlauge, die er handvollweise konsumierte. Er ist auch schon immer in der Lage gewesen, selbst den feurigsten jamaikanischen Gaumen auszustechen, was Gewürze angeht.

Aber nicht nur die karibische Geschmacksrichtung hatte es seiner Mutter während der Schwangerschaft angetan. Wochenlang brachte sie mittags nichts anderes hinunter als Fischstäbchen und Bohnen. Da ich in unserer Beziehung die Rolle des Kochs übernahm, war es, vielleicht mehr denn je, meine Pflicht, für ihre Ernährung zu sorgen. Anspruchsvollere Mahlzeiten habe ich schon bewältigt, aber wohl niemals eine anspruchsvollere Esserin.

«Benji», flüsterte sie mir zu, als ich meinen Vater telefonisch über Desreens Befinden auf den neuesten Stand brachte, während ich ihr ein ausgesprochen orangefarbenes Mahl aus püriertem Seelachs und Hülsenfrüchten servierte, «ich mag kein orangefarbenes Essen mehr.»

Unser Baby wurde aus seiner geschmacklichen Entwicklung

gerissen, als zur Mittagszeit am Donnerstag, dem 14. Oktober 2010, die Wehen einsetzten. Zur Welt kam es allerdings erst am Sonntag, den 17. Um 9.17 Uhr. Die Geburt war alles andere als einfach, aber über Desreen konnte ich nur staunen. Als am Sonntag früh endlich die Fruchtblase platzte, fuhren wir schnurstracks ins Krankenhaus. Zunächst war es beängstigend, denn eine Hebamme untersuchte sie und warnte uns dann, dass sofort eine Ärzteschar eintreffen werde. Der Herzschlag des Babys war extrem unregelmäßig, mal sehr schnell und dann wieder beunruhigend langsam. Sie befürchteten ein Problem mit der Nabelschnur, die unser ungeborenes Kind ersticken könnte. Doch bald ließ die Panik nach, und die Geburtswehen verliefen ziemlich normal.

Zwei Epiduralanästhesien, zehn Episoden von *Desperate Housewives*, zahllose untersuchende Ärzte und massenweise Lachgas und Sauerstoff später zeigte sich immer noch keinerlei Fortschritt. Nach ungefähr fünfzehn Stunden auf der Station betrat schließlich ein Facharzt den Raum und schalt die Ärzte, weil sie nicht schon vor Stunden einen Kaiserschnitt durchgeführt hatten. Desreen sei, so sagte er, inzwischen zu erschöpft und schwach, um auf natürlichem Wege zu gebären.

Dessie zitterte in dem kalten Operationssaal. Mit klappernden Zähnen sah sie mich an und sagte bloß: «Ich habe Angst.»

«Mach dir keine Sorgen», entgegnete ich. «Um neun sind wir wieder daheim und können die nächste Folge von *Desperate Housewives* anschauen.» Es war bereits acht Uhr, ich flunkerte also ein bisschen, damit sie sich entspannen konnte.

«Kann ich bitte eine Limonade haben?», fragte Desreen die Chirurgin, die sie in ihrem Delirium wohl für eine Kellnerin hielt.

«Sie dürfen bis nach der Operation nichts mehr essen oder trinken», erwiderte diese sanft.

Minuten später hielt sie ein perfektes kleines Baby in die Höhe.

«Es ist ein Junge», bestätigte sie, während er sich wand und allen Anwesenden seinen Pimmel präsentierte.

«Woher wissen Sie das?», fragte Desreen zu meiner großen Erheiterung. Nach vier Tagen ohne Schlaf und einer Dosis Medikamente, die einen Hengst flachgelegt hätte, war sie vollkommen weggetreten. Ich werde diese Szene nie vergessen. Desreen war der einzige Mensch auf der Welt, der mich in einem kalten, sterilen Operationssaal zum Lachen bringen konnte.

«Kann ich jetzt die Limonade bekommen?», wiederholte sie. Diese Frau war einfach nicht unterzukriegen.

Unsere Kinder, so hatten wir vereinbart, würden die Mädchennamen unserer Großmütter mütterlicherseits als Vornamen tragen. Unseren Sohn nannten wir nach meiner Großmutter Jackson und unser nächstes Kind, ob Junge oder Mädchen, sollte Bailey heißen. Nach Desreens Tod entdeckte ich, dass sie den Namen hinten in ihrem Tagebuch eingetragen hatte, weil sie fest daran glaubte, positives Denken – insbesondere, wenn es schriftlich festgehalten war – würde ihr die Dinge bringen, die sie sich im Leben am sehnlichsten wünschte. Den Urlaubsort, an dem es zur Empfängnis kommen sollte, hatte sie auch schon bestimmt, ebenso den Monat, damit das Sternzeichen des nächsten Babys feststand – denn einige Tierkreiszeichen kamen überhaupt nicht in Frage. Leider sollte dieser Traum nicht wahr werden.

Jackson nahm von Anfang an jeden, der ihn sah, für sich ein. Mit seinen großen braunen Augen und dem dichten schwarzen Haar seiner Mutter war er das schönste Baby, das ich je gesehen hatte.

«Ist es verkehrt, wenn ich das als Vater sage?», fragte ich meine Mutter.

«Nein, mein Schatz, es ist einfach die Wahrheit», erwiderte sie. «Er ist wunderschön.»

«Weißt du, mit Jackson ist es folgendermaßen», sagte Desreens Dad, als Jackson neun Wochen alt war. «Er ist einfach ein Supertyp – jeder liebt ihn.»

Genau wie die Äußerungen seiner Tochter zum Thema Limonade und Pimmel, als sie unter dem Messer lag, brachte auch Kelsons Behauptung mich zum Lachen, und ich werde sie nie vergessen. Mit ganz wenigen Worten hatte er mir bewiesen, wie stolz er auf seinen frisch geschlüpften Enkel war und was für große Stücke er auf ihn hielt; genauso hatte er stets für seine geliebte Tochter empfunden.

Nach unserer Hochzeit kam Jackson in die Kita, und Desreen eröffnete mit ihrer Freundin Cathy ihr eigenes Modeunternehmen. Sie hatte zwar kein gutes Gefühl dabei, Jackson in fremde Obhut zu geben, aber das gesamte Personal in der Kita schloss Jackson sofort ins Herz. So stellte sich also meine Frau der Herausforderung, als frischgebackene Mutter ein Unternehmen zu gründen.

Sie und Cathy bauten diese großartige Firma, Saint Luke, aus dem Nichts auf. Sie eröffneten während der London Fashion Week im Februar 2012 und ernteten rasch Begeisterung. Als Modeagentinnen vertraten sie in der Branche Künstler, darunter auch Fotografen, Stylisten, Designer und Maskenbildner. Jeden Tag rief mich Desreen mit aufregenden Neuigkeiten an: Eine berühmte Person habe Kontakt aufgenommen, um von ihnen vertreten zu werden oder um einen ihrer Künstler für einen Job zu buchen. Die beiden Frauen fanden auch interessante Nachwuchstalente, und Desreen war absolut versessen darauf, diese Künstler zu fördern und zu dem Erfolg beizutragen, den sie unter ihren Fittichen zweifellos erringen würden.

Desreen machte wieder einen Entwicklungsschritt. Seit sie Mutter geworden war, hatte sie mehr Energie denn je zuvor. Sie wollte für ihre Familie nur das Allerbeste und listete alles, was sie für uns erreichen wollte, in ihrem Tagebuch auf. Sie hatte vor, hart zu arbeiten, um für das Materielle zu sorgen, doch es lag ihr auch am Herzen, uns allen emotionale Sicherheit zu geben. Sie strebte an, sich nie auf ihren Lorbeeren auszuruhen, also war ihr Ziel, besser auszusehen und sich besser zu fühlen als je zuvor. Sie hätte sich nie erlaubt, ihr Niveau zurückzuschrauben, als sie sich der 35 näherte.

Und es zahlte sich aus. Schon bald florierte ihr Unternehmen, und sie sah besser aus denn je, weil sie regelmäßig Sport trieb und ihrer Schönheit mehr Zeit widmete als Naomi Campbell. Sie war schlank, aber nicht dünn, und ihre Haare und ihre Haut waren makellos.

Auch mich überredete sie zu einer Entgiftungskur, von der sie durch goop.com, eine Website von Gwyneth Paltrow, erfahren hatte. Wir mussten drei Wochen lang dem Alkohol ebenso entsagen wie Gluten, Milchprodukten und rotem Fleisch und durften nur zu ganz bestimmten Zeiten essen und trinken. Ich stand früh auf, um uns beiden Frühstück zu machen, außerdem bereitete ich Smoothies für den Vormittag vor, das Mittagessen und Snacks, um sicherzugehen, dass wir uns hundertprozentig an das Programm hielten. Vor dem Zubettgehen aßen wir rohen Knoblauch und tranken Olivenöl, und dann sorgte Desreen dafür, dass ich meine Haut mit einer harten Bürste schrubbte und mich anschließend in die mit kochend heißem Wasser und Himalayasalz gefüllte Badewanne legte. Dann putzten wir uns die Zähne mit Aloe-vera-Zahnpasta ohne Fluorid und künstliche Zusatzstoffe, die wahrscheinlich dem Geruch des rohen Knoblauchs nichts anhaben konnte.

Für die meisten Leute ist eine solche Kur wahrscheinlich Folter, aber wir hatten jede Menge Spaß. Wir saßen im Bett und verglichen unsere Notizen vom Tage: zunächst, wie übel uns von der Entgiftung war, dann, wie uns beide die kalte Suppe aus rohem Gemüse anwiderte, die wir abends trinken mussten, und schließlich, wie energiereich und vollkommen revitalisiert wir uns nach dem ganzen Prozedere fühlten.

Ich glaube, wir waren nie glücklicher als zu dieser Zeit; wir hatten alles. Sie war erfolgreich, ausgefüllt und glücklich, was ihrer Schönheit besser tat als jede Kur. An Jacksons zweiter Geburtstagsparty im Oktober 2012 sah ich sie über den Raum hinweg an, und ich weiß noch genau, wie ich dachte, was für ein Glück ich hatte, dass meine Frau mit jedem Jahr, das verstrich, immer schöner und zielbewusster wurde. Und dass sie seit der Geburt ihres Kindes sogar noch mehr danach strebte, immer ihr Bestes zu geben.

Auch mir ging es gut. Ich hatte den Job bekommen, auf den ich zwölf Jahre lang hingearbeitet hatte, und wir konnten unsere Zukunft planen. Eine Zukunft, in der das Haus, das wir uns wünschten, ebenso realisierbar schien wie das zweite Kind, das wir uns wünschten, und ein Monat Urlaub in Ibiza, den Desreen im folgenden Sommer einlegen wollte – das würde sie höchstpersönlich meinem Chef mitteilen, nicht etwa ihn bitten. Doch über uns braute sich ein Unwetter zusammen; unser Leben sollte sich nur fünf Wochen nach Jacksons Party unwiederbringlich verändern. Und tragischerweise sollte es für meine Frau keinen Sommer in der Sonne mehr geben.

## *Daddys Versprechen*

Während mein Internetauftritt *Life as a Widower* immer bekannter wurde und meine Mitwelt mich als Blogger zu betrachten begann, erfüllte ich weiter die schwierigste Aufgabe meines Lebens – als trauernder Vater und Ehemann ein Kleinkind großzuziehen, das die Mutter verloren hatte. Seit dem Tod meiner Frau war viel passiert, und auf manche Leute wirkte ich wahrscheinlich stärker denn je, Tatsache war jedoch, dass Desreen erst seit acht Wochen tot war. Der Schock hatte innere Reserven aktiviert, die ich brauchte, um diese zwei Monate zu überstehen, aber jetzt ließ er nach; jetzt musste ich ohne die chemischen Stoffe, die der Schock in meinem Blut zirkulieren ließ, zurechtkommen. Ich musste meiner Zukunft als alleinerziehender Vater ins Auge sehen und alles tun, was ich konnte, um meinem Sohn über das Trauma hinwegzuhelfen, das der Verlust seiner Mutter bedeutete.

Nach und nach entdeckte ich, dass es da draußen jede Menge Hilfe von Experten gibt. Mit meinem Bericht über die sensiblen (und oft totgeschwiegenen) Aspekte schmerzlicher Verluste im Kindesalter hatte ich einen Kanal für Menschen geöffnet, die viel mehr darüber wussten als ich und jetzt auf mich zukamen und mir ihren Rat anboten.

So hatte ich, weil ich meinem Sohn helfen wollte, einen Weg geebnet, über den die bestmöglichen Informationen, Einsichten und Orientierungshilfen zu mir fanden. Über den Blog konnte ich wiederum meine Erfahrungen mit anderen verwitweten

Vätern und Müttern teilen. Als Experte wollte ich mich nicht aufspielen, sondern einfach meine Geschichte mitteilen in der Hoffnung, sie möge für andere hilfreich sein.

In den Tagen und Wochen nach Desreens Tod lag ich jede Nacht wach, während Jackson neben mir im Ehebett schlief. Wir brauchten die gegenseitige Gesellschaft und Nähe. Nachts galten all meine Gedanken seiner Zukunft, nicht meiner eigenen. Ich wollte alles richtig machen und irgendwie kompensieren, dass er schon in so jungen Jahren so viel Last zu tragen hatte.

Vermutlich wünschte ich mir, wie die meisten Menschen heutzutage, schnelle Verbesserungen, prompte Antworten und Sofortlösungen. Im Nachhinein betrachtet waren das lächerliche Erwartungen, zumal ich doch bereits wusste, dass Abhilfe nur durch etwas Unmögliches zu schaffen wäre: Indem man einen Zauberstab schwenkte und Desreen zurückholte. Langsam begriff ich, dass unser einst perfektes kleines Leben unglaublich schwer geworden war – und dass der erste Schritt darin bestehen musste, sich nicht ein besseres Leben zu wünschen, sondern es besser zu machen.

Ich las Bücher, surfte im Internet, sprach mit einschlägigen Organisationen und saugte jeden Hinweis auf, den ich bekommen konnte. Alles Mögliche probierte ich aus, um das Leben meines Sohnes so positiv wie möglich zu gestalten, versprach mir aber auch, den Versuch aufzugeben, es perfekt zu machen. Dieser Zug war abgefahren. Ich wusste, dass ich realistisch sein musste.

Schon bald wurde mir das größte Problem bei dem Versuch, die Trauer eines Babys oder Kleinkinds zu verstehen, deutlich: Wenn sich die Kinder erst einmal gut genug artikulieren können, um zu beschreiben, wie sie sich damals gefühlt haben, können sie sich fast nie an ihre Trauer erinnern. Das heißt, ein verwitweter

Vater bekommt Ratschläge, deren Bandbreite von einem Extrem zum anderen reicht. Versuchen Sie sich vorzustellen – oder vielleicht kennen Sie es sogar –, dass Sie erschöpfter, ratloser, zwiespältiger und trauriger sind als je zuvor in Ihrem Leben. Dabei hegen Sie eine verzweifelte Sehnsucht nach guten Ratschlägen, nur um dann festzustellen, dass immer dann, wenn einer Ihnen rät, rechts abzubiegen, der nächste Sie nach links schickt.

Ich weiß noch, wie unverständlich es mir schien, dass wir nach der Geburt unseres Kindes Besuch von einer Hebamme bekamen, nicht aber, als seine Mutter ums Leben kam. Dachten diese Leute, er könnte jetzt, mit zwei Jahren, schon auf eigenen Beinen stehen? Gab es keine gesetzliche Regelung, die vorschrieb, dass überprüft werden muss, ob das hinterbliebene Elternteil überhaupt fähig ist, für das Kind zu sorgen? Nur durch Zufall, nämlich als ich mit Jackson in die Notaufnahme fuhr, weil er über 40 Grad Fieber hatte, bekamen die Behörden überhaupt mit, dass seine Mutter nicht mehr seine nächste Angehörige war. Und erst nach diesem Vorfall erhielt ich einen Brief, in dem mein zweieinhalbjähriger Sohn, «Benjamin», eingeladen wurde, zur fälligen Vorsorgeuntersuchung für Zweijährige ins Krankenhaus zu kommen. Die Gesundheitsberaterin, mit der wir an diesem Tag zu tun hatten, war sehr nett (weit mitfühlender als der Arzt, der lediglich anbot, mir gegen meine Trauer Gaviscon zu verschreiben), aber hilfreiche Ratschläge hatte sie auch nicht parat. Fairerweise muss ich hinzufügen, dass sie keine Expertin war, aber ich fühlte mich ziemlich erniedrigt, als sie die Worte «gut gemacht» inflationär gebrauchte. Sie klangen für mich wie Lob für ein braves Haustier, als sei sie überrascht, dass ein Mann es tatsächlich hinkriegte, für ein Kind zu sorgen.

Ich habe die Worte *Sei stark* hassen gelernt, aber ich wusste auch, dass ich die Charakterstärke würde aufbringen müssen, ganz allein zu beurteilen, was für mein Kind gut oder schlecht war. Der einzige andere Mensch, der schließlich in dieser Angelegenheit würde mitreden können, war er selbst. Ich beschloss, mein Herz zu öffnen, meine Ohren offen zu halten und auch in Betracht zu ziehen, dass ein gerade einmal zweijähriger Junge vielleicht schon weiß, was für ihn das Beste ist. Vielleicht konnte mein kleiner Lehrling sich eines Tages als Meister erweisen.

Kleinkinder sind allerdings nicht immer besonders verständnisvoll. Sosehr ich mich auch bemühte, das Beste für meinen Sohn zu tun, stellte er sich doch nicht immer auf meine Seite. Worauf er an einem Tag positiv reagierte, löste vielleicht am nächsten einen Wutanfall aus. Es ist wohl so ähnlich, wie wenn Kinder zum ersten Mal Geschmack an einem neuen Lebensmittel zeigen – ein Gäbelchen voll Broccoli, und schon werden sie als Wunderkinder gepriesen, mit einem so feinen Gaumen, dass sie wahrscheinlich zum nächsten Michel Roux avancieren. Aber am Tag darauf ist es, als sei dieser Ausrutscher nie passiert – da munden nur Pommes und Eiscreme.

Je mehr mir auffiel, dass Jackson seine Trauer so ehrlich zeigte, umso ehrlicher stand ich zu meiner. Ich dachte, es sei in Ordnung, ihm immer offen meinen Schmerz zuzumuten. Eines Tages lagen wir einfach im Bett und weinten beide und schmusten uns dann schweigend die Tränen weg. Aber gleich am nächsten Tag fragte er beim Anblick der Tränen in meinen Augen: «Was machst du, Daddy? Weinst du?», um sich dann dramatisch auf den Boden zu werfen und so zu tun, als würde er schluchzen. «Oh, buuh, buuh, Daddy! Buuuh, buuuh, buuuh!», machte er sich zwischen Krokodilstränen und hysterischem Lachen über mich lustig. Als die Kicheranfälle und das «Oooooh», das er immer nachschiebt, wenn er etwas besonders lustig findet, vorbei waren, sah er mich an und erklärte mir, ich sei ein «dummer Daddy».

Er hatte die Angewohnheit, ohnehin harte Zeiten noch schwieriger zu machen. Ich hatte für Mitte Januar eine Einladung zu einer gemeinsamen Geburtstagsparty von zwei seiner Kita-Freunde erhalten. Eigentlich wollte ich nicht hingehen, legte aber Wert darauf, Jackson weiterhin in «normale» Kinderaktivitäten einzubeziehen. Er spielte mir einen Streich, indem er auf dem Weg zur Party einschlief, sodass ich mich bei unserer Ankunft nicht einmal hinter ihm verstecken konnte. Als man mir Tee oder Cava anbot, sagte ich, viel schneller, als das ein Vater bei einer Kinderparty tun sollte: «Oh, auf jeden Fall Cava, bitte.»

Nach ihrem Tod wurde Desreen mein Maßstab für Elternpflichten. Wenn ich meine eigenen Worte auf der Trauerfeier beherzigte und versuchte, mehr wie sie zu sein, dann konnte ich Jackson immerhin den unter diesen Umständen bestmöglichen Start ins Leben bieten. Und ich traute mir zu, dass ich ihn weiterhin so aufwachsen lassen konnte, wie sie es getan hätte, wäre sie noch hier. Zwar fiel es mir schwer, in diesen dunklen Tagen das Leuchtfeuer ihres Humors und ihrer Fähigkeit, unseren Sohn zum Lachen zu bringen, wieder zu entzünden; hingegen sollten ihre Hingabe, ihr Einsatz und ihre bedingungslose Liebe zu ihm der Taktstock sein, den ich für den Rest meines Lebens bei mir tragen würde.

Die Worte meines Schwiegervaters (Worte, die Desreen wiederholte und damit so manchen Lacher seitens ihrer Freunde erntete, die sich dieses Mantra seit ihrer Teenagerzeit immer wieder hatten anhören müssen) hallten in meinen Ohren nach: *Vernünftige Vorbereitung verhindert verheerendes Versagen.* Also bereitete ich mich vernünftig vor, um zu verhindern, dass ich verheerend versagte, und legte ein paar elterliche Versprechen ab.

*Ich werde meinem Sohn gegenüber ehrlich sein*

«Jackson, Mami ist fortgegangen und kann niemals wiederkommen. Sie wollte nicht gehen. Niemals hätte sie dich freiwillig verlassen, denn sie liebte dich mehr als irgendjemanden oder irgendetwas auf der Welt. Aber Daddy ist noch da, und er wird sich von nun an um dich kümmern. Und ich weiß, wie ich mich um dich kümmern muss, weil deine Mami es mir beigebracht hat.»

Ich hatte meine Frau sterben sehen. Ich war derjenige, der es meinem Sohn sagte. Also hatte ich schon zwei der schlimmsten Dinge hinter mir, die ich mir vorstellen kann, und ich hatte überlebt. Ich würde ihn trösten, ihn lieben und für ihn sorgen, aber ich würde ihm auch so viel Respekt entgegenbringen, ihm stets die Wahrheit zu sagen. Der Weihnachtsmann, der Osterhase und die verdammte Zahnfee würden bald echte moralische Zwickmühlen bedeuten.

*Ich werde ihm zuhören und seine Trauer stets ernst nehmen*

«Wahrscheinlich ist es gut, dass er in diesem Alter war, als sie starb», sagten die Leute oft. Blödsinn. Wer würde sich nicht noch einen Tag, eine Woche, einen Monat oder ein Jahr länger mit seiner Mutter wünschen, so weh es auch tun mag, sie schließlich zu verlieren? Ich kehrte seinen Verlust nie unter den Teppich und redete mir auch nicht selbst ein, dass sein Meer der Trauer weniger tief wäre als meines, bloß weil er jünger war. Stattdessen lernte ich immer besser, seinen Schmerz zu interpretieren, und wurde der Mensch, demgegenüber er sich, ohne zu überlegen, ohne sich zurückzuhalten oder Grenzen zu wahren, trauen konnte, ihn zu zeigen. Ich ging mit seiner Trauer kein bisschen anders um als mit meiner eigenen.

*Ich werde seine Gefühle stets über meine stellen*

«Meine Mutter ist gestorben, als ich noch klein war, aber wir durften sie meinem Vater gegenüber nie erwähnen. Wir wollten seine Gefühle nicht verletzen.» Diese Worte hörte ich von sehr vielen Menschen. Aber ich habe nie bewusst *entschieden*, dass Jackson über seine Mutter sprechen darf. Es war der einzige Weg, das stand für mich fest. Mir war vollkommen klar, dass mein Schmerz nicht mehr schlimmer werden konnte, als er schon war. Warum sollte ich mein Kind davon abhalten, über die Frau zu sprechen, die wir beide mehr lieben als irgendjemanden sonst? Warum sollte das den Schmerz für mich in irgendeiner Weise schlimmer machen?

*Ich werde eine klare Haltung einnehmen, aber immer versuchen, im Zweifelsfall zu seinen Gunsten zu entscheiden*

Solange Jackson noch der Wortschatz fehlte, um seine Gefühle verbal auszudrücken, war ich mir nie sicher, ob es sich um einen Trotzanfall handelte oder um einen Ausdruck seiner Trauer. Ich versuchte, mich in seine kleine Seele hineinzuversetzen und mir vorzustellen, wie ich mich fühlen würde, wenn man mich anschrie, obwohl ich sowieso schon außer mir war – und zwar nur weil jemand, der mich missverstand, mich für ungezogen hielt. Ich rettete ihn stets aus Situationen, in denen er sich unwohl fühlte, begab mich auf seine Ebene und sprach von Mann zu Mann mit ihm. Aber verschaukeln ließ ich mich nicht. Daddy musste weiter das Sagen haben, sonst wäre das Leben unerträglich geworden.

*Ich gebe ihm als Kind Führung, lasse mich aber auch als Vater von ihm führen*

Vielleicht bin ich der Chef, aber ich bin kein Diktator. Schnell lernte ich, dass ich von ihm viel mehr lernen konnte als er von mir. Wir beide mussten einfach nur einen Weg finden, unsere Lektionen zu kommunizieren. Was gar nicht einfach war, denn nur einer von uns beherrschte hinlänglich die englische Sprache, während sich der andere durch die Namen von Spielzeugeisenbahnen von der fiktiven Insel Sodor ausdrückte. Schwierig, ja, aber nicht unmöglich.

*Ich werde jeden Tag mit ihm spielen*

Die Spieltherapeutin Emma Latchem nahm über den Blog Kontakt zu mir auf und gab mir Tipps, wie ich lernen konnte, Jacksons Unterricht zu folgen. Das war ein großer Durchbruch im Verstehen und Erkennen seiner Trauer. In der Spieltherapie wurde er zum Lehrer und ich zum Schüler, einfach dadurch, dass ich ihm beim Spielen die Führung überließ. Indem ich mir ganz einfach die Zeit nahm, mit meinem Sohn nach seinen Regeln zu spielen, ermöglichte ich ihm, mir gegenüber seine Gefühle in einer Weise auszudrücken, die sich für ihn natürlich und ungefährlich anfühlte. Und nein, die Spiele waren kein Kinderspiel. Es gab Tränen, Wut, Ärger und Aufregung. Aber mal ganz ehrlich, auch Erwachsene suchen einen Therapeuten wohl kaum auf, weil sie sich bloß nett unterhalten möchten!

*Ich erlaube ihm, mich wieder glücklich zu machen*

Es war ein Verbrechen, dass seine Mami ihm so früh genommen wurde. Ich kam zu dem Schluss, dass es – auch wenn es noch so mühevoll zu bewerkstelligen war – ein zweites Verbrechen wäre, wenn ich meinem Sohn nicht erlaubte, mich glücklich zu machen. Und tatsächlich konnte ich der Freude, die er mir brachte, nicht widerstehen. Vielleicht verging mein Lächeln so schnell, wie es gekommen war, aber ich war immer dankbar für das Erbe voller Liebe und Lachen, das meine wunderbare Frau hinterlassen hatte.

*Ich liebe ihn bedingungslos*

Schwierige Zeiten lagen vor uns, da war nichts zu machen. In der Schule würde er sich alles Mögliche von den Kindern anhören müssen, selbst die Lehrer würden womöglich unsensibel reagieren, und eines Tages würde sich seine Trauer wahrscheinlich als großes Problem erweisen. Aber ich würde den Sturm überstehen und ihm immer die Sicherheit zu geben versuchen, dass in meinem Herzen genug Liebe für zwei Eltern war.

*Ich halte die Erinnerung an seine Mami lebendig*

Wir sprachen jeden Tag über sie. Statt Fotos von den Wänden zu nehmen, hängte ich noch mehr auf. Ich brachte Jackson seine Mutter durch Geschichten, Fotos, Zeichnungen und Lieder nahe. Immer wieder erzählte ich ihm, wie sehr sie ihn geliebt hatte und wie stolz sie gewesen wäre, wenn sie gesehen hätte, welche Fortschritte er machte. Und es gelang mir, beides mit solcher Glaubwürdigkeit, Autorität und Ehrlichkeit zu tun, weil ich wusste, dass nie jemand mehr Liebe und Stolz in ihr geweckt hatte als ihr Sohn. Ich wusste es, weil sie es mir gesagt hatte. Und nicht nur durch Worte, sondern auch durch ihr Handeln, ihre Blicke und ihre Pläne für die Zukunft.

Keines dieser Versprechen würde leicht zu halten sein. Ich merkte schnell, dass uns Kleinkinder in Zeiten der Trauer wunderbar schnell aufheitern können, aber auch die Gabe haben, einen noch tiefer hineinzustoßen. *Denk daran, das machen sie alle. Ja, sie machen es alle so*, wiederholte ich immer wieder in Gedanken, als Jackson die ohnehin schon schwierige Reise nach Norden zu unserem ersten Weihnachten ohne Desreen noch schwieriger machte. Ich brach still und leise zusammen, während er hysterisch brüllte, ich solle ihm die bittere Schokolinse aus dem Mund holen, die es – wie er noch nicht recht begreifen konnte – schon fast in seinen Darm geschafft hatte.

## Der Urlaub

All die lieben Menschen um mich wollten unsere Zukunft mit Plänen füllen. Sie verspürten den Wunsch, für uns da zu sein, und vermutlich wussten sie intuitiv, dass sie die Leere füllen mussten, um zu verhindern, dass ich allzu tief abstürzte. Zu fast allem sagte ich ja. Der Schock gab mir das Gefühl, ich würde einfach nur Verabredungen in meinen Terminkalender eintragen, genau wie zuvor. Ich konnte ja nicht immer zu Hause sitzen und den ganzen Tag trauern. Was wusste ich schon? Ein Handbuch hatte ich nicht, also würde ich mir selbst meinen Weg erspüren müssen.

Aber zwei Dinge wusste ich zu diesem Zeitpunkt genau: Ich musste unbedingt dafür sorgen, dass mein Sohn weiterhin Spaß hatte, und dass mein Leben nicht einfach zum Stillstand kommen durfte, nur weil das meiner Frau zu Ende war. Irgendwie musste unser Leben weitergehen, mochte es noch so unmöglich scheinen. Nur die Zeit würde erweisen, inwieweit diese selbstauferlegten Erwartungen vorschnell waren.

Vielleicht hätte ich eine Pause einlegen sollen. Vielleicht hätte ich mit der emotionalen Intelligenz meines zweijährigen Sohnes ein wenig respektvoller umgehen sollen. Vielleicht hätte ich glauben sollen, dass alles, was er brauchte, Liebe, Verständnis und Fürsorge war. Stattdessen jedoch nahm ich das großzügige Angebot meiner Freunde – Woody und Katy, Lee, Olive und ihr Sohn Albie – an und buchte nur drei Wochen nach Desreens Tod einen Urlaub in der Sonne. Bis dahin waren wir doch bestimmt so weit, oder? Falsch – es war ein Desaster.

Wie schlimm es kommen würde, konnte ich nicht ahnen, aber ich hätte sehr wohl die Pausentaste betätigen und unser Leben auf einen Rhythmus reduzieren können, der für ein trauerndes Kind und einen trauernden Ehemann und Vater verkraftbar ist. Inzwischen glaube ich, dass Kinder durchaus gut kommunizieren können, wie sie sich fühlen und wie sie umsorgt werden wollen, selbst wenn sie noch keine Worte dafür haben. Mein Sohn drückte sich durch Fieber aus. Zwei Tage vor der geplanten Abreise lag seine Temperatur zwischen 38 und 40 Grad. Er hing dauernd an mir, klammerte sich an mich wie ein kleiner Koala, glich aber manchmal auch einem Faultier, wenn er schlaftrunken die Augen öffnete, nur um zu überprüfen, ob er auch wirklich noch in meinen Armen lag.

Ich tat, was ich konnte, um das Fieber durch Medikamente herunterzukriegen, aber mit wenig Erfolg. Der Virus war einfach zu stark und hartnäckig und wollte sich nicht abkühlen, bis er seine bösen kleinen Freunde in der Notaufnahme wiedersah.

Angesichts meines Gemütszustands hätte es definitiv angenehmere Orte gegeben, um die Zeit rumzukriegen. Die Worte «Trauma in sechs Minuten», die wiederholt über die Lautsprecher verkündet wurden, trugen nicht gerade zu meiner Entspannung bei. Die Ärzte und Schwestern waren auch keine große Hilfe. Eine Schwester rollte angesichts der mangelnden Kooperation meines leidenden Zweijährigen nur die Augen, ein Arzt nannte ihn «unartig» und die Assistenzärztin zeigte offen ihre Missbilligung, weil Jackson Bananenchips knabberte.

Ich biss mir auf die Zunge, obwohl ich sie gern gebeten hätte, mal einen Blick hinter die Kulissen zu werfen und zu verstehen, dass das ein kulturelles Erbe meines Sohnes war, dass die Gemüsebanane auf den Westindischen Inseln eine verbreitete Frucht ist und dass wir ihn an diesem Tag nicht hatten dazu bringen können, etwas anderes zu essen. Gern hätte ich ihr auch gesagt, sie solle zurückkehren in ihren Elfenbeinturm und dankbar dafür sein, dass sie gesund genug war, um ihren Salat aus Quinoa und dreierlei Bohnen zu verdauen. Aber ich hielt mich zurück. Zu groß war meine Angst, dass ich, wenn ich einmal angefangen hatte, auch das gesamte übrige Personal niedermachen würde, um dann mit den Worten zum Ausgang zu gehen: «Tja, vielen Dank, ihr Ärzte. Meinem Sohn geht's immer noch scheiße, aber ich fühle mich sehr viel besser.»

Sicher gibt es nur wenige Eltern, die sich als perfekt bezeichnen würden, aber es ist schwer, sich auch nur halbwegs gut zu fühlen, wenn der Nachwuchs genauso unter der Trauer leidet wie man selbst und man nichts tun kann, um sie zu lindern. Als es mir nicht gelang, ihm die Medizin einzuflößen, sagte mir eine verzweifelte innere Stimme, dass seine Mutter es geschafft hätte. Als ich merkte, dass er sein T-Shirt verkehrt herum anhatte, hätte ich ihm am liebsten das Telefon gegeben, damit er bei ChildLine anrief, und ihm eingeschärft, bloß keine Kleinigkeit auszulassen, wenn er von meinen miserablen elterlichen Fähigkeiten berichtete. Wenn er tagelang nichts anderes essen wollte als Cheerios, hatte ich das Gefühl, ihn vorsätzlich mit Gift zu füttern. Und all das passierte, bevor wir auch nur ins Flugzeug stiegen.

Um Jackson gegenüber fair zu sein, er hätte sich kaum besser benehmen können. Die Medikamente, die allmählich in seinem kleinen Körper ihre Wirkung taten, hatten ihn so betäubt, dass er während des viereinhalbstündigen Flugs nach Gran Canaria die meiste Zeit schlief. Als er pünktlich zur Landung erwachte, wusste er, dass zwei Dinge nicht waren, wie sie sein sollten: Er war nie zuvor ohne seine Mutter geflogen, und er hatte nie zuvor auf einem eigenen Platz sitzen müssen. Da er inzwischen das zweite Lebensjahr vollendet hatte, hatte ich zweimal den vollen Tarif bezahlt, obwohl er auf der ganzen Strecke auf meinem Schoß saß.

«Sie werden ihn auf seinen eigenen Platz setzen müssen», hatten die Stewards mir erklärt, als er vor Fieber und Angst brüllte wie am Spieß.

«Tut mir leid, aber das wird nicht passieren», erwiderte ich, wohl wissend, dass ich, unter Druck gesetzt, noch sehr viel unhöflicher werden konnte.

«Sie haben keine Wahl, Sir. Sie müssen ihn wirklich jetzt sofort auf seinen eigenen Platz setzen.»

«Haben Sie gesehen, in welchem Zustand er ist? Es wird nicht passieren – außer natürlich, Sie möchten es selbst probieren. Vielleicht bringen Sie mir einfach einen Kinder-Sicherheitsgurt», schlug ich einen Kompromiss vor.

Jackson war verwirrt und wie versteinert. Mir war sterbenselend, gleichzeitig kochte ich aber vor Wut, und trotzdem sah ich mich plötzlich einer kleinen Armee von Flugbegleitern gegenüber.

«Jetzt hören Sie mir mal zu!», explodierte ich. «Seine Mutter ist gerade gestorben. Er hat Angst, und er ist krank. Also holen Sie mir einfach den verdammten Gurt und lassen Sie ihn auf meinem Schoß sitzen.»

«Was sagt man bloß in so einem Fall?», hörte ich sie im hinteren Teil des Flugzeugs tuscheln.

*Man sagt: «Ja, Sir, überhaupt kein Problem»*, dachte ich bei mir, als ich mit einem inzwischen etwas ruhigeren und vollkommen unverletzten Kind aus dem Flieger stieg.

Natürlich machten diese Leute bloß ihre Arbeit, aber damals schien es mir, als würde jeder einen Bonus bekommen, der mir das Gefühl vermittelte, als Vater komplett zu versagen.

Nach der Landung wurde es auch nicht viel besser. Von Urlaub keine Spur. Die Sonne schien jeden Tag, aber Jackson wollte nicht nach draußen. Es war heiß, aber mir war noch heißer, weil ich mit einem kleinen fiebernden Jungen drinnen saß, der Daddys Brust als Kissen verlangte. Ich lernte sämtliche Episoden von *Thomas die kleine Lokomotive* auswendig und kam blasser zurück, als ich weggefahren war.

Der Rückflug war sogar noch schlimmer als der Hinflug. Bei meiner Heimkehr war ich derart deprimiert, enttäuscht und gestresst von den Ereignissen der Reise, dass ich nicht einmal Worte fand, um die Erfahrung in meinem Blog zu teilen. Also schlüpfte ich in eine andere Rolle. Um den Schmerz und die Trauer zu verstehen, die mein Kind erleiden musste, würde ich die Welt durch seine Augen betrachten müssen.

Lieber Daddy,

ich glaube, es ist wichtig für mich, dass du die Dinge mal von meinem Blickwinkel aus betrachtest, denn du machst dir wirklich das Leben schwer (super Rechtschreibung, stimmt's?).

Ich werde mich kurz fassen, weil mir wirklich schnell langweilig wird, und obwohl ich heute früh, als wir aus dem Haus gingen, gesagt habe, dass ich Thomas die kleine Lokomotive nicht mehr mag, habe ich es mir jetzt anders überlegt und kann momentan an gar nichts anderes denken. Ehrlich gesagt finde ich Briefeschreiben überhaupt langweilig und kapiere nicht, warum dieses archaische Laptop Tasten hat, obwohl ich viel lieber mit klebrigem Joghurt an den Fingern direkt auf dem Bildschirm tippe. Aber ich hab dich lieb, Daddy, und darum schreibe ich weiter. Große Worte für so einen kleinen Kerl, *n'est-ce pas?* Oh ja, heutzutage gibt es Fernsehsendungen für Kinder, in denen man Französisch und Spanisch lernt. Oh, und Patois auch, wenn man *Rastamouse* dazurechnet, Alter.

Wo war ich stehengeblieben? Ach ja, drei Dinge sind letzte Woche passiert, die ich dir gern aus meiner Perspektive erklären möchte, weil ich das Gefühl habe, sie belasten dich, und für mich ist es wichtig, dass du in besserer Verfassung bist, damit du meine Eisenbahnschienen aufbauen kannst. Schreiben kann ich ja ganz gut, aber diese blöden Brücken nerven mich ohne Ende.

*Vorfall eins:* Daddy, letzte Woche bist du mit mir «in den Urlaub» auf die Kanaren geflogen, als ich total krank war. Ich hatte hohes Fieber, du hast mich mit Medikamenten vollgestopft und wolltest wahrscheinlich, dass ich fit bin. Na, lass dir eines sagen: Die Grippe kriegt man schon in jungen Jahren, und die hatte ich. Ihr Erwachsenen glaubt, Kindermedizin ist die Antwort auf alles, aber wenn die Mittel so toll sind, warum schluckt ihr sie dann nicht auch, wenn ihr krank seid? Verstehst du, was ich meine?

Da waren wir also, zusammen auf einer Sonnenliege, nachdem wir vor kurzem den einen Menschen verloren hatten, der uns auf der ganzen weiten Welt am meisten bedeutete, und du meinst, ein Swimmingpool und eine Portion Eis werden es schon richten. Hast du dich etwa im Geringsten besser gefühlt? Dachte ich mir.

Ich will nicht erreichen, dass du dir Vorwürfe machst wegen der Reise. Du hast dich ja wirklich bemüht und bist kaum von meiner Seite gewichen. Aber genau darauf will ich hinaus. Was ich letzte Woche gebraucht habe, warst du, nicht eine Urlaubsreise. Und wenn ich so darüber nachdenke, hast du wirklich ganze Arbeit geleistet und mich an allererste Stelle gestellt, also bitte hadere jetzt nicht. Lass uns einfach nach vorn blicken. Jetzt sind wir wieder zu Hause und uns näher denn je, also entspann dich einfach.

*Vorfall zwei:* Während wir weg waren, habe ich dich schniefen gehört. Das ist eine schmutzige Angewohnheit und wenn ich gewusst hätte, dass du kein Taschentuch hast, hätte ich mit dir geschimpft, aber, wie blöd von mir, ich dachte, du weinst. Also bin ich durchs Zimmer gelaufen und habe gefragt: «Uuu okay, Daddy?» (Weiß der Himmel, warum ich so gut schreiben, aber kaum das Wort «du» aussprechen kann, aber du brauchst gerade reden, du hast gelispelt, bis du fünf warst.)

Auch einen Bananenchip habe ich dir angeboten, um dich zu trösten, weil ich aus früheren Erfahrungen weiß, dass Schnuller nicht so dein Ding sind (wenn wir schon dabei sind, diese Ärztin aus der Notaufnahme kann mich mal, wenn sie glaubt, ich gebe ihr einen von meinen Chips ab – so eine nervige Ziege!). Ich habe es getan, weil ich mich auch um dich kümmern will, Daddy. Wir sind beide am Boden zerstört wegen dem, was passiert ist, aber wir müssen einander echt unterstützen. Du hast richtig schockiert geguckt, wie ein Kind bloß so sensibel sein kann, aber ich hab dich lieb, Mann, und ich stehe hinter dir. So sind die Kinder von heute. Wir sind nicht so blöd, wie wir klein sind.

*Vorfall drei:* Ich hab mich also um dich gekümmert, als ich in der Villa dachte, du flennst, aber dann – als ich am Flughafen übermüdet und wütend auf den Boden gespuckt und meine Schuhe ausgezogen und aus dem Buggy quer durch die Ankunftshalle geschmissen habe, weil mir schien, dass du gleich losheulen würdest – hast du dir wohl gesagt: «Oje, ich darf nicht mehr vor Jackson weinen.» Wahrscheinlich hast du es für eine gute Idee gehalten, nachts zu fliegen, weil du meintest, ich würde dann einschlafen. Tja, endlich mal hast du meine Schlafmuster richtig interpretiert, und dafür musst du belohnt werden. Ich esse einen Bananenchip mit deinem Namen drauf.

Was du aber nicht bedacht hast, ist, dass Kleinkinder nicht sehr gut darauf reagieren, um ein Uhr morgens geweckt zu werden, um aus dem Flieger zu steigen. Was sie noch weniger mögen, ist, wenn das Taxi, das sie um zwei Uhr abholen soll, nicht kommt (über diese Taxifirma will ich mich gar nicht auslassen, aber du kannst sicher sein, dass wir denen eine verpassen, Daddy). Das Einzige, was ein Kleinkind noch weniger mag, ist, wenn die nächste Taxifirma nicht mit einem Kinder-, sondern mit einem Babysitz daherkommt. Ich passe da einfach nicht mehr rein. Als der Taxifahrer also vorschlug, er werde einfach «langsam fahren», also mein Leben aufs Spiel setzte, nur drei Monate nachdem meine Mami durch ein Auto zu Tode kam, da hattest du, finde ich, vollkommen recht, dem Dreckskerl zu sagen, er kann dich mal.

Was ein Kleinkind allerdings noch weniger mag als all diese Dinge zusammen, ist, seinen Vater um vier Uhr morgens so aufgebracht zu erleben. Das hat mir den Rest gegeben, und während du einen Freund angerufen und um Hilfe gebeten hast, reicht mein Vokabular noch nicht so weit (seltsam, denn tippen tue ich wie der Teufel), also musste ich meine Gefühle anders zeigen. Und ja, ich habe meine Schnuller auf den Boden geschmissen (ich habe gern mindestens drei bei der Hand, besonders wenn ich mich aufrege, denn einer allein hat nicht den gleichen Effekt). Ja, ich habe meine Schuhe ausgezogen und ebenfalls aus dem Buggy geworfen. Ja, ich habe den ganzen Flughafen zusammengebrüllt. Aber nicht, weil du geweint hast, mit Tränen komme ich total gut klar, Mann, nein, ich war einfach nur todmüde, und du hast mich zu heftig geschoben, und überhaupt hatte es in dieser Nacht offenbar jeder hergelaufene Mistkerl auf uns abgesehen.

Aber hast du auch bemerkt, wie gut ich mich verhalte, seit wir wieder daheim sind? Und hast du gemerkt, dass wir tatsächlich beide ein paarmal gelacht haben? Ist dir außerdem aufgefallen, dass ich immer wieder mit dir kuscheln will, weil du mein bester Freund bist und ich dich gerade jetzt so dringend brauche?

Na ja, ich wollte dich einfach nur wissen lassen, wie ich das alles sehe, und dir sagen, dass ich dich liebhabe, Daddy. Wir wissen beide, dass Mami die Beste war, aber du schlägst dich wacker, also sei nicht so streng mit dir selbst. Wir schaffen das schon.

Alles Liebe, J-Bo xx

Aber ich konnte den Urlaub nicht einfach als Fehler abschreiben. Ich sah ihn als unschuldiges, aber naives Symptom für meinen Mittelschichts-Materialismus und Machismo. Das erinnerte mich an mein Verhalten, wenn ich wegen der Arbeit meinen Sohn die ganze Woche kaum gesehen hatte und dann mehr Zeit dafür aufwandte, mir seine Zuneigung zu erkaufen, als darauf, ihm meine zu schenken: Mich zu entspannen und ihm seine Lieblingsgeschichte vorzulesen kam nicht in Frage, also düsten wir wie die Verrückten in den Park, obwohl er, wie er selbst sagte, gar nicht hinwollte; und ich schleppte ihn in ein Spielzeuggeschäft, obwohl er sich nichts anderes wünschte als mit mir mit den Spielsachen zu spielen, die er schon besaß.

Nach diesem Urlaub legte ich wieder ein Versprechen ab. Ich wollte für uns beide einen Gang runterschalten. Mein Tempo drosseln. Und uns beiden die Zeit geben, die wir brauchten, um einfach nur zu sein. Und wir würden einfach sein, ob im positiven oder negativen Sinn. Keine Urteile, keine Erwartungen und keine Zeitmaßstäbe. Ich glaube, ich lernte von Grund auf neu, was es bedeutet, Vater zu sein. Und für mich hieß das weder Ausflüge nach Disneyland noch ein Pony zu Weihnachten, und auch nicht für irgendwelche materiellen Dinge so hart arbeiten, dass mein Sohn, der schon seine Mami verloren hatte, auch seinen Vater selten sah. Von da an strebte ich nur noch danach, ihm meine Liebe und meine Zeit zu schenken.

## *Le Courage*

Meine Freunde waren nach Desreens Tod alle eine große Hilfe: Zac und Laura kamen ständig vorbei und spielten mit Jackson; Lee und Olive ließen sich Vorwände einfallen, damit die Arbeit sie nach London führte, auch wenn sie am Ende nur ein Stündchen Zeit hatten; Woody war vor kurzem vom Osten Londons nach St. Albans in Hertfordshire gezogen, verbrachte aber mehr Zeit mit mir denn je zuvor, und auch Desreens Freundinnen und Freunde kamen oft vorbei und halfen uns. Ich war mir allerdings meines eigenen Elends und all der Zuwendung, die ich erfuhr, so bewusst, dass ich einigen meiner Freunde riet, sich auch um sich selbst zu kümmern und nicht das Gefühl zu haben, sie müssten immer bei uns sein.

Zwei enge Freunde, Michael, mit dem ich zusammengewohnt hatte, als ich Desreen kennenlernte, und seine Frau Victoria bekamen wenige Wochen nach Desreens Tod ihr erstes Kind. Sie baten mich, Taufpate ihrer wunderhübschen Tochter Jemima zu werden. Damals dachte ich im Stillen, dass ich für die Kleine nichts Besseres tun konnte als ihre Eltern zu ermutigen, trotz der Tragödie, die uns alle so schwer getroffen hatte, die ersten Monate mit ihr zu genießen.

Zu dieser Zeit fand ich zwar nicht die Worte, um den beiden das zu vermitteln, ließ es aber anklingen, als ich Woody nahelegte, er solle sich unbedingt vor allem anderen um Katy kümmern. Seit sie sich kennengelernt hatten, waren seine Mutter und die Frau seines besten Freundes gestorben. Katy war im

Zuge der tragischen Ereignisse ein Fels in der Brandung für ihn gewesen.

Nach einer Weile erklärte ich meinen Freunden, es sei mir lieber, wenn sie glücklich seien, als wenn wir alle unglücklich wären; und dass sich nichts an meinem Unglück änderte, auch wenn sie noch so viel für mich taten und noch so viel Zeit mit mir verbrachten.

Wahrscheinlich hatte ich auch erkannt, dass ich manchmal ein wenig Freiraum brauchte. Viele Menschen luden mich zum Abendessen ein oder boten sogar an, in meiner Wohnung zu kochen, ich hätte also nie wirklich allein sein müssen. Aber ich wollte gar nicht immer Gesellschaft haben. Ich ging mit Jackson in den Park oder in ein Museum, um uns ein wenig Abwechslung zu bieten, aber wenn er sein Nickerchen hielt, schob ich ihn in seinem Buggy in ein Restaurant und aß allein zu Mittag.

Was ich in dieser Zeit vermisste, war nicht irgendeine vertraute Gesellschaft, sondern Desreens Nähe. Ich wollte Jackson helfen zu verstehen, dass nicht plötzlich andere Menschen an die Stelle seiner Mutter getreten waren; was ich erst allmählich begriff, war die Tatsache, dass für mich das Gleiche galt. Wenn ich allein essen ging, fühlte ich mich weder einsam noch verzweifelt, unzulänglich oder als traurige Gestalt an einem Einzeltisch. Ich spürte nur, dass meine Frau nicht bei mir war, und nahm mir diese Zeit, um mich an den leeren Platz gegenüber zu gewöhnen. Wenn ich, was selten vorkam, einmal ganz allein war, gestattete ich mir, an sie zu denken, mich ihrer zu erinnern und sie wirklich, wirklich zu vermissen – etwas, das ich mir bisher wissentlich versagt hatte, weil es einfach zu weh tat.

Kurz nach unserem Urlaub traf ich mich allerdings in der Nähe meiner Wohnung in East Dulwich mit Zac zum Mittagessen. Er, Laura, Jackson und ich hatten viel Zeit zusammen verbracht, seit

Desreen verstorben war. Wir waren alle Zeugen ihres Todes gewesen, und das verband uns zwangsläufig auf tragische Weise. Eines Abends im Dezember war ich (im Nachhinein betrachtet, eine Dummheit) sogar zu ihnen in die Wohnung gegangen, um mich den Dämonen zu stellen; es war zu früh. Ich blieb über Nacht, weil ich es nicht fertigbrachte, ihr Haus zur gleichen Zeit zu verlassen, zu der meine Frau überfahren worden war, musste aber im Morgengrauen gehen, weil ich es nicht mehr ertrug, mich innerhalb der vier Wände aufzuhalten, in die wir uns unmittelbar nach Desreens Tod geflüchtet hatten. Auch in der Straße, in der sie umgekommen war, hielt ich es keinen Augenblick länger aus und rannte weinend an der Stelle vorbei, wo sie gestorben war, weil ich das Gefühl hatte, sonst vielleicht der Nächste zu sein.

Unsere Unterhaltung beim Mittagessen drehte sich, wie die meisten Gespräche, die ich damals führte, zunächst um Desreens Tod und dann um ein Resultat ihres Todes – nämlich meinen Blog. Zac und ich unterhielten uns lange über die Inhalte, die in den Posts zur Sprache kamen, über die Debatte, die ins Laufen gekommen war, und über unsere Erfahrungen mit Trauer, und wir diskutierten auch das Thema, das mich überhaupt erst angeregt hatte zu schreiben: die Tatsache, dass wir so oft ermahnt werden «stark zu sein», wenn ein Mensch stirbt, der uns nahesteht.

Zac ist zweisprachig aufgewachsen, da er seine Kindheit in England und Frankreich verbracht hat, und er stellte die These in den Raum, dass uns vielleicht die englische Sprache dazu bringt, Dinge zu sagen, die wir eigentlich nicht so meinen. Er überlegte, ob das Wort *le courage*, wie es im Französischen benutzt wird, vielleicht treffender wäre. Es ist das gleiche Wort, aber mit etwas anderen Konnotationen; genau wie das englische Wort *courage* kann es Tapferkeit, Energie und Motivation bedeuten.

Das berührte wirklich eine Saite in mir, denn einem Menschen *courage* im französischen Sinne zu wünschen, ist großzügiger und weniger kontrollierend als einem Menschen zu sagen, er solle stark sein, was einer Handlungsanweisung gleichkommt. *Stark sein* bedeutete für mich, meine Gefühle zu verbergen; es war ein Kürzel für *Sei ein Mann*. Es bedeutete *Trag's mit Fassung* und *Sei stoisch*. In seiner extremen Variante bedeutete es *Trauere nicht*.

In diesem Augenblick entschied ich, dass ich meine Trauer mit Courage angehen wollte, nicht mit Starksein. Courage würde mir erlauben zu weinen, wenn mir danach war, zu schreien, wenn es mich überkam, zu lachen, wenn ich mich danach fühlte, und den Mut aufzubringen, *einfach zu sein*.

An diesem Abend veröffentlichte ich in meinem Blog einen Post, der das Thema unseres Gesprächs berührte. Ein Witwer, der seine Frau bei einem Motorradunfall verloren hatte, schickte eine berührende Antwort, die auf seinem Erleben von Trauer basierte.

> Zu den besten Ratschlägen, die ich bekommen habe, zählt der eines anderen Witwers einen Monat nach dem Tod meiner Frau. Er bestand aus zwei Worten: Courage und Geduld. Courage zu weinen, wenn du es brauchst. Courage, um den nächsten Tag, die nächste Stunde oder sogar Minute zu überstehen. Geduld mit dir selbst und mit anderen. Mit dir selbst, weil sich, auch wenn du das Gefühl hast, dein Leben sei zu Ende, mit der Zeit vieles zum Besseren entwickeln wird. Geduld mit anderen, weil sie nicht verstehen können, was du durchmachst und weil sie in dem Versuch dir zu helfen vielleicht etwas sagen oder tun, das du einfach nicht verstehen kannst oder sogar als verletzend empfindest.

Eine Französin, die in London lebt und ebenfalls vor kurzem bei einem tragischen Unfall ihren Mann verloren hatte, antwortete ebenfalls.

> *Courage et patience, que de beaux sentiments pour nous aider à dépasser notre peine!**

Rückblickend meine ich, dass das bisschen Französisch bei einem Gläschen Weißwein aus dem Rhône-Tal an diesem Tag mein Leben vollkommen verändert hat. Ich merkte, dass es in meinen Augen beim Starksein nicht darum ging, meine Tränen und Gefühle zu verbergen, sondern darum, stark genug zu sein, um sie zu zeigen.

* *Courage und Geduld, welch gute Empfindungen, die uns helfen, unseren Schmerz zu überwinden!*

# *Jackson, mein Lehrer*

Ich machte einen großen Fehler, als Desreen starb. Ich versuchte, meinen Schmerz vor meinem Sohn zu verbergen, weil ich glaubte, er würde nicht so sehr leiden, wenn ich glücklich wirkte und weiter mit ihm und seiner Eisenbahn spielte, als hätte sich in unserem Leben nichts geändert. Ich hatte keine Ahnung, was ich da tat. Schließlich hatte ich nie zuvor eine Frau verloren, nicht einmal ein Elternteil, und auch in meiner Ausbildung waren solche Erfahrungen niemals behandelt worden. Also verschrieb ich mich einfach der Lehrmeinung: «Er ist wahrscheinlich zu jung, um das zu verstehen.»

Diese Lehrmeinung ist weit verbreitet. Ihr Inhalt ist einfach, und Lehrer gibt es auch genug. Jeder schafft den Abschluss in diesem Fach, weil die Prüfungen wenig anspruchsvoll sind. Pauschalaussagen, wilde Vermutungen und das Rezitieren von uralten Sentenzen reichen aus, um sich zu qualifizieren. Vielleicht gibt es deshalb so viele Menschen da draußen, die sich befugt fühlen, mitzureden.

Glücklicherweise fand ich einen anderen Tutor. Zwar waren seine Qualifikationen und seine verbalen Fähigkeiten begrenzt, aber er hatte einen unbestreitbaren Vorteil gegenüber anderen selbsternannten Experten für die Trauer *meines* Kindes. Er *war* der Unterrichtsstoff; er war die Verkörperung dieses Themas. Und er lehrte nicht in Vorlesungen, Seminaren oder Predigten; seine Lektionen erreichten mich auf der Herzensebene. Ich musste nur noch lernen, seine Sprache zu sprechen, seine

Anweisungen zu verstehen, und geduldig genug sein, um an meinem metaphorischen Pult auszuharren, bis er bereit war, mit dem Unterricht zu beginnen.

Einst mein kleiner Schüler wurde Jackson nun mein Lehrer. Ich öffnete mein Herz und meinen Verstand für seine subtilen Lektionen, und er zeigte mir, wie man die Trauer eines Kindes besser versteht. Er lehrte mich, besser mit meiner eigenen umzugehen. Er brachte mir bei, die Welt durch die Augen eines Kindes zu betrachten oder es wenigstens zu versuchen. Er sorgte dafür, dass ich Fröhlichkeit in meinem Leben wieder willkommen hieß. Durch ihn erfuhr ich, was bedingungslose Liebe ist. Und dass Intuition und Wissen sich die Waage halten sollten. Er lehrte mich, Kinder ernst zu nehmen und ein besserer Vater zu sein. Kurz, mein kleiner Mann in Shorts brachte mir mehr über das Leben bei als jeder Erwachsene, der denkt, er hat die Hosen an.

Sehr schnell lernte ich von Jackson außerdem, dass man vor Kleinkindern die Wahrheit nicht verbergen kann. Sie sind viel zu sensibel und einfühlsam, um nicht zu merken, wenn die Welt um einen herum zerbricht. Eines Abends im Dezember 2012, wenige Wochen nach dem Tod meiner Frau, konnte ich meine stoische Fassade nicht mehr aufrechterhalten und weinte mir auf dem Sofa leise die Augen aus, während im Fernsehen das Finale einer Castingshow lief und Jackson mit seiner Eisenbahn spielte. Mein Sohn kannte mich gut genug, um zu wissen, dass seinem Daddy *Strictly Come Dancing*, das in jenem Jahr zur gleichen Sendezeit lief, weit besser gefiel. Umso erstaunter sah er, dass mir Tränen übers Gesicht liefen.

Aber es war seine Reaktion, die den steten Strom meiner Tränen in einen Fluss verwandelte. Er sah alle im Raum Anwesenden, darunter meine Eltern, meine Schwiegereltern und meinen Cousin Graham, prüfend an, ob vielleicht einer von ihnen mich traurig gemacht hatte, bedachte sie nur für den Fall des Falles mit einem bösen Blick und wischte mir dann mit seinen weichen kleinen Händen die Augen ab. Sein Tun wühlte mich noch zusätzlich auf, denn ich hatte das Gefühl, ich müsste doch sein Fels in der Brandung sein, nicht er der meine. Also verhielt ich mich fortan tagsüber, als wäre ich fröhlich, und zog mich dann abends in mein Zimmer zurück, um der aufgestauten Trauer freien Lauf zu lassen. Ich versuchte ihn vor meinen Gefühlen zu schützen, als wäre es in irgendeiner Weise unnatürlich oder ungesund, wenn er mich nach dem Tod seiner Mutter traurig erlebte.

Ein paar Tage später besann ich mich eines Besseren. Ich versuchte die Dinge mit seinen Augen zu sehen. Ich dachte: Als was für ein Ehemann und Vater muss ich ihm erscheinen, wenn ich keinerlei Anzeichen von Schmerz über das plötzliche Verschwinden seiner Mutter aus unserer kleinen Welt zeige? Ich fragte mich: Warum sollte ein Kleinkind, das Tränen regelmäßig als unverzichtbares Kommunikationsmittel mit der Erwachsenenwelt einsetzt, ein Problem damit haben, wenn es einmal umgekehrt ist? Ich fragte mich: Schützte ich mein Kind, indem ich in seiner Gegenwart keine Emotionen zeigte, oder vermittelte ich ihm damit, dass man seine Gefühle lieber verbirgt? Meine Eltern hatten mir nie beigebracht, alles für mich zu behalten, warum also tat ich genau das?

Plötzlich dachte ich viel über meine Kindheit nach und spürte große Dankbarkeit. Ich konnte mit meinen Eltern über alles reden. Meine Großeltern mütterlicherseits waren ihrer Zeit voraus: liebevoll, offen, warmherzig, liberal, und ihren Kindern und Großkindern waren sie sowohl Eltern und Großeltern als auch Freunde. All diese Eigenschaften gaben sie an meine Eltern weiter. Die sie wiederum an meine beiden älteren Brüder, Mat und Nick, und mich weitergaben. Ich glaube, meine Großeltern väterlicherseits waren sehr viel typischere Vertreter der Generation «Trag's mit Fassung», und so war ich immer sehr stolz auf meinen Vater, weil er ein durch und durch moderner und sensibler Mann und Vater geworden war. Und nun saß ich hier und war kurz davor, selbst zu einem vorsintflutlichen Daddy zu werden.

Irgendetwas war nicht, wie es sein sollte; ich war nicht, wie ich sein sollte, und Jackson auch nicht. Er spiegelte mein Verhalten und verbarg ebenfalls seine Gefühle vor mir. Er lächelte mich den ganzen Tag an, erwähnte seine Mutter nur, wenn ich nicht in der Nähe war, und wenn er schlief und träumte, kippte sein Gekicher, und er brüllte und schrie in höchster Qual. «Hilf mir! Hilf mir!», rief er eines Nachts, ohne aufzuwachen, Worte, die ich ihn noch nicht einmal in wachem Zustand hatte gebrauchen hören.

Eine Lösung für mein emotionales Dilemma fiel mir nicht ein, also suchte ich bei meinem Sohn nach Orientierungshilfen. Eines Abends brachte ich ihn zu Bett, und wir legten uns nebeneinander, ohne ein Wort zu sagen. Wir sahen einander nur an und schwiegen. In meinem Kopf überschlugen sich Gedanken an Desreen, und in seinem wahrscheinlich auch, denn ihre Abwesenheit in unserem Schlafzimmer, das angefüllt war von ihren Sachen, war so deutlich spürbar. Eine Träne kullerte seine Wange hinunter, und dann eine über meine Wange. Plötzlich wurde aus dieser Träne ein Schluchzen, und aus dem Schluchzen ein Heulen. Dieses Mal spiegelte ich *sein* Verhalten, und dann weinten wir alle beide laut und haltlos und hörten nicht auf, bis die Tränen versiegten.

Ein paar Tage später dachte ich viel darüber nach, was an diesem Abend geschehen war. Zum ersten Mal seit seiner Geburt hatte ich nicht zu ihm gesagt «Weine nicht», als er in Tränen aufgelöst war. Ich hatte nicht «Psssst» gesagt. Ich hatte ihn einfach weinen lassen und zugelassen, dass er mir zeigte, dass er völlig außer Fassung war. Es war der erste Moment, in dem wir als Vater und Sohn ehrliche und ungeschminkte Emotionen teilten, und das fühlte sich trotz der bedrückenden Umstände irgendwie gut an. Von da an wurde aus «Weine nicht» ein «Gut so, lass es raus»; aus «Pssst» wurde «Ich weiß, mein Schatz». Jacksons Leben war ohne eine Mutter, die ihm den Weg wies, schon schwierig genug; dadurch, dass sein Vater ihm auch noch sagte, er solle nichts *fühlen*, würde es sicher nicht leichter werden. Damals schwor ich mir, seinen Emotionen mit Verständnis und ohne Wertung gegenüberzutreten.

Schon bald sprachen wir offen jeden Tag über seine Mami. Ich hatte keine Angst mehr, das Gespräch auf sie zu bringen, und erstarrte auch nicht, wenn er es tat. Sie hatte Offenheit immer geschätzt, also würden wir auch nicht anfangen, nach ihrem Tod die Erinnerung an sie unter den Teppich zu kehren.

Sobald wir einander diese kleinen Gefühls- und Verzweiflungsausbrüche zugestanden, wurde unser Leben ironischerweise fröhlicher.

Direkt nach Desreens Tod ging ich bis nach Weihnachten ein paar Wochen lang zu einer Therapeutin. Damals befand ich mich in einer Phase, die ich aus heutiger Sicht nur als «wahnsinnig vor Trauer» beschreiben kann. Aus irgendeinem Grund empfand ein Teil von mir das dringende Bedürfnis, als jemand dazustehen, der mit dem Schmerz umgehen kann. Es war fast, als wollte ich gut im Trauern sein. Ich ertappte mich dabei, dass ich versuchte, in Büchern, Fallstudien, medizinischen Dokumentationen und Online-Artikeln alles darüber zu erfahren; so, als könnte ich mich dadurch gegen die Trauer wappnen oder mich schnell durch sie hindurchkämpfen. Wahrscheinlich nahm ich ganz naiv an, sie sei etwas, über das ich hinwegkommen konnte, und dass dies weniger lang dauern würde, wenn ich viel darüber wusste. So war die Therapie für mich wenig mehr als eine Pflichtübung – einfach etwas, zu dem mein Arzt mir riet und dem ich hauptsächlich aus wissenschaftlichem Interesse zustimmte.

Nach der ersten Sitzung dachte ich, dass ich vermutlich ein schrecklich enttäuschender Patient war. Meine Psychotherapeutin wusste nach ungefähr einer Viertelstunde über mein Leben Bescheid und hatte selbst nicht viel mehr als «Guten Tag» gesagt. Irgendwann fragte ich: «Und, wie geht es jetzt weiter?» Wenn meine Eltern mich nicht so gut erzogen hätten, hätte ich wohl die Augen verdreht, als sie fragte: «Was würden Sie sich denn wünschen?» Rückblickend glaube ich, ich war in einem manischen Zustand, in dem ich mich für klüger und versierter in Sachen Trauer hielt als die Therapeutin. Ich ging bewaffnet mit meinen eigenen Konzepten in die Stunden und gab ihr wenig Gelegenheit, mit mir zu arbeiten.

Nach drei Sitzungen deutete sie an, ich hätte wahrscheinlich genügend «innere Ressourcen», um momentan allein zurechtzukommen. Vielleicht hatte sie gespürt, dass ich Theater spielte und für den Prozess noch nicht wirklich offen war. Beim Abschied gab sie mir allerdings den Rat, den Gedanken an eine Therapie nicht ganz auszublenden, für den Fall, dass ich irgendwann in der Zukunft das Bedürfnis verspürte, mit jemandem zu reden.

Inzwischen habe ich den Absturz aus diesem frenetischen Schockzustand hinter mir, gehe wieder zur Therapie und werde vermutlich mein ganzes Leben lang immer wieder therapeutische Hilfe in Anspruch nehmen. Die Zeit läuft weiter, und auch die Menschen machen weiter, und ich kann mir vorstellen, dass es immer schwieriger werden wird, die gleichen Verlustgefühle, die ich schon so oft mit Freunden und Angehörigen durchgesprochen habe, wieder auszupacken. Und da Desreen so jung gestorben ist, gibt es viele Menschen, die den Verlust ebenfalls sehr intensiv spüren. Da ist es manchmal schwierig – oder sogar egoistisch –, mit Freunden oder Familienmitgliedern ein einseitiges Gespräch über meine Gefühle zu führen, ohne dass daraus ein Gespräch über *unsere* Gefühle wird. Manchmal will ich einfach nur darüber reden, wie sehr ich meine Frau liebe und vermisse, ohne Gefahr zu laufen, meinen Gesprächspartner trösten zu müssen, und das bedeutet wohl, dass ich mir ab und zu von einem fremden Profi helfen lassen muss.

Obwohl ich bei meinem ersten Anlauf nur drei Therapiestunden nahm, lernte ich schnell eine sehr wertvolle Lektion. Ich lernte, dass Ärzte und Psychologen davon überzeugt sind, der Akt des Sich-Öffnens sei bereits ein therapeutischer Schritt. Da war es doch bestimmt nicht schlecht, wenn ich meinem Sohn – einem Zweijährigen, der nicht die Fähigkeit oder emotionale Intelligenz besaß, dies allein herauszufinden – vermittelte, er könne sich ruhig öffnen und seine Gefühle zeigen?

Natürlich teilten nicht alle meine Ansicht. Oft hegen Menschen sehr dezidierte Meinungen darüber, wie man mit trauernden Kindern umzugehen hat.

«Du darfst ihn nicht merken lassen, dass du traurig bist», sagten manche. «Man muss stark sein für die Kinder», las ich. «Du darfst ihnen deine Gefühle nicht zeigen», rieten Leute ohne jegliche Erfahrung.

Eine Person ging sogar so weit, einen Twitter-Account einzurichten, um ausschließlich mir zu folgen, und beschwor mich in ihrem Begrüßungs-Tweet, vor meinem Sohn bloß keine Emotionen zu zeigen. Ich habe keine Ahnung, wer das war oder warum zum Teufel er das Bedürfnis hatte, sich in die Erziehung meines Kindes einzumischen, aber mir war richtig schlecht vor Wut. Warum sollte ein Fremder mir sagen dürfen, ich solle glückliche Familie spielen, nachdem das Glück unserer Familie gestorben und begraben war?, fragte ich mich ärgerlich. Versucht hatte ich das ja schon und mich dabei wie ein Lügner und Betrüger gefühlt. Ich hatte meinen Sohn betrogen und schwor mir, ihn in Gefühlsdingen nie wieder anzulügen.

Aber wie bei den meisten Aspekten von Trauer war auch das nicht so einfach. Manchmal weinte Jackson ganz unvermittelt und ohne jeden erkennbaren Grund einfach los. Unter Tränen erklärte er mir dann, dass er seine Mami vermisste, und dadurch gab er mir unterschwellig die Erlaubnis, ebenfalls zu weinen. Doch es gab auch andere Zeiten, in denen er Anzeichen von Unsicherheit, Ratlosigkeit und Zerbrechlichkeit zeigte; implizit bat er mich dann, für ihn stark zu sein. Wenn ich bei solchen Gelegenheiten weinte, verwandelte sich seine Unsicherheit manchmal in Wut, und dann schlug er nach mir, weil ich nicht der Fels in der Brandung war, den er brauchte, um den Sturm zu überstehen. Der Fairness halber muss man wohl sagen, dass der anonyme Twitterer nicht grundsätzlich unrecht hatte.

Das Mitgefühl, das ich im Zuge des Todes meiner Frau erfahren habe, sorgt dafür, dass ich nie lange wütend auf jemanden sein kann. Und doch stelle ich fest, dass Trauer voller Widersprüche steckt. Die gleiche Nachricht sorgte mal dafür, dass ich Gift und Galle spuckte, dann wieder löste sie Demut aus, weil ein Fremder sich aus der Ferne um mich sorgte. Wenn ich aber gerade eine Phase der Wut erlebte, wollte ich, wenn ich diesen Tweet sah, eine Antwort schreiben, die ungefähr so aussah: *Wenn es dir gut genug geht, um mir zu befehlen, wie ich meinen Sohn großzuziehen habe, dann bring verdammt noch mal wenigstens das Rückgrat auf, dich vorzustellen und mir zu sagen, warum du das besser weißt als ich, oder in diesem Falle auch, als er.* Unter Umständen hätte ich am Ende sogar noch *du Arschloch* hinzugefügt, war aber unsicher, ob es sich um einen Mann oder eine Frau handelte, und zu einer Frau sagt man so was nicht. Außerdem erlaubt Twitter nur 140 Buchstaben pro Nachricht – ich finde, dadurch wird es einem schwergemacht, herumzuschimpfen. Wut in Kurzform funktioniert nicht.

Diese Nachricht war die erste von einigen wenigen, die in ähnlicher Weise Kritik an meinem Umgang mit der Trauer meines Sohnes und meiner eigenen übten. Ich stellte fest, dass mich eine einzige kritische Botschaft unter hundert positiven, unterstützenden Mitteilungen, die mein Gefühl der Taubheit nicht zu brechen vermochten, niederschmettern oder in Rage bringen konnte. Wahrscheinlich ist das einfach menschlich: Viele von uns haben eine unglückliche Neigung, sich auf das Negative zu konzentrieren. Und es ist erstaunlich, was ein labiler emotionaler Zustand mit dem Gehirn anstellen kann. Dennoch gelang es mir halbwegs, den Kurs zu halten und herauszuarbeiten, was ich selbst für uns beide für richtig oder falsch hielt, anstatt allein auf die Führung durch andere zu vertrauen. Trauer kann das Selbstvertrauen eines Menschen vernichten und ihm die Kraft aussaugen, aber vielleicht brauchen wir, um die härtesten Zeiten durchzustehen und unserem Weg treu zu bleiben, vor allem die Intuition. Und meine Intuition riet mir, weiter meinem Sohn die Führung zu überlassen und dadurch ab und an gedämpfte Freude und häufig starken Schmerz zu empfinden.

Als ich die Augen für die Kraft öffnete, mit der ein Kind eine dunkle Welt heller machen kann, zog mein Herz nach. Ich begann die Trauer zu vermenschlichen und mir vorzustellen, dass «sie» eine Schlacht gegen meinen Sohn und mich schlug. Dadurch hatte ich immer öfter positive Minuten, Stunden oder sogar Tage.

Ich spielte Luke Skywalker, weiß gekleidet und bereit loszupoltern, während die Trauer Darth Vader war, der dunkel und gefährlich versuchte, mich auf die Schattenseite zu ziehen. Darth Vader kämpfte tapfer – ein physischer und emotionaler Schlagabtausch, in dem sich harte Hiebe mit Gedankenspielen abwechselten. Er erklärte mir, es sei meine Schuld, dass meine Frau tot war und dass ich nichts mehr hatte, für das es sich zu leben lohnte. Er versicherte mir, ich würde nie wieder in der Lage sein, mich wirklich lebendig zu fühlen. Er ließ mich die finstersten Gedanken denken, die je in meinem Kopf rotiert sind, und die negativsten Gefühle empfinden, die ich je gehegt habe. Und wenn ich versuchte, ihm ins Gesicht zu lachen und ihn mit positiven Retourkutschen zu schlagen, streckte mich seine harte Hand gleich wieder nieder und stieß mich zurück in mein Elend.

Mein Trumpf aber war, dass ich gar nicht versuchte zu gewinnen. Ich wusste, dass die Trauer umso heftiger zurückschlagen würde, wenn ich zu resolut gegen sie ankämpfte, also beschloss ich, auf ein Unentschieden zu setzen. Wenn die Trauer mir die Schuld zuschob, ging ich joggen. Ich bin ein ziemlich schneller Läufer und konnte kilometerweit laufen, ohne dass sie mich einholte – so verschaffte ich mir ein wenig Zeit, um meinen Kopf frei zu kriegen oder über andere Dinge nachzudenken.

Wenn die Trauer behauptete, ich hätte nichts mehr, für das es sich zu leben lohnte, verbrachte ich Zeit mit meinem Sohn. Mit seinen zwei Jahren stürzte er die Trauer in tiefste Verwirrung. Er bewarf sie mit kleinen, weichen Bällen aus Freude, Lachen und Albernheiten, und dagegen kam die Trauer nicht an. Wenn die Trauer gerade meinte, mich erwischt zu haben, sagte mein Sohn zum Beispiel: «Ich liebe Musik, Daddy. Ich liebe Mickey Mouse!» Oder er versuchte mit dem Po zu wackeln, wie Olive es ihm beigebracht hatte. Sein Hintern bewegte sich eigentlich gar nicht, aber er glaubte es, weil er ihn hoch in die Luft streckte und seine vor Aufregung geballten Fäuste hin und her schüttelte. Wenn ich richtig Glück hatte, war er beim Duell sogar mein Sekundant und folgte mir durch das Haus, wobei er sich mit den Zähnen hinten an meinem Hemd festhielt und tat, als sei ich die Lokomotive und er der Waggon.

Wenn die Trauer mich dunkle Gedanken denken ließ, beschwor ich die Erinnerungen an die guten Zeiten mit meiner Frau herauf. Es tat höllisch weh, weil mein Blick sich dann vernebelte und ich nicht sehen konnte, dass die Trauer zu einem kräftigen Schlag ausholte, aber ich tat es trotzdem weiterhin, weil es den Schmerz wert war. Und wenn sie mich wieder einmal niederstreckte, kroch ich geschlagen davon, wartete darauf, dass die Wunden heilten, und stand für die nächste Runde wieder auf.

Der Verlust eines geliebten Menschen kann ein dunkler Ort sein, an den selten Licht dringt; wenn dann einmal ein Strahl hereinfällt, ist es unfair von der Trauer, uns wegen eines einzigen positiven Augenblicks zu quälen. Manchmal, wenn ich wegen meiner irgendwie kaktusähnlichen Augen frustriert war, die tagelang keinen Tropfen Wasser von sich gaben, hörte ich meine Frau sagen: *Benji, du bist nicht traurig genug für meinen Geschmack. Ich habe viel mehr Tränen verdient!* Das ist die Wahrheit. Aber sie hatte auch einen fröhlichen kleinen Jungen verdient, und darum entschied ich bald, mich nicht selbst zu geißeln, wenn ich gelegentlich einen guten Tag hatte.

Wie bei den meisten Dingen im Leben lief es so, dass auf Phasen, in denen es einigermaßen ging, sogleich der nächste kräftige Dämpfer folgt. Die Lichtblicke des Glücks erlebten wir meist allein oder in Gesellschaft unserer nächsten Angehörigen. Ansonsten wurde Jacksons Verhalten plötzlich antisozial. Manche Eltern in anderen Lebensumständen hätten es vielleicht «bloß eine Phase» genannt. Für mich war es etwas sehr viel Ernsteres. Er verhielt sich antisozial, weil er nicht gesellig sein wollte. Er hatte all die Ersatzaufmerksamkeit und Ersatzliebe satt, mit der ihn jedermann überschüttete außer seiner Mutter. Und das Problem für ihn waren hauptsächlich Frauen. Es ist schwer vorstellbar, dass ein Zweijähriger bereits Schwierigkeiten mit dem anderen Geschlecht erlebt, aber wir bekamen langsam ein ernsthaftes Frauenproblem. Mein Sohn, der seiner Mutter gegenüber stets ausgesprochen loyal gewesen war, begann Frauen zu verabscheuen. Genauer gesagt, er machte es zu seiner Mission, alle Frauen Anfang bis Mitte dreißig, die sich mir auf mehr als fünfzehn Meter näherten, zu verprellen und zu attackieren.

Dies stellte mich wieder vor Fragen, die er noch nicht beantworten konnte. Hatte er das Vertrauen in das schöne Geschlecht verloren, weil seine Mami fortgegangen war und nicht wiederkommen konnte? Trug er einen metaphorischen «Team-Desreen»-Overall, um zu verhindern, dass nennenswerter weiblicher Einfluss in unser Heim eindrang? Hatte ich vergessen, ihm beizubringen, dass es nicht richtig ist, wenn ein Junge gegen ein Mädchen die Hand erhebt oder die Zähne fletscht? Oder analysierte ich einfach jede seiner Verhaltensweise zu sehr?

Letzteres glaubte ich kaum, und darum begann ich zu diesem Zeitpunkt mit dem Schlimmsten zu rechnen und entsprechend zu planen. Auf diese Weise war es weniger wahrscheinlich, dass ich am Ende enttäuscht wurde.

Jackson lieferte einige Vorstellungen, die mir vermittelten, dass auch ich antisozial zu werden hatte. Ich dachte an die viele Zeit, die ich mich von Freunden hatte trösten lassen, und mir wurde klar, dass ich vielleicht mehr davon hätte aufwenden müssen, um ihn zu trösten. Seine Mutter war komplett verschwunden, aber auch die Aufmerksamkeit seines Vaters teilte sich zwischen Dutzenden Gesichtern auf, von denen einige ihm ganz nah und vertraut waren, andere irgendwie bekannt und einige ganz und gar fremd.

Leicht hätte ich zu dem Schluss kommen können, dass seine Abneigung gegen das weibliche Geschlecht zustande kam, weil Frauen sich in Zeiten der Trauer häufiger zeigen, aber das war schlicht nicht der Fall. Vielleicht wählte ich meine Freunde gut, vielleicht verändern sich diese Dinge einfach mit der Zeit, aber in unserem Fall waren es definitiv ebenso viele Männer wie Frauen, die Unterstützung anboten.

An einem Samstagnachmittag im Januar, drei Monate nach Desreens Tod, lernten Jackson und ich durch meine Freunde Garth und Leigh ein reizendes Paar kennen. Der Mann – ein Vater – war ein wirklich netter Kerl, der sofort anfing mit meinem Sohn zu spielen, ohne ihn je zuvor gesehen zu haben. Sie mochten einander auf Anhieb. Seine Frau war ähnlich warmherzig. Als Mutter wusste sie auch, welche Knöpfe sie drücken musste.

Nur dass mein Sohn das nicht zuließ. Wenn ein «Geh weg!» nicht ausreichte, entschied er, er könnte seine Gefühle nur ausdrücken, indem er unter den Tisch krabbelte und ihren Fuß attackierte. Natürlich zog ich ihn weg, bevor Blut floss, aber er blickte sehr finster drein. Bei anderen Gelegenheiten fletschte er die Zähne, knurrte, schlug und versuchte zu beißen. Er reagierte böse auf fremde Frauen im Bus, auf meine Freundinnen, auf Desreens Freundinnen, auf die Freundinnen meiner Mutter – das Alter oder sogar ein gewisser Grad an Vertrautheit spielte schlussendlich kaum noch eine Rolle: Es war das Geschlecht, das ihn erzürnte.

Er hatte seine Mutter immer mit Liebe überschüttet und für alles, was schiefging, mich verantwortlich gemacht. «Nein, Daddy!», hatte er gerufen, wenn eine seiner Eisenbahnen zu

Bruch ging; er schob mir die Verantwortung für das Malheur in die Schuhe, selbst wenn ich zu dem Zeitpunkt gar nicht im Raum war. Ich war derjenige, der einen Schlag bekam, wenn etwas auf seinem Teller nicht seine Zustimmung fand, selbst wenn seine Mami ihm den Löffel in den Mund schob. Aber all das änderte sich rasch. Plötzlich konnte ich kaum mehr etwas falsch machen. Er schrie mich nicht mehr an und begann mich zu vergöttern. Meinen Namen sang er eher, als dass er ihn brüllte.

Seine Großmutter mütterlicherseits, Bev, hatte nicht so viel Glück. Während ich allmählich «Mami» wurde, ersetzte sie ganz schnell Daddy. Manchmal lachten und weinten wir darüber gleichzeitig. Herzzerreißend, dass ein Kind die Liebe seiner Mutter so dringend braucht, dass es versucht, sie so schnell wie möglich durch die nächstbeste Alternative zu ersetzen. Aber was für ein Glück, dass er genügend Menschen um sich hatte, die ihn liebten, sodass er sich wirklich aussuchen konnte, wer ihn mit der richtigen Zuneigung versorgen sollte.

Für Jackson war wichtig, nicht unter zu vielen Menschen zu sein, dafür aber in Gesellschaft jener, die er kannte und denen er vertraute. Mein Telefon klingelte ununterbrochen – so viele Menschen wollten zeigen, dass wir ihnen am Herzen lagen. So viele Einladungen zu Verabredungen oder Besuchen kamen per SMS, E-Mail und die Kanäle der Sozialen Medien, aber darauf gab es nur eine Antwort. «Ich würde dich sehr gern sehen, aber leider geht es Jackson momentan eher nicht so, und er steht an erster Stelle.» Wer hätte dagegen etwas einwenden können? Ich reagierte auf das, was er sich wünschte, und ließ mich von ihm führen – etwas Besseres hätte ich nicht tun können. Er wusste, dass es an der Zeit war, nur die engsten Menschen in seiner Nähe zu haben, und er appellierte an mich, das Gleiche zu tun.

Gelegentlich, wenn ich jemanden traf, der nicht zum unmittelbaren Freundes- und Familienkreis gehörte, hatte ich hinterher das Gefühl, meine Gefühle nicht ehrlich zum Ausdruck gebracht und so getan zu haben, als ginge es mir besser, als es eigentlich der Fall war, nur um die anderen nicht zu deprimieren, die sich schließlich für ein Treffen mit mir eine Stunde Zeit genommen hatten. Ironischerweise merkte ich, dass ich bei Verabredungen meist eher dafür sorgte, dass die anderen sich besser fühlten, als umgekehrt.

Die Welt auszusperren war eine bewusste Entscheidung, die, so vermute ich, am Ende Freunde von Bekannten trennen wird. Menschen, die ich seit über einem Jahr nicht gesehen habe, die sich aber um eine Verabredung bemüht haben, werden wahrscheinlich denken: «Na ja, ich habe es immer wieder probiert, aber er hat einfach kein Interesse, also lasse ich es jetzt einfach.» Im Grunde weiß ich, dass jene, die mich wirklich gernhaben, auch zehn Jahre auf ein Wiedersehen warten würden, wenn es nun mal so lange dauert, bis wir uns bereit fühlen. Die Übrigen sind mir, ehrlich gesagt, egal. Ich habe einfach zu viel am Hals, zu viel Schmerz in meinem Herzen und zu viele quälende Gedanken im Kopf, um anderen Problemen oder Sorgen Raum zu geben.

Uns abzuschotten war für uns beide das Richtige. Weil ich mich der Zerstreuungen entledigte, konnte ich die Bedürfnisse meines Sohnes besser deuten und verstehen. Und dass ich Zeit hatte – besser gesagt, mir die Zeit nahm –, um mit ihm zu spielen, war dazu absolut notwendig. Ich erfuhr, dass Kinder extrem effektiv durch das Spiel kommunizieren können, aber wie bei jeder anderen Kommunikationsform ist das vergebens, wenn es eine Einbahnstraße bleibt. Ich würde gar nichts lernen, wenn ich Jackson in eine Ecke setzte und Eisenbahn spielen ließe, während ich in einer anderen Ecke Gin trank. Wenn er sich mir gegenüber öffnen sollte, musste ich ein verlässlicher Spielgefährte werden.

Also spielten wir jeden Tag miteinander. Das klingt so einfach, nach normaler Elternpflicht vielleicht, aber ich weiß noch, wie erschöpft und kaputt ich mich fühlte, nicht nur vom Spiele spielen, sondern auch vom *glücklich spielen.* «Ich kann nicht glauben, dass etwas, das ich früher so geliebt habe, mich so viel Kraft kostet und mich so bedrückt», sagte ich einmal zu Bev, als ich hinter Jackson her mit einer Spielzeugeisenbahn über den Wohnzimmerboden kroch. «Wenigstens tust du es», tröstete sie mich und deutete damit an, dass ich mich wegen des Schmerzes, der in mir brannte, nicht geißeln sollte.

Und doch tat es in diesen frühen Tagen oft so weh, meinen Sohn glücklich zu sehen. Natürlich wünschen sich das unter normalen Umständen alle Eltern für ihr Kind, aber ich fühlte mich bei jedem Lächeln schuldig, dessen Zeuge ich wurde und das seine Mutter nicht mehr mitbekam. Nie hatte ich in irgendeiner Weise etwas gegen seine offenkundige Zufriedenheit, ich war bloß Desreens wegen so traurig, dass er immer noch Glück empfinden konnte. Wenn ich ihn lachen hörte, war ich stets den Tränen nahe. Es war, als hätte ich es nicht verdient, dieses Glück zu genießen, wo doch mein Herz so schrecklich gebrochen war. Aber ich wusste, dass ich seine Gefühle und Fortschritte vor meine eigenen stellen musste. Das war in meinen Augen ganz einfach meine Verantwortung als Vater. Also spielten wir weiter.

Der professionelle «Wochenend-Papi» in mir sagte, dass Spielen erst außerhalb der eigenen vier Wände beginnt. Es musste einen Anlass dafür geben, ein improvisiertes, spontanes Spielen im Wohnzimmer galt nicht. Also nahm ich meinen Freund Olly beim Wort, als er anbot, seine Tochter Annalise und Jackson an einem Sonntagmorgen zum Fußballtraining mitzunehmen. Anders als vielen anwesenden Väter war mir eigentlich egal, ob er auf den Ball eintrat oder an den Stangen an der Turnhallenwand hochkletterte, solange er allem Anschein nach gern dort war. So oder so, ich würde mit ihm spielen.

Jackson mit seinem ganz eigenen Dickschädel brüllte dem Mann, der ihm Anweisungen zubrüllte, ebenfalls Anweisungen zu und beschloss schnell, sich nicht mehr dem Fußball zu widmen, sondern einer Eisenbahn. Die Markierungen auf dem Sporthallenboden wurden zu einem endlosen Netzwerk von Schienen, und er war der «Dicke Kontrolleur», der über alle Weichen und Signale regierte. Zwar galt dem Fußball immer noch seine Aufmerksamkeit, aber in anderer Weise als zuvor. Jackson wurde wütend. Er nahm den Ball und warf ihn immer wieder gegen die Wand. Er hatte einen kleinen Wutausbruch. Ich spielte mit, und wir wandten unsere aufgestauten Aggressionen gegen eine unschuldige Ziegelmauer und entledigten uns so eines Teils unserer als Wut getarnten Trauer. Dann spielten wir weiter Eisenbahn, als sei nichts geschehen.

Später am Tag wurde es Zeit, mit der Knete loszulegen. Wir bedeckten den Esstisch mit Zeitungspapier, holten ein paar Töpfe mit Nostalgie weckendem Glibber hervor und machten uns an die Arbeit, indem wir die verschiedenen Primärfarben in einen braunvioletten Klumpen verwandelten. Dabei unterhielten wir uns. Ich brachte das Thema Mami auf und erklärte noch einmal, was geschehen war. «Mami weg!», bestätigte er. «Kommt nicht wieder!», fuhr er fort. «Mami!», rief er in Richtung Flur, einer Richtung, aus der früher gewiss eine Antwort gekommen wäre. «Kommt nicht!», bestätigte er nochmals und zuckte die Schultern. Also spielten und plauderten wir weiter.

Doch dann begannen die Probleme. Er bat um etwas, von dem ich irgendwie wusste, dass er es gar nicht wollte – sein inzwischen kalt gewordenes Mittagessen, das schon seit einer Stunde auf dem Tisch stand. «Igitt!», rief er aus, als er einen steinharten Happen probiert hatte. Dann landete das Ganze auf dem Boden. Ich machte mir Sorgen um die Zukunft der Wohnzimmereinrichtung, als mein Blick auf den Berg bunter Knete vor ihm fiel. Schneller, als ich sie wegziehen konnte, flog sie durch den Raum. Für einen Zweijährigen zeigte er bereits eine außerordentliche Begabung für Kricket.

Manche Leute würden sagen, er langweilte sich einfach und bekam einen Trotzanfall. Aber dieses Wort kam in unserem Haus vorübergehend nicht mehr vor; ich hatte es ersetzt durch «Kleinkind-Trauer». Das bedeutete, ich entschied im Zweifelsfall immer zu seinen Gunsten und versuchte es mit Trost anstatt Strafe. Dieses Mal verließen wir das Wohnzimmer und gingen ins Kinderzimmer, um uns tränenreich auszutauschen. Wie meine Therapeutin fragte ich ihn, was ihm jetzt am liebsten wäre, und er signalisierte mir, dass es ausreichen würde, wenn wir uns hinlegten und schön kuschelten.

Als wir auf dem Bett lagen, schenkte er mir verwirrenderweise ein kleines Lächeln, das sich schnell in wütendes Gebrüll verwandelte, was vermuten ließ, ich hätte etwas falsch gemacht. Dann kam wieder das Lächeln, dann erneut wütendes Gebrüll. Ich merkte, dass es sich um Jacksons Version des Urschreis handelte, also machte ich einfach mit – das war das erste Mal von vielen, vielen weiteren Malen bei vielen, vielen verschiedenen Anlässen. Wir stellten beide fest, dass es ein Direktventil für unsere Wut war, welches uns erlaubte, unseren Tag schneller wieder friedlich fortzusetzen, als ich es nach einem so heftigen Ausdruck für möglich gehalten hatte.

Aber es gab nicht nur Wut, Gewalt, Geschrei und Gebrüll; wir hatten auch sanftere, fröhlichere Zeiten. Genau wie ein spontanes Gebrüll unserem Zorn die Macht nahm, merkten wir auch, dass Tanzen uns zum Lachen brachte. Wir tanzten also durch Wohnzimmer und Küche, und ich sprang mit Jackson auf den Schultern in der Wohnung herum und sang «We Found Love» von Rihanna und «Locked Out of Heaven» von Bruno Mars, einfach um ein bisschen Lachen und Glücksgefühl in unser Zuhause zu bringen.

Und wenn wir der gemischten Gefühle unserer Tage müde waren, gingen wir zu Bett. Mein Sohn, ein Kind, das immer mit uns in einem Bett geschlafen hat, weil er sich einfach weigerte, anderswo zu schlafen, bestand darauf, auf der Seite seiner Mami zu liegen. Aber an jenem Abend, nach unserem Versuch mit dem Fußball und der Knete, insistierte er auf meiner Seite. Irgendetwas an diesem Seitentausch, daran, dass ich nun auf ihrer Seite lag, wühlte mich sehr auf. Jackson sah meine Tränen.

«Willst du Schnuller, Daddy?», fragte er und bot mir großzügig seine liebste Form des Trostes an. «Nimm Thomas, Daddy», befahl er außerdem und schob mir sein geliebtes Spielzeug in die Hand. «Nimm!», beharrte er und steckte den Schnuller in meinen Mund.

Ich beobachtete das Verhalten meines Sohnes genau, weil ich verstehen wollte, wie ich mich am besten um ihn kümmern konnte. Aber an diesem Abend bewegte es mich tief, als ich merkte, dass er das Gleiche für mich tat. Ungefähr um diese Zeit schrieb «Jackson» seinen zweiten Post für den Blog – damit ich besser verstand, was in seinem Kopf vorging.

> Gerade war ich an einem Ort, den ich gern mag, Peckham Pulse Soft Play, mit einem kleinen Kumpel und drei alten Heinis. Total super ist es da. Ballbecken, Riesenrutsche, Wackelbrücke, Tunnels, alles vorhanden. Normalerweise steht einer in der Ecke, der sich für sonst was hält und mit

Regeln um sich wirft, die sowieso keiner von uns befolgt. Heute hatte er wohl seinen freien Tag, also haben wir richtig losgelegt und echt einen draufgemacht.

Na, jedenfalls muss ich ein bisschen ausholen, sonst kapiert ihr das nicht. Ich habe in letzter Zeit ein ziemliches Frauenproblem. Klar, ich sehe gut aus und so, und die Mädchen stehen schon Schlange, aber das ist nicht die Art Problem, die ich meine. Ich mag sie einfach momentan nicht besonders, vor allem, wenn sie meinem Dad nahe kommen. So nach dem Motto: *Verschwinde! Mami würde dir eine runterhauen, wenn du ihrem Mann zu nah kommst.* Ich erledige einfach nur ihre Arbeit, weil sie ja nicht mehr da ist.

Und jetzt kommt's. Der Grund, warum ich heute ein bisschen was loswerden muss. Ich glaube, ich weiß, dass sie weg ist. Ich habe sie seit Ewigkeiten nicht gesehen und wiederhole immer wieder, was mein Daddy zu mir gesagt hat, dass sie mich nicht verlassen wollte, aber dass sie nie mehr zurückkommen kann. Trotzdem, eine Sache kapiere ich einfach nicht. Ich denke immer noch, sie ist da und dass ich sie gerade auf der Straße, im Park oder sonst wo gesehen habe.

Wie gesagt, im Moment kriegen die meisten Miezen von mir ein dickes, fettes «Interessiert mich nicht»: einen bösen Blick, einen lauten Lippenfurz oder irgendeine schlagfertige Antwort, die in meinem Kopf elegant und deutlich klingt, aber eher als ein «Ubbubbubbaabah, Thomas, Percy, Henry, Raaaar!» herauskommt. Doch wenn ich dann eine Dame erblicke, die ein bisschen aussieht wie meine Mami, bin ich der Charme in Person. Dann gerate ich total aus dem Konzept.

Also, ich war heute im Pulse, und diese Frau wollte mir helfen, bei einem Hindernis, das einfach zu hoch für mich war. Sie hatte schwarze Haut, genau wie Mami. Sie trug ihr Haar genauso wie Mami im Juli letzten Jahres. Ich glaube, sie war Französin, und vielleicht ein bisschen größer als meine Mutter, aber das ist von hier unten immer schwer zu beurteilen. Außerdem war sie albern und lustig, hatte kein Problem damit sich lächerlich zu machen, um die Kinder zum Lachen zu bringen. Der einzige wirklich krasse Unterschied war, dass diese Lady viel weniger Hemmungen hatte, ihre Beine zu zeigen. Seltsam, denn ich fand die von meiner Mami immer wunderschön.

Also, wir spielten, und ich hielt ihre Hand, zum ersten Mal seit Monaten glücklich in fremder weiblicher Gesellschaft, und es war, als wäre das, was ich so sehr vermisste, wieder da. Aber das Gefühl dauerte nur eine Minute. Ich bin vielleicht klein, aber nicht blöd. Ich erkenne meine Mami, wenn ich sie sehe, aber die Trauer kann einen wirklich durcheinanderbringen im Kopf. Also, Glück in der einen Minute und niederschmetternde Trauer in der nächsten. Ich habe Zeug ohne Ende zum Spielen, kann total frei da rumlaufen, und doch liege ich heulend am Boden und bin total durcheinander.

«Was ist los, Jackson?», hat Daddy gefragt, obwohl er es bestimmt schon wusste – das merkte ich an seinem Gesichtsausdruck. «Willst du darüber reden?»

«Nein, Daddy!», schrie ich, mit dem Gesicht nach unten auf dem Boden liegend, in Tränen aufgelöst.

Er ließ mich ein paar Minuten in Ruhe und kam dann wieder und fragte noch mal. Na ja, gebt mir ein Online-Forum wie Daddys Blog, ein MacBook Pro und die Zeit, meine Gedanken zu Ende zu denken, dann komme ich schon zurecht. Aber wenn man mich auf den Kopf zu fragt, breche ich in Stücke.

«Will Rosinen, Daddy», erwiderte ich unter Schluchzern.

Die Antwort kaufte er mir ebenso wenig ab, wie ich sie ernst meinte. So blöd ist er nicht, dass er meint, ich würde mich wegen ein paar getrockneter Trauben besser fühlen, wo ich doch seit meiner Geburt fast nie irgendein Obst gegessen habe.

## *Publikum im Konflikt*

Nach meinem Auftritt bei *BBC Breakfast* kamen mehrere Zeitschriften auf mich zu, darunter *Men's Health*; sie wollten einen Beitrag, der sich weniger um meine Familiengeschichte und mehr um männliche Trauer im Allgemeinen drehen sollte. An die rasch wachsende Facebook- und Twitter-Gemeinde des Blogs postete ich die Frage, ob jemand einen Trauerexperten kannte, mit dem ich sprechen könnte.

«Trauerexperten gibt es nicht», hieß es in einem Kommentar, «außer denen, die selbst so etwas durchgemacht haben.»

Das stimmte mich nachdenklich; vielleicht hatte dieser Mensch recht. Aber selbst wenn jemand getrauert hat, wie konnte jemand wirklich Experte für etwas sein, das jeden ganz anders bewegt? Schon jetzt nach nur drei Monaten stellte ich fest, dass die Hälfte der Behauptungen über die sogenannten Phasen der Trauer auf mich nicht zutraf. Außerdem war ich es leid, wenn mir Leute erzählten, wie ich mich wann fühlen würde. Wie sollte denn jemand einen blassen Schimmer haben, wie ich mich in Zukunft fühlen würde, wenn er weder etwas über meine Vergangenheit wusste noch den Menschen kannte, der ich vor diesem grauenhaften Ereignis war?

Das hat mir die Augen geöffnet. Ich hatte einen Blog über Trauer, der regelmäßig von vielen Leuten gelesen wurde – die vielleicht sogar Antworten suchten –, aber mir ging auf, dass er eigentlich nichts anderes war als eine Sammlung wahrer Geschichten. Er war kein Ratgeber für Trauernde, und ich war kein Experte. Ich war nur ich und stellte mich meinem Leben als Witwer, berichtete von meiner Erfahrung, jung verwitwet zu sein und für ein trauerndes Kleinkind zu sorgen. Ich schwor mir, niemals einen anderen trauernden Menschen gönnerhaft und herablassend zu behandeln, indem ich ihm Ratschläge erteile, mit denen vielleicht keiner außer mir selbst etwas anfangen kann.

Wie so oft lauerte hier ein Widerspruch. Ich konnte mich lebhaft erinnern, wie es gewesen war, im Bett zu sitzen, auf den Computerbildschirm zu starren und ganz naiv zu beten, dass ich Antworten, Lösungen, Heilmittel finden würde, die mein gebrochenes Herz reparierten. Wie kann man denn auch wissen, was man tun, wohin man sich wenden soll, wenn einem vorher nie so etwas passiert ist und es den meisten Leuten so viel Unbehagen bereitet, darüber zu reden? Besonders kompliziert wurde es dadurch, dass ich mir zwar Rat wünschte, aber wenn ich ihn bekam, geradeheraus ablehnte. Immer schien er von Leuten zu kommen, die es geschafft hatten, ihr Leben allmählich wieder aufzubauen, und für mich stand fest, dass meines endgültig kaputt war.

Oft heißt es, dass keine zwei Menschen auf dieselbe Weise trauern. Ich habe Geschichten darüber gehört, wie Trauer für Spannungen unter Angehörigen und Freunden sorgt, obwohl sie sich sehr nahe stehen, einfach weil die einen meinen, die anderen würden nicht so trauern, wie es sich gehört. Ich brauchte mich nur bei der Beerdigung meiner Frau umzusehen, um zu begreifen, wie unterschiedlich Menschen auf einen Todesfall reagieren. Meine Augen blieben trocken, während andere Trauergäste unkontrollierbar schluchzten. Wenn Konflikte und Emotionen so tief gehen, wird es immer Leute geben, die sich berechtigt fühlen, ihre Meinung zu sagen; daran musste ich mich gewöhnen.

Aber ich bezweifle, dass jemand dazu in der Lage ist, anderen Menschen zu erklären, wie es in ihnen aussieht und wie sie ihrer Trauer Ausdruck verleihen sollen.

«Was zum Teufel weißt du über den Tod?», bemerkte ein Kommentator zu meinem Blog. «Du trauerst, und alles, was dich interessiert, ist dein Blog», meinte ein anderer. «Hör auf, von deiner toten Frau zu reden, in einem Jahr bist du wieder verheiratet», prophezeite ein dritter. «Ich habe den Eindruck, wenn man sich ständig mit etwas beschäftigt, kommt man nie drüber weg», bemerkte jemand auf der Facebook-Seite von *BBC Breakfast*, kurz nachdem ich in der Sendung aufgetreten war.

Zu diesem Zeitpunkt war meine Frau erst seit zwei Monaten tot, und ich hatte nie behauptet, irgendetwas über Trauer zu wissen, außer wie es mir damit erging, als ich versuchte, mit dem plötzlichen Tod meiner Frau klarzukommen. Und auch das Bloggen an sich war mir nicht wichtig, das Einzige, was mir inzwischen am Herzen lag, war das Sammeln von Spenden, um hinterbliebenen Erwachsenen und Kindern Zugang zu Unterstützung zu ermöglichen, wenn sie in dieser schwierigen Zeit Hilfe brauchten. Dass ich wenige Wochen nach ihrem Tod noch über meine Frau sprach, kam mir nicht unvernünftig vor, und ich hatte gewiss nicht vor, wieder zu heiraten. Auch hatte ich keine Ahnung, wie ich jemals so schnell über ihren Tod hinwegkommen sollte, ob ich nun darüber redete oder nicht.

Diese Kommentare, und noch schlimmere, taten wahnsinnig weh. Als ein dreiunddreißigjähriger Mann – der die Schule, das College, die Universität und ungefähr zehn verschiedene Jobs hinter sich hatte – war mir schon seit einigen Jahren klar, dass man nicht jeden mögen kann, dem man begegnet, und man selbst auch nicht von jedem gemocht wird. Das ist einfach die Realität in der Welt, in der wir leben. Nachdem ich die unausweichlichen

Ängste der Jugendzeit hinter mir gelassen habe, ist es mir heute ziemlich gleichgültig, ob ich bei jedem, der mir über den Weg läuft, Anklang finde, weil mir klar ist, dass wir mit unseren verschiedenen Persönlichkeiten, Moral- und Wertvorstellungen unmöglich alle miteinander auskommen können. Aber auf meine Vernunft war nicht mehr recht Verlass, als ich nach dem Tod meiner Frau am Ende war; da herrschten die Trolle. Auch wenn ich tausend freundliche mitfühlende Nachrichten bekam, genügte ein einziger gemeiner Kommentar, und ich war tagelang am Boden zerstört. So wurde ich ein wehrloses Opfer für Leute, die auf die Schwachstellen anderer abzielen und Befriedigung daraus ziehen, jemandem, der bereits Qualen leidet, noch mehr Schmerz zuzufügen.

Aber im tiefsten Innern war mir klar, dass ich weitermachen musste. Nicht weil ich glaubte, dass ich irgendjemandem etwas schuldig wäre, und auch nicht, weil ich meinte, ich hätte Antworten parat, sondern weil ich meinem Sohn etwas hinterlassen wollte und weil der Tod meiner Frau nicht ganz umsonst gewesen sein sollte, das hatte ich mir vorgenommen. Also sagte ich mir, dass ich, so schwer es mir fallen mochte, den positiven Kommentaren Gehör schenken musste, die von vielen Menschen kamen. Und wenn mich Zweifel befallen (was immer noch vorkommt), denke ich nur an eine Art von Botschaft, die ich in ähnlicher Form von mehreren verschiedenen Leuten erhalten habe und die mir hilft weiterzumachen.

Ursprünglich hatte ich den Blog ja eingerichtet, um in Kontakt mit anderen jungen verwitweten Vätern zu kommen, es entbehrt also nicht einer gewissen Ironie, dass es die Nachrichten von jungen Müttern waren, deren Ehemänner oder Partner noch lebten, die mich am meisten bewegten. «Wenn mir je etwas zustoßen sollte, kann ich nur hoffen, dass mein Mann dich und deinen Blog findet.» Das war wohl die größte Annäherung an die Zustimmung meiner Frau, die ich kriegen konnte – andere junge Mütter versicherten mir, was ich zu sagen hätte, sei etwas wert. Aber ich kannte meine Frau gut genug, um zu begreifen, dass ich nur eins tun musste, um ihr Andenken in Ehren zu halten: unseren Sohn so aufziehen, wie sie es getan hätte.

Von vielen Seiten höre ich, ich könne stolz auf mich sein, weil ich das gesellschaftliche Tabu um Tod und Trauer gebrochen habe und offen über ein Thema rede, das so oft nur am Rande behandelt oder unter den Teppich gekehrt wird. Aber ich brachte es nicht fertig, das auch nur entfernt positiv zu sehen oder es mir als Leistung anzurechnen, wo ich doch innerlich von schrecklich negativen Gefühlen beherrscht war. Das Einzige, was mich wirklich berührte, waren die Geschichten derer, die mir mitteilten, auf welche Weise mein offener Bericht über meine Trauer ihnen in ihrem Kummer geholfen hat.

**Simon Hancox** wurde im Dezember 2012 Witwer, als seine Frau Annabel an Brustkrebs starb.

Wenn ich an die dunklen Tage und Nächte im Januar 2013 zurückdenke, schaudere ich. Mir wird kalt, mich packt die Angst, und ich fühle mich leer. Annabel, meine Frau und beste Freundin seit neunzehn Jahren, starb am 28. Dezember 2012 nach achtmonatigem Kampf an Brustkrebs-Metastasen. Unsere beiden kleinen Söhne, unsere Tochter und ich waren am Boden zerstört und wie betäubt.

Im Januar erzählte mir ein Freund von Bens Auftritt bei *BBC Breakfast*. Wie ich hatte er unlängst den Tod seiner Frau erlebt, wenn auch unter ganz anderen, tragischen Umständen. Ich sah mir das Interview an, las den Blog und hatte das Bedürfnis, mit ihm Kontakt aufzunehmen. Ich schrieb Ben eine Mail, und das Gespräch begann. Was sich sofort zeigte, war das Gefühl, nicht mehr allein zu sein. In meinem Kreis kannte ich niemanden, der etwas Ähnliches durchgemacht hatte wie ich. Ich wusste nicht, was ich sagen, was ich tun, wie ich mich verhalten sollte. Wie kannst du das wissen, wenn für dich und deine Familie die Welt zusammengebrochen ist?

Ben kam auf die Idee, einen geschlossenen Chatroom einzurichten, in dem Witwer miteinander in Kontakt kommen, ihre Ängste und Gedanken teilen und einander ganz allgemein emotional und praktisch unterstützen können. Und so entstand im Januar 2013 das Online-Forum. Scherzhaft bezeichneten wir es als den «Fight Club für Witwer».

Um zwei Uhr morgens fühlte ich mich meist einsam: Meine Freunde und Angehörigen waren heimgegangen, und meine Kinder lagen oben in ihren Betten. Da wandte ich mich an Ben und die anderen Witwer der Online-Gruppe – die oft auch in ihrem Kummer keinen Schlaf fanden –, und sie wandten sich an mich. Wir hörten einander zu, trösteten, schoben an, forderten heraus, weinten, fühlten mit und sprachen miteinander.

Ben und ich haben eine enge Beziehung aufgebaut, obwohl wir uns nie persönlich begegnet sind. Ich schätze ihn sehr, ich lächle und weine mit ihm und danke ihm von ganzem Herzen, dass er sich geöffnet und von seiner Reise berichtet hat. Dass ich auf diese Weise mit Ben und meinen ebenfalls verwitweten Freunden in Kontakt gekommen bin, hat mir ermöglicht, etwas Konstruktives zu tun, um mit meinem Verlust zurechtzukommen. Mit

Unterstützung meiner lieben Angehörigen und Freunde habe ich im Namen meiner verstorbenen Frau eine Stiftung gegründet. Annabel's Angels wurde im Mai 2013 gegründet.

**Emilie Adams**, Mutter von drei Kindern, verlor ihren Mann Rob im März 2012 durch einen Autounfall.

Als ich von Bens Geschichte erfuhr, drängte sich mir eine Parallele zu der Tragödie auf, die über mein Leben hereingebrochen ist. Ich suchte seine Website und vertiefte mich in seine Posts und die Kommentare der anderen Trauernden. An diesem Abend entdeckte ich viel mehr, als ich erwartet hatte. Ich fand Trost in der Erkenntnis, dass ich nicht allein war. *Life as a Widower* ist eine freundliche Gemeinschaft trauernder Menschen geworden, die alle im selben Boot sitzen, dieselbe Sprache sprechen, einander verstehen und in Zeiten der Not Trost spenden.

Mein Mann Rob starb im März 2012, nur wenige Monate, bevor Desreen ums Leben kam und ich über Bens Blog stolperte. Ich war noch niemandem begegnet, hatte mit niemandem gesprochen, der einen ähnlich schmerzlichen Verlust durchgemacht hat. Ich hatte nichts darüber gelesen, mit niemandem diskutiert, wie andere Leute in meiner Situation mit ihren Gefühlen umgehen. Von meinem großen Netzwerk aus Nachbarn, Freunden und Verwandten bekam ich viel Unterstützung, aber ich kannte buchstäblich niemanden, der selbst so etwas erlebt hatte. Als ich den Blog entdeckte, hatte ich das Gefühl, als hätte ich das Schlimmste hinter mir.

**Bill Wright** verlor im Januar 2013 seine Tochter Anni, einen Zwilling, die an einem Hirntumor verstarb.

Mitte Januar 2013, anderthalb Wochen nach dem erschütternden, schnellen, völlig unerwarteten Tod meiner zweijährigen Tochter Anni versuchte ich, aus meiner zombieartigen Umnebelung aufzutauchen und las etwas anderes außer der Grabrede, die ich für ihre Beerdigung geschrieben hatte und in zwei Tagen halten würde. Ich fing an, Artikel im *Guardian* zu überfliegen. Aber es war hoffnungslos; kein Thema interessierte mich. Ich wollte nur an Anni denken; alles andere spielte keine Rolle.

Dann stieß ich auf ein Feature, das Ben geschrieben hatte. Das Thema sprach mich an, vor allem die Tatsache, dass Ben einen zweijährigen Sohn hatte, der trauerte und völlig durcheinander war. Anni hatte ihren zweijährigen Zwillingsbruder Ed und ihre große Schwester Bella hinterlassen.

Es dauerte noch ein paar Wochen, bis ich mich stark genug fühlte, um Bens Blog zu lesen, aber sehr bald ertappte ich mich dabei, dass ich mich auf jeden neuen Eintrag freute. Der Blog gab mir Raum, Gedanken zu formulieren, die ich sonst nur innerlich verarbeitet hätte, aus Angst, bei anderen Unbehagen zu wecken.

Der Blog spielte auf meiner Trauerreise eine wichtige Rolle. Ben lud mich ein, Gastbeiträge zu schreiben. Ich war dankbar, dass ich die Möglichkeit erhielt, mich in der Trauergemeinde zu engagieren, die er ins Leben gerufen hatte. Anfangs hatte ich nicht vor, meinen Blog auch Leuten außerhalb zu empfehlen, abgesehen von meinen engsten Verwandten und Freunden. Aber ich dachte eine Weile darüber nach und erkannte, dass eines der größten Verdienste von Bens Blog darin bestand, die Leute zu bewegen, über ein ganz großes gesellschaftliches Tabu zu sprechen: Tod und Trauer. Also beschloss ich, meinen Post auf meiner Facebook-Pinnwand zu teilen.

Das war eine sehr gute Entscheidung. Als mein Beitrag erschien, trauerte ich seit vier Monaten und hatte in den vergangenen zwei Monaten nur sporadisch zur Arbeit gehen können. Es fühlte sich nicht ganz richtig an, reinzugehen, den Kopf einzuziehen und zu versuchen, mich normal zu verhalten, wo doch mein Herz und meine Nerven völlig kaputt waren. Als ich meinen Beitrag auf meiner Facebook-Pinnwand postete, bekamen Kollegen einen Eindruck davon, was meine Familie und ich durchmachten, und danach ging es mir viel besser, als wäre mir eine Last von den Schultern genommen. Es war mir nicht mehr wichtig, ein tapferes Gesicht zu machen.

Seither bin ich bei der Arbeit immer stärker geworden und arbeite jetzt seit drei Monaten wieder Vollzeit. Das hat meinen Seelenzustand entscheidend verbessert; es ist einfach eine Sorge weniger. Zu wissen, dass ich immer noch meine selbstgewählte Rolle als Beschützer von Annis Mutter, Bruder und Schwester erfüllen kann, hat mir mein Selbstvertrauen zurückgegeben. Ich werde Ben, seinem Blog und seinen Lesern immer dankbar für das sein, was sie dazu beigetragen haben.

**Tracey Brailsford** leitet ein Trauer- und Familien-Selbsthilfeteam in einem gemeinnützigen Hospiz in Chesterfield.

Auf Bens Blog bin ich kurz nach seinem Start gestoßen; einige seiner Blog-Posts habe ich in der Selbsthilfegruppe benutzt, die ich leite und in der jüngere Menschen zusammenkommen, deren Ehemann, Ehefrau, Partnerin oder Partner gestorben ist. Die Gruppe haben wir gegründet, weil sich bei diesem speziellen Verlust ganz bestimmte Probleme stellen: Jüngere Menschen stehen vor der Herausforderung, während ihrer Trauerzeit zu arbeiten, eine Hypothek abzuzahlen, allein für ihre Kinder zu sorgen, soziale Kontakte zu pflegen und sich vielleicht wieder zu verlieben.

Die Kraft der Gruppe ist die Gruppe selbst, und ich glaube, es ist dieselbe Kraft, die Ben beweist, indem er seine Geschichte erzählt. Trauer hat viel Ähnlichkeit mit Wahnsinn, und es ist beruhigend zu wissen, dass nicht nur du allein das so wahrnimmst. Trauernde sind oft erleichtert, wenn sie erfahren, dass sie nicht die Einzigen sind, die den Geburtstag ihres Partners einigermaßen überstanden haben und dann im Supermarkt zusammenbrechen, wenn sie den Lieblingsjoghurt ihres Partners sehen.

Menschen wie Ben tragen dazu bei, ein Tabu zu brechen, sie lehren die Menschen, offen über Tod, Sterben und Trauer zu sprechen.

Eine weitere Reaktion kam von einer Frau, die ihre Mutter verloren hat, als sie gerade einmal fünfzehn Monate alt war.

Es ist fast dreißig Jahre her, dass meine Mutter gestorben ist. Ich war fünfzehn Monate alt, als sie aus dem Haus ging, um mir Schuhe zu kaufen, und ihr Wagen mit einem Lkw zusammenstieß. Das Wissen darum, warum sie aus dem Haus gegangen war, hat mir jahrelange riesige Schuldgefühle bereitet, obgleich mir klar war, wie absurd diese Gefühle sind.

Über das, was passiert ist, weiß ich eigentlich nicht viel. Ich weiß ungefähr, wo es passiert ist, weil ich irgendwann den Mut aufbrachte zu fragen. Außerdem weiß ich, dass mein Dad Jahre später den Taxifahrer traf, der hinter dem Lkw gewesen war, aber was er ihm über diesen Tag gesagt hat, habe ich nie erfahren. Man hat mir gesagt, sie sei sofort tot gewesen, ich vermute allerdings, dass es eine Lüge war, um meine Gefühle zu schonen. Aber man hat mir sehr wenig erzählt, oder jedenfalls nicht genug. Und ich wurde nie ermutigt, darüber zu reden, also war es immer ein bisschen unheimlich, nach meiner Mum zu fragen, als wäre es etwas, was ich nicht tun sollte. Erst als ich sechs war und zum ersten Mal zu einer Psychologin ging, erfuhren die Erwachsenen, dass ich mir eingeredet hatte, sie sei gestorben, weil sie versehentlich den Blinker betätigt hatte. Als Kind dachte ich, wenn man den Blinker betätigt, würde das Auto einfach selbständig eine Kurve fahren.

Meine Beziehung zu meinem Dad ist immer noch ein bisschen angespannt. Ich liebe ihn, und wenn ich ihn sehe, gibt es gefühlvolle Momente, die mir sehr viel bedeuten. In meiner Kindheit war ich so stolz auf ihn, weil er sich zwei Jahre lang ganz allein um mich gekümmert hat, und darauf, dass meine Haare auf allen Kinderfotos immer perfekt gekämmt sind, und zwar so schön, dass sich andere Mütter schämen müssten. Bestimmt hat es ihm weh getan, als ich mit zweieinhalb Jahren eine Phase hatte, in der ich ein paar Frauen aus unserem Dorf «Mami» nannte. Aber das sind alles Dinge, über die wir nie gesprochen haben. Auch konnte ich ihn nie dazu bewegen, einzusehen, wie schrecklich meine Beziehung zu meiner Stiefmutter gewesen ist.

Bens Blog hat es ein bisschen leichter für mich gemacht. Obwohl ich Jackson nur darum beneiden kann, dass er einen Dad hat, der aus einer anderen Welt und einer anderen Zeit kommt als meiner, macht es mich froh zu sehen, dass er es richtig macht. Ben sieht meinem Dad nicht ähnlich, aber auf vielen Fotos von ihm und Jackson, hat er denselben Ausdruck in den Augen, und irgendwie bin ich überzeugt, dass mein Dad genau das Gleiche empfunden hat wie Ben, obwohl er nie darüber sprach. Und das lindert meinen Schmerz.

# *Weglaufen*

Bei meinem Versuch, nach dem Tod meiner Frau wieder ins Leben zu finden, spielte Fitness eine große Rolle. Wochenlang schien es fast so, als hinge mein Überleben von verschiedenen Muntermachern ab, die mich in Gang hielten, und von Beruhigungsmitteln, die mich bremsten. Ich musste Pillen schlucken, die den Reflux unterdrückten, damit ich überhaupt etwas essen und trinken konnte, und sobald sich mein Magen beruhigt hatte, schadete ich meiner Gesundheit mit einer Diät, die weitestgehend aus Zucker, Koffein, Alkohol, Valium und Schlaftabletten bestand.

Ich magerte ab, mein Gesicht war grau, meine Augen blutunterlaufen, und die Haut um die Augen schuppig und wund. In einem Kommentar auf einem lokalen Forum beschrieb mich jemand als «leere Hülle eines Menschen». Es tat schon weh genug, ich zu sein, aber es war auch richtig schmerzlich zu erkennen, dass die anderen es mir ansahen. Ich wollte nicht als Opfer betrachtet werden, und der Gedanke, dass mich Leute bemitleiden, war mir zuwider. Eigentlich mochte ich es auch nicht, dass sich die Leute so sehr um mich kümmerten. Und als ich eines Tages mein eigenes Spiegelbild sah – hager, blass, unrasiert und hohläugig –, war mir klar, dass der Einzige, der irgendetwas unternehmen konnte, damit es mir wenigstens körperlich besserging, der Mann war, der mir aus dem Spiegel entgegenblickte.

Ich fing wieder an zu laufen, um mich auf den Halbmarathon vorzubereiten, zu dem Desreen und ich uns im Vorjahr angemeldet hatten. Wir hatten vorgehabt, mit über einem Dutzend meiner Kollegen von der PR-Agentur teilzunehmen. Plötzlich allein, ohne meine Trainingspartnerin und mit wenig mehr als synthetischen Stimulanzien im Magen, die mich aufrecht hielten, hatte ich kaum die Energie, um vom Wohnzimmer ins Bad zu laufen.

Kaum jemand rechnete wirklich damit, dass ich teilnahm. Manche sagten, jeder würde es verstehen, wenn ich es nicht packte; dass es körperlich vielleicht zu hart und ohne Desreen an meiner Seite zu schwierig wäre. Seltsam, dass mir mehr Leute vom Laufen abrieten als vom Alkohol – fürs Trinken schien es immer eine gute Ausrede zu geben.

Schnell stellte ich fest, dass Fitness die Fitness anheizt. Je mehr ich lief, desto besser ging es mir, und je besser es mir ging, desto weniger war ich versucht, meinen Körper so schlecht zu behandeln. Und je besser es mir körperlich ging, desto klarer wurde mein Kopf beim Verarbeiten meiner Gedanken. Und je klarer ich wusste, was in meinem Kopf vorging, desto seltener quälte ich mich mit ständigen Grübeleien über das, was Sache war: die polizeilichen Ermittlungen, die bevorstehende Gerichtsverhandlung, Jackson allein aufziehen, allein sein, wieder zur Arbeit gehen.

Am 17. Februar, der Tag, an dem der Halbmarathon stattfand, fühlte ich mich fit. Ich war trainiert, ziemlich gut in Form, und ich hatte einen meiner Trauzeugen an meiner Seite – Woody würde Desreen spielen. Trotz einer Verletzung und seiner Abneigung gegen Langstreckenlauf beschloss er, mich als bester Kumpel moralisch zu unterstützen.

Desreen mochte ihn unheimlich gern. Wir verbrachten oft den Samstagnachmittag zusammen, und sie und ich hofften inständig, dass Jackson ein Nickerchen machen würde, damit wir drei Erwachsenen quatschen konnten. Allerdings kam ich kaum zu Wort. Woody war einer der wenigen engen Freunde, die noch kein Kind hatten, und ich glaube, Dessie gefiel es, seine nächtlichen Abenteuer auf diese Weise mitzuerleben. Ziemlich sicher schmückte sie seine Heldentaten in ihrer Phantasie genussvoll aus und zog aus seinen Geschichten Schlussfolgerungen, die mit der Realität herzlich wenig zu tun hatten.

Als Woody und ich am Start standen, rechnete er offensichtlich damit, dass es mir nicht gutging. Desreen hätte da sein sollen, nicht er, und ich kann mir vorstellen, dass er glaubte, ich wäre völlig am Ende und entmutigt angesichts der körperlichen und seelischen Herausforderung. Aber es war nicht der Halbmarathon, der mich nervös machte – es war die Tatsache, dass es der *Brighton*-Halbmarathon war.

Brighton war für Desreen und mich ein besonderer Ort, mit dem sich wunderbare Erinnerungen verbanden. Ein paar Wochen, nachdem wir uns kennengelernt hatten, wurde uns klar, dass wir bisher nur in Bars, Clubs und auf Konzerten gewesen waren, immer unter anderen Leuten, und kaum Zeit allein miteinander verbracht hatten. Allmählich machte ich mir Sorgen, dass wir noch keine Gelegenheit dazu gehabt hatten festzustellen, wie gut wir miteinander auskamen. Also buchte ich, als junger PR-Fachmann mit sehr wenig Geld auf dem Konto, für ein ruhiges Wochenende ein Hotel für uns in Brighton. Für den Abend zuvor, so versprachen wir einander, wollten wir jedes Angebot auszugehen ablehnen.

«Außer Jay Kay von Jamiroquai ruft an», meinte Desreen. «Den finde ich gut.»

Ich war davon überzeugt, wir hätten eine ziemlich wasserdichte Abmachung getroffen, aber ich täuschte mich. Auf der Busfahrt zurück zu ihrer Wohnung, nach einem Nachmittag, den wir mit einem Spaziergang in der Nähe vom Londoner Tower verbracht hatten, wie ein frisch verliebtes Paar, das nichts Rechtes mit sich anzufangen weiß, kam ein Anruf ihrer Freundin Emma. Simon, Emmas damaliger Freund und Gitarrist der Brand New Heavies, hatte vier Tickets für ein privates Jamiroquai-Konzert in Holborn ergattert.

«Tut mir leid, Benji, sieht so aus, als würden wir heute Abend doch ausgehen», teilte sie mir mit, während ich die Augen verdrehte.

Das Konzert war ein kompletter Reinfall, weil die Verstärker ausfielen und das weitgehend betrunkene Publikum randalierte, anstatt sich auf das Unplugged-Set mit akustischen Gitarren einzulassen, mit dem es die Band versuchte. Aber Desreen sah umwerfend aus, und nachdem wir uns die Mühe gemacht hatten, uns in Schale zu werfen und auszugehen, einigten wir uns darauf, auf Simons Einladung hin den Rest des Abends im Privatclub Soho House zu verbringen.

«Was ist denn mit Des passiert?», fragte Simon. «Sie hat noch nie so gut ausgesehen.»

Vielleicht war sie einfach glücklich. Und vielleicht sorgt Glück dafür, dass Leute gut aussehen, so wie Unglück sie krank aussehen lässt.

Wir hatten so viel Spaß, dass wir uns erst gegen Mitternacht auf den Heimweg machten, damit wir am nächsten Morgen früh aufstehen und nach Brighton fahren konnten.

Nach dem extrem vornehmen Abend mit Champagner fielen wir ins andere Extrem und stiegen in den Nachtbus vom West End zu Desreens Wohnung in Dalston – und das in einer Zeit, als Dalston weder hip noch im Kommen war. Desreen schlief während der gesamten Fahrt. Sie ist der einzige Mensch, den ich kenne, der zwischen zwei Bushaltestellen einnicken und in Tiefschlaf fallen kann, aber diesmal war es anders. Sie war nicht einfach eingedöst, sondern wirkte wie bewusstlos – überhaupt nicht mehr ansprechbar. Sie kuschelte sich an mich, und ich dachte, die Dreiviertelstunde im Bus würde reichen, um sie wieder fit zu machen, sodass sie wenigstens den kurzen Weg von der Haltestelle zu ihrer Wohnung zu Fuß bewältigen konnte. Wieder täuschte ich mich.

Ich bugsierte sie zum damals noch stets offenen Ende des Routemaster-Busses, und sie purzelte mehr oder weniger aus dem Bus auf die Straße, was sie aber keineswegs aus dem Schlummer riss. Und da lag sie nun: Elegant gekleidet hatte sie es sich auf den schmutzigen Pflastersteinen Ostlondons bequem gemacht und war nicht von der Stelle zu bewegen.

Später fand ich heraus, dass Desreen eine Meisterin der Selbstdiagnose war. Bevor wir an diesem Abend ausgingen, hatte sie wegen ihres neuesten «Leidens» – drohende Herzinsuffizienz – einen Betablocker geschluckt. Es stellte sich aber heraus, dass sie die Packungsbeilage falsch interpretiert hatte. Anscheinend hatte sie geglaubt, man sei dazu *aufgefordert*, die Pillen mit reichlich Alkohol hinunterzuspülen.

Es dauerte nicht lange, bis jemand anhielt und fragte, was zum Teufel denn los sei und was ich mit ihr gemacht hätte. Wahrscheinlich dachte er, es wären K.-o.-Tropfen im Spiel. Während ich versuchte, diesem ziemlich einschüchternden Typen zu erklären, sie hätte zu viel getrunken und würde seit ihrer Geburt bei der geringsten Bewegung einschlafen, wachte sie auf, zerrte am Ärmel des Mannes, deutete auf mich und sagte: «Er hat mich geschubst!»

Es ist wohl überflüssig zu erwähnen, dass Brighton nicht nach Plan lief. Wir kamen an, Desreen kroch sofort ins Bett, rief den Room Service an und schlief ein. Ich glaube, in diesem Moment fing ich an, sie genauso zu mögen, wie sie war – lebenslustig, unterhaltsam, frech und zu nichts zu gebrauchen, wenn sie müde war. Sie hatte tausend Eigenschaften, in die ich mich noch verlieben würde, und ich hatte das Glück, an diesem Wochenende viele davon zu erleben. Brighton war für mich daher etwas sehr Besonderes, so sehr, dass ich vier Jahre später wieder hinfuhr, um ihr in einem hübschen, winzigen, altmodischen Juweliergeschäft in The Lanes einen Verlobungsring zu kaufen.

Als ich am Start stand, hätte ich erwartet, dass sich meine Gedanken bei dem 21-Kilometer-Lauf an diesem Tag eher auf Herzensangelegenheiten richten würden als auf die Kraft in meinen Beinen. Aber stattdessen war mein Kopf praktisch leer, als sich meine Füße in Bewegung setzten.

Tausende von Menschen mit Nummern und in Joggingschuhen, schweißgebadet, Energiedrinks schlürfend, drängten sich auf der Route. Die Sonne gab einen seltenen Gastauftritt, und sowohl Zuschauer als auch Läufer trotzten dem Februarwetter in Shorts und T-Shirts. Jubelrufe, Möwenschreie und der Ärmelkanal lieferten den Soundtrack für den Küstenlauf, und ich holte eine Medaille für die eine Stunde, sechsundfünfzig Minuten und dreiundfünfzig Sekunden, in denen ich die Strecke bewältigte. Meine Arbeitskollegen, Woody und ich sammelten dabei mehrere tausend Pfund Spenden für eine gemeinnützige Organisation, die Unterkünfte für verwaiste Kinder baut, die in Südafrika in einem eigenen Haushalt ganz auf sich gestellt in extremer Armut leben. Es schien mir ziemlich passend und sehr schmerzlich, dass wir mit den Spenden schwarzen Kindern halfen, die zu früh ihre Eltern verloren hatten.

Seltsamerweise kamen mir, während ich lief, keine speziellen Erinnerungen an Urlaubstage mit Desreen am Meer in den Sinn. Ich lief an vielen Stellen vorbei, die Kulisse für Augenblicke unserer Beziehung gewesen waren, aber ihr Anblick quälte mich irgendwie nicht. Ein überwältigendes Gefühl von Traurigkeit, mit dem ich immerhin so weit rechnete, dass ich ein Taschentuch eingesteckt hatte, blieb aus. Ich rannte einfach los, dankte Desreen für den Sonnenschein, küsste ihren Ehering, der jetzt neben meinem an meiner linken Hand steckt, und machte mich auf den Weg zur Ziellinie.

Ich hatte bei meiner Ankunft in Brighton mit dramatischen Emotionen gerechnet. In meiner Phantasie sah ich mich den letzten Streckenabschnitt in Zeitlupe laufen, musikalisch begleitet von «Chariots of Fire» von Vangelis, während Tränen über mein Gesicht rinnen, wie man sie von Olympiasiegern kennt, und ich dann zusammenbreche, um die Liebe meiner verstorbenen Frau weinend. Stattdessen bekam ich eine Medaille, einen ziemlich üblen Krampf und eine Geschenktüte mit einem Marsriegel und einer Tüte salziger Chips, die ich mit einem süßen Getränk hinunterspülte, das gegen den Krampf helfen sollte. Und dann saß ich da auf dem Bordstein und wartete darauf, dass aus meinen körperlichen Schmerzen seelische würden – aber es passierte nichts.

Das war die erste von vielen Episoden einer vorhersehbar unvorhersehbaren Trauer, in denen die emotionalen Reaktionen oft anders sind als erwartet – nicht so wie im Film. In einer Verfilmung meines Lebens hätte die Menge mich mit ihren Jubelrufen über die Zielgerade getragen, hätte dem tapferen, eben erst verwitweten Mann applaudiert, der es schafft, so kurz nach dem Tod seiner Frau einen Fuß vor den anderen zu setzen. Ein ergreifendes Lied wäre erklungen, vorgetragen von einem tollen Chansonnier. Ab Kilometer 18 wären die Tränen geflossen. Andere in meiner Umgebung wären so gerührt gewesen, dass der Meeresspiegel an der Küste wegen des Salzwasserzuflusses angestiegen wäre. Ich hätte mir mein Hemd vom Leib gerissen, die Initialen unserer kleinen Familie geküsst, die auf meiner Brust eintätowiert sind, und wäre dann auf einer Trage weggebracht worden, während ich mich von dem Schmerz in meinem Herzen und in meinen Beinen erholte.

In Wirklichkeit hockte ich einfach da, warf Salz und Zucker ein und plauderte mit einem Mann, der mich überhaupt nicht kannte. Und nach dem Abschied von Woody, der nach dem Lauf sofort nach Manchester weitermusste, verbrachte ich mit meinen Kollegen einen recht netten Tag bei Guinness und Starkbier mit Kaffeearoma. Wir aßen zu Mittag, sprachen über den Halbmarathon, tranken zu viel und fuhren dann mit einem Bummelzug zurück nach London. Ich kam zur Tür herein mit einer Medaille, einem Lächeln und Dan, der mich netterweise vom Bahnhof abgeholt hatte, und hörte sofort das schönste Geräusch, das es gibt: meinen Sohn, der erfreut, mich wiederzuhaben, meinen Namen ruft.

Die weniger dramatischen, aber echten Emotionen, die noch kamen, würden im Film nicht gezeigt werden. Ich hatte sie mir selbst nicht vorstellen können. Aber um vier Uhr wachte ich auf und stellte fest, dass Jackson praktisch auf meinem Kopf schlief; das übergroße Bett hinderte ihn nicht daran, mir auf den Pelz zu rücken. Also verlagerte ich mich in die linke Betthälfte, in der meine Frau zu schlafen pflegte, und dann kamen die Tränen.

Ich dachte daran, dass sie mit mir in Brighton hätte sein sollen. Dass jetzt zwei Medaillen an der Wand hängen müssten. Wie sie durch Multitasking die London Fashion Week und den Halbmarathon gleichzeitig bewältigt hätte. Wie ich sie an der Ziellinie umarmt hätte, statt auf dem Pflaster hockend mit einem Fremden zu reden, während sich meine Waden zusammenkrampften. Und ich musste auch daran denken, wie sehr mein Sohn seine Mum vermissen würde, die nicht nur den Lauf verpasst hatte, sondern auch die Möglichkeit, ihr geliebtes Kind aufwachsen zu sehen.

Es war nicht wie im Film, aber nach meiner Erfahrung ist Trauer auch nicht filmreif. Die echte Version ist so schlimm, dass niemand sie würde sehen wollen.

# *Abgesagte Zukunft*

Nicht ein einziges Mal habe ich daran gedacht, dass ich eine positive Haltung zum Tod meiner Frau entwickeln sollte. Ein solches Selbsttäuschungsmanöver hätte enorme Energie gekostet, Energie, die ich nicht hatte; aber nicht nur das, es kam mir einfach gar nicht in den Sinn. Von der Kraft des positiven Denkens halte ich nicht so viel: Es gibt ja Leute, die in die Londoner U-Bahn steigen und sich einbilden können, ihnen sei kalt, wenn in den Straßen eine Hitzewelle tobt. Ich neige eher dazu, schweißgebadet in einem Zug zu stehen, in dem es bullig heiß ist, ob es mir passt oder nicht. Es war mir unmöglich, vor der niederschmetternden Lebenswirklichkeit nach Des' Tod wegzulaufen.

Spaß hatte für mich immer zum Leben gehört, weil er sich von selber einstellte. Plötzlich erschien er mir erzwungen – etwas, das mich momentan berühren konnte, aber nicht ohne emotionale Folgen wie Scham, Schmerz und Trauer. Mein Leben war immer schön und fröhlich gewesen, und eines Abends wurde es mit einem Schlag tragisch und melancholisch. Manchmal merke ich, dass die Leute wollen, ich sollte wieder der Mensch werden, der ich einmal war – sie wollen, dass ich wieder Kontakte pflege oder so unbekümmert lache wie früher –, aber ich glaube nicht recht, dass ich das je wieder tun werde. Wenn wir wegen der Ereignisse in unserem Leben sind, wie wir sind, wie kann dann etwas so Einschneidendes je wieder aus mir getilgt werden? Und warum sollte ich das wollen?

Ich hätte versuchen können, den Rauschzustand aus positiver

Stimmung und Adrenalin festzuhalten, den ich durch mein Lauftraining, meinen Blog, meine Medienarbeit und mein gemeinnütziges Engagement geschaffen hatte; aber das wäre so gewesen, als wollte man die Nacht durchfeiern und die gelungene Party nie enden lassen. Man kann immer weiter- und weitermachen, aber je länger man wartet, ehe man nach Hause geht, desto schlimmer fühlt man sich am nächsten Tag. Als mein Trauerkater schließlich kam, traf er mich hart. Da musste ich durch, so viel war mir klar; den Schmerz zu betäuben hätte ihn nur verlängert. Alles musste sich beruhigen. Ich musste besser mit meinem Körper umgehen, dem ich, wieder einmal, durch falsches Essen und Trinken schwer zugesetzt hatte; ich musste aufhören, jedes Angebot, etwas zu schreiben, jede Einladung zu einem Medienauftritt anzunehmen; und wahrscheinlich brauchte ich auch eine Kontaktpause zu anderen Trauernden, deren Schmerz ich über den Blog immer mehr durchlebte; außerdem brauchte ich Zeit und Raum, um wirklich meine Gefühle zu fühlen und wirklich meine Gedanken zu denken.

Unpraktischerweise fiel diese Erkenntnis mit meiner Rückkehr ins Arbeitsleben nach vier freien Monaten zusammen. Ich hatte das Pech und das Glück, dass ich eine längere Auszeit nehmen konnte. Meine Arbeitgeber räumten mir ein, mir so viel Zeit zu lassen, wie ich brauchte. Und auch wenn sie es nicht getan hätten, ich bin sicher, dass ich nicht früher wieder am Arbeitsplatz erschienen wäre. Ich bin inzwischen der Ansicht, dass manche Dinge – vielleicht sogar die meisten – wichtiger sind als die Karriere.

Am liebsten wäre ich noch sehr viel länger freigestellt gewesen. Mein kleiner Sohn hatte das Glück gehabt, nach seiner Geburt zehn Monate mit seiner Mami zu verbringen und eine Bindung und Beziehung aufzubauen, die in der Regel einem Kind und seiner Mutter vorbehalten ist. Jetzt, da sie fort war, hatte ich das Gefühl, dass er und ich diese Chance auch brauchten. Aber für mich war es an der Zeit, mich wieder an den Schreibtisch zu setzen. Das Versprechen, nach vier Monaten zurückzukommen, hatte ich bloß gegeben, weil das, so wie der Urlaub zwei Monate nach Desreens Tod, so weit weg schien, als wir es vereinbarten.

Ein halbes Jahr zuvor war ich in der Firma zum Geschäftsführer aufgestiegen, ungefähr zur selben Zeit hatte Desreen ihre eigene Modeagentur gegründet, und wir hatten das Gefühl gehabt, auf dem Weg nach oben zu sein. Dann plötzlich, freiwillig zurückgestuft und durch die Umstände ernüchtert, war das *Wir* jetzt nur noch ein *Ich*, und mir war klar, dass es mit meiner Karriere von nun an bergab ging. Und ich scherte mich einen Dreck darum. Mit sechzehn hatte ich beschlossen, was ich mit meinem Leben anfangen wollte, in der Branche arbeite ich seit meinem achtzehnten Lebensjahr, und fünfzehn Jahre später stand ich auf der Spitze meiner persönlichen Karriereleiter. Aber es wäre mir komplett gleichgültig gewesen, wenn mein Arbeitgeber mich als Geschäftsführer abgesetzt und mit der Aufsicht über den Fuhrpark betraut hätte. Der einzige Titel, der mich zu dem Zeitpunkt interessierte, war Daddy. Das Geld war mir nicht mehr wichtig genug, um mich besonders für die Arbeit zu interessieren. Genug zum Überleben und ein harmonisches Leben mit Jackson war alles, was ich brauchte.

Im Grunde wusste ich, dass ich mich darauf konzentrieren sollte, unser Leben wiederaufzubauen, aber dann fand ich mich an einem Schreibtisch und in einer Beschäftigung wieder, die mir emotional nichts bedeutete. Ich arbeitete für andere, während ich es viel nötiger gehabt hätte, an mir und für meinen Sohn zu arbeiten.

Viele Leute meinten, die Arbeit wäre eine gute Abwechslung

für mich; sie würde mich auf andere Gedanken bringen. Allerdings wollte ich an nichts anderes denken. Und selbst wenn ich es gewollt hätte, meine Synapsen waren schlicht anders verdrahtet.

In dieser Hinsicht ist jeder anders. Zac hat seine Schwester Zoë durch Selbstmord verloren, als er noch studierte. Wir sprachen über seine Trauer um sie und um Desreen, und er sagte mir, er sei imstande, seinen Kummer abzuschotten und würde vielleicht später versuchen, seine Trauer um beide nachzuholen. In mancher Hinsicht sind Zac und ich uns ziemlich ähnlich: Wir arbeiten in derselben Branche, haben Spaß an denselben Dingen, finden dieselben Witze lustig, und manche Leute behaupten, dass wir uns sogar ähnlich sehen; aber wie wir beide mit Trauer umgehen, ist völlig unterschiedlich. Dieser offenkundige Unterschied bei zwei sonst so ähnlichen Menschen zeigte mir, wie schwierig es ist, die Reaktion eines anderen auf Verlust zu beurteilen, ganz gleich, ob es sich um einen engen Freund oder einen Außenstehenden handelt. Für mich selbst stelle ich fest, dass sich mein Verstand meist mit mehr als einer Sache beschäftigt. Und eine davon ist *immer* Desreen. Es spielte also keine Rolle, ob ich in Fitzrovia an meinem Schreibtisch hockte oder mich auf einer Sonnenliege in Südfrankreich räkelte, meine Trauer würde mich immer begleiten.

Als ich wieder zur Arbeit ging, sorgte das ganze Drum und Dran der Normalität – das Pendeln zur Arbeit, mein Schreibtisch, die Besprechungen, die Begegnung mit Freunden und Kollegen – dafür, dass ich mich eindeutig anormal fühlte. Schon nach wenigen Tagen war mir klar, dass es viel zu früh war für den Anlauf, meinen Seelenzustand in irgendeiner Weise ändern zu wollen. Am liebsten wäre ich wieder in meinen Kokon gekrochen und hätte mich von der Außenwelt abgeschottet. Ich kehrte in mein «normales» Leben zurück, während mir nichts an meiner Existenz noch normal erschien. Den ganzen Tag dachte ich nur an Jackson und Desreen. Von meiner Verantwortung im Beruf fühlte ich mich völlig losgelöst.

Ich glitt in eine Art Depression ab; nicht unbedingt behandlungsbedürftig, eher situationsabhängig – so als würde ich in ein Loch abrutschen, aus dem man nur schwer wieder herauskriechen kann. Der Versuch einer Rückkehr ins Leben machte mir klar, wie viel ich verloren hatte. Die Wiederaufnahme alter Gewohnheiten – mein Lieblingsplatz im Bus, die tägliche Lektüre der kostenlosen Tageszeitung *Metro* – täuschten meinem Gehirn vor, es hätte sich nichts verändert. Immer öfter ertappte ich mich dabei, dass ich zum Telefon griff, um Desreen anzurufen.

Eines Morgens sah ich ein Foto von Romeo Beckham, der in einer Zeitung, die ich auf dem Weg zur Arbeit las, für Burberry posierte. Desreen hätte diese kleine Klatschgeschichte gefallen. Bevor ich wusste, was ich tat, griff ich nach meinem Handy und hielt es ans Ohr. Und da hockte ich, der einzige Mensch im Bus – vielleicht auf der ganzen Welt –, der über einen süßen Knirps mit kleinen Zahnlücken in einem teuren Designer-Jackett Tränen vergießt.

Tränen auf dem Weg zur und von der Arbeit waren an der Tagesordnung. Manche Pendler sahen mich wahrscheinlich öfter um meine Frau weinen, als sie während der Arbeitswoche ihre eigenen Partner sahen. Das lag wohl daran, dass ich eigentlich nur im Bus, obgleich umgeben von Fremden, mit meinen Gefühlen allein war. Dass ich vor meinem Sohn weinte, kam nur noch selten vor, vielleicht weil er mich glücklich machte, und vielleicht auch, weil er mich mit seinen völlig unvorhersehbaren Launen auf Trab hielt. Manchmal regte ich mich unheimlich auf, wenn er seine Mami erwähnte, dann wieder freute ich mich plötzlich darauf, mit ihm über sie zu reden. Ich wünschte mir, dass er über sie sprach, damit ich sah, dass er nicht anfing, sie zu vergessen. Jetzt hoffe ich inständig, dass er sie nie vergessen wird. Wahrscheinlich dachte ich, wenn ich mit Jackson zusammen war, vor allem an seinen Verlust, und nur allein im Bus an meinen eigenen. Vielleicht erlaubte mir meine Situation als Vater eines Kleinkinds, um das ich mich kümmern musste, einfach nicht so viele Momente, in denen ich Desreen wirklich vermissen konnte. Nicht dass ich keine Zeit gehabt hätte, meine Frau oder die Mutter meines Kindes oder die Frau, mit der ich zusammengelebt habe, zu vermissen, aber vielleicht hatte ich den Kopf nicht frei, um wirklich *Desreen* zu vermissen – die junge Frau, die ich an einem Abend um die Weihnachtszeit 2004 kennenlernte. Aber wenn ich im Bus saß und meinen Gedanken nachhing, kam mir Desreen in den Sinn. Und dann liefen mir Tränen übers Gesicht, kaum verborgen durch die Sonnenbrille, die ich auch an grauen Tagen trug. Vermutlich hielten mich manche Leute für überheblich und andere für psychisch labil.

Lustige Erinnerungen stellten sich ein, die mich einen Moment lang lächeln ließen, ehe aus dem Lächeln Trauer wurde. Ich dachte daran, wie ich das Wohnzimmer saugte und Desreen danach den Staubsauger wieder hervorholte und noch mal durchsaugte, weil ich «es nie ordentlich machte». Ich erinnerte mich, wie sie ihre Eier so lange kochte, bis das Eiweiß grau wurde, und sie danach mit so viel Pfeffer bestreute, dass sie schwarz wurden: «Meine Spezialpfeffereier, Benji!» Und mir fiel ein, wie wir einmal im Zug saßen, um ihre Eltern in Hampshire zu besuchen und direkt vor unserer Nase eine ältere Dame sich die Seele aus dem Leib hustete. Als sie sich – wenigstens vorübergehend – erholt hatte, zog sie ihre Jacke aus, und zum Vorschein kam ein knallig pinkfarbener Pullover, der sich mit dem leuchtenden Orange ihres

Rocks biss. Ich sah eine alte Frau, die meines Erachtens bald im Grab liegen würde. Wie üblich sah Desreen etwas anderes – sie musterte die Frau von oben bis unten, nickte anerkennend und sagte zu mir gewandt: «Scharfer Farbkontrast.» Wenn ich allein war, vermisste ich die Persönlichkeit, nicht nur die Person.

Dass ich mein altes Leben teilweise wiederaufnahm, führte dazu, dass es mir noch mehr fehlte, aber mein altes Leben konnte ich niemals wiederhaben. Es war Geschichte. Die Ironie dabei war, dass ich mich bei dem Versuch, nach vorn zu schauen, fühlte, als würde ich mich rückwärts bewegen. Früher wäre rückwärts in Ordnung gewesen, weil mein altes Leben so lustig gewesen war, aber rückwärts ohne Desreen war einfach zu hart. Alles, was ich tat, tat mir weh.

Wenn ich an meinem vertrauten Schreibtisch saß, fachsimpelte und Tee trank, hätte ich mich normal fühlen können, aber in Wirklichkeit kam ich mir völlig fehl am Platz vor. Ich vermisste die Spielzeugeisenbahnen, die mich zu Hause verrückt machten, und ich vermisste ihren bezaubernd rechthaberischen kleinen Lokführer. Manche behaupteten, die Gesellschaft von Freunden und Kollegen könnte helfen, aber je normaler sie sich in meiner Gegenwart verhielten, desto verschrobener fühlte ich mich. Ich fragte mich, ob neue Freunde, oder sogar Fremde, eine Lösung wären. Aber wenn ich irgendwelchen Quatsch mit Leuten redete, die meine Situation nicht kannten, wollte ich eigentlich bloß darüber reden, wie sehr mir meine Frau fehlt und wie sehr ich meinen Sohn liebe. Ich wünschte mir einfach nur, wir drei wären wieder als Familie zusammen und würden alles Mögliche planen oder die Seele baumeln lassen.

Das Leben, das ich liebte, lag in der Vergangenheit, und ich versuchte in der Gegenwart zu leben, umgeben von Menschen, die voller Motivation an die Zukunft dachten, während die meine storniert war. Die Leute behaupteten, die Zeit würde Wunden heilen, aber die Zeit machte mich nur noch konfuser. Und je mehr Zeit verstrich, desto schwerer fiel es mir, an den Tod meiner Frau zu glauben und ihn zu akzeptieren.

Wenn ich mir Fotos von Desreen ansah, regte mich das nicht auf. Ich verlor mich in den Bildern, unternahm eine Reise zurück in die dreidimensionale Welt, in der sie entstanden waren. Sie machten mich glücklich. Ich erinnerte mich an unsere Gespräche und hörte uns beide lachen. Auf Videos, die sich auf unseren herumtänzelnden Sohn konzentrierten und nur die Beine meiner Frau einfingen, konnte ich mir auch den Rest ihres Körpers vorstellen, ihr lächelndes Gesicht und ihren Kopf, der sich im Rhythmus der Musik wiegte. Dann war ich wieder dort, in jenem Moment, und wir waren wieder eine Familie. Und ich war selig. Sie war immer noch da. Sie war nicht gegangen. Ich malte mir aus, ich würde sie wiedersehen, weil unsere Zukunft ohne sie einfach nicht greifbar schien. Wenn mein Sohn mir sagte, er wollte seine Mummy zurück, erklärte ich ihm, sie sei fort und könne nicht wiederkommen, aber es klang wie eine Platte, die hängt; es war nur ein vorgefertigter Text, verlesen von einem Mann, der selbst nicht an die Worte glaubte, die er sagte.

Dann setzte die Wirklichkeit ein. Ich dachte weniger über das nach, was ich einmal gehabt hatte, und mehr darüber, was ich nie wieder haben würde. Ich war nicht nur verwitwet, sondern auch ohne Gefährtin. Ich hatte meine beste Freundin verloren. Wenn ich in den Spiegel starrte, sah ich den Menschen, der ich vor fast zehn Jahren gewesen war, nur dass ich jetzt ein Kind hatte, meine Stirn voller Falten war und ich keinen Schlaf fand. Ich fühlte mich, als hätte mein Leben einen gewaltigen Schritt rückwärts gemacht in die Zeit, als ich noch alleinstehend und ungeliebt war, und dennoch war ich mit einem Schlag in ein beängstigendes *neues*

Leben katapultiert worden – eines, in dem ich möglicherweise wieder Glück finden, aber, so meine Vermutung, nie wieder die echte unverdorbene Freude der Unschuld erleben würde.

Vielleicht hat niemand von uns wirklich Kontrolle über die Zukunft, aber weil wir so viel Zeit damit verbracht hatten, meine, unsere Zukunft zu planen, wurde es unmöglich, ihren Verlust nicht zu betrauern. Ich fing an, um etwas zu trauern, das nie existiert hatte. Mir war, als hätte ich jemanden verloren, der mir nie begegnet war. Jemanden, der mir nie begegnen würde, der nie geschaffen worden war. Ohne Anlass begann ich über das zweite Kind nachzudenken, das wir nicht hatten, und ich begann, auch um unsere Tochter zu trauern.

Am Nachmittag des Tages, an dem Desreen starb, redeten wir über unser zweites Kind.

«Dessie, ich weiß, das ist jetzt echt kindisch, aber seit ich letzte Woche Lucia gesehen habe» – die neugeborene Tochter von Desreens bester Freundin –, «wünsche ich mir wirklich noch ein Baby. Es wäre schön, wieder mit einem Baby zu kuscheln.»

Sie lachte mich aus, weil ich, nur um zu kuscheln, all die früheren finanziellen und beruflichen Bedenken über Bord werfen wollte, für die sie mich getadelt hatte.

Es heißt, man könnte nichts vermissen, was man nie gehabt hat. Rein theoretisch vielleicht nicht. Aber ich weiß jetzt, dass es weh tut, etwas nie zu kriegen, was man sich so sehr gewünscht hat.

# *Frühling*

## *Elterliche Begleitung*

Obwohl ich mit einem Mal um das zweite Kind trauerte, das ich nie haben würde, hörte ich nie auf, mich an dem Sohn zu erfreuen, den meine Frau und ich in die Welt gesetzt hatten. Die Vorstellung, dass andere Leute ihn bemitleideten – ein Kind, das ohne Mama aufwuchs –, tat weh, doch dann wieder ertappte ich mich dabei, dass ich es selber tat. Einige Monate nach Desreens Tod beobachtete ich eine Mutter und ihren jugendlichen Sohn, wie sie in Ibiza am Strand entlanggingen und plauderten, während die Wellen um ihre Füße spielten. Ich dachte an mein enges Verhältnis zu meiner Mutter und vergoss ein paar Tränen, weil mein Sohn ohne diese wunderbare Beziehung aufwachsen würde.

«Jackson wird ein herrliches Leben haben», hatte Desreen einmal zu mir gesagt, als er ungefähr ein Jahr alt war. Mit einer Mutter, die beste Verbindungen hatte und der negatives Denken, Pessimismus und dem Ehrgeiz auferlegte Grenzen zuwider waren, verstand ich sofort, wie sie das meinte. Aber wie sollte ich an ihrer Stelle ein Vorbild abgeben, nachdem die positive Haltung, die wir teilten, so abrupt aus meinem Leben verschwunden war? Das konnte nur die Zeit erweisen.

Unterdessen stand der Muttertag vor der Tür. Nach einem schmerzlichen Weihnachten ohne die Mutter meines Kindes beschloss ich, an bedeutsame Tage positiver heranzugehen – oder es wenigstens zu versuchen. Jeder Tag tut weh, sagte ich mir, warum also quälst du dich zusätzlich, nur weil Valentinstag ist?

Als der 14. Februar kam, konzentrierte ich mich darauf, dass wir an diesem Tag herausgefunden hatten, dass Jackson unterwegs war – der Tag, an dem sich der Schwangerschaftstest blau färbte. Es wurde der *Blaue Tag* – eine Art inoffizieller Zusatzgeburtstag für meinen Sohn, an dem ich ihn verwöhnte, statt mich zu bemitleiden, weil ich der einzige Mann im Raum war, der keine Freundin hatte. Es gab schon genug elende Tage im Jahr, da brauchte ich nicht auch noch an Feiertagen und speziellen Anlässen für besonders düstere Stimmung zu sorgen.

Ich berichtete einem anderen Witwer von meinem Plan, mit dem ich eine Online-Freundschaft pflegte und der wissen wollte, was ich am Muttertag vorhätte. Aber es stellte sich heraus, dass ich das Problem unterschätzt hatte. So schlimm hatte ich es mir nicht vorgestellt, weil ich damals noch eine Mutter, eine Schwiegermutter und eine Großmutter hatte, in die ich vernarrt war.

Als der Tag anbrach, war ich am Boden zerstört. Ich brauchte unseren kleinen Jungen nur anzusehen, und in meinem Kopf drehte sich das Karussell mit all den wichtigen oder auch unwichtigen Momenten, die er und seine Mutter nicht mehr gemeinsam erleben würden. Dass Desreens Mutter Bev bei uns war, machte es noch schlimmer. Ein Blickwechsel mit ihr reichte, um mir zu zeigen, wie sich eine Frau fühlt, die ihre Tochter verloren hat, ein Kind, das in ihr gewachsen war, das sie großgezogen hatte und das schließlich ihre beste Freundin wurde.

An diesem Tag stand nicht mein eigener Kummer im Vordergrund, sondern die Trauer unserer Angehörigen, darunter Desreens Bruder Anthony. Uns fiel nichts anderes ein, als den ganzen Tag über Dessie zu reden und unser Leid in Alkohol zu ertränken. Wir kauften ihr Blumen, obwohl sie sich nicht daran erfreuen konnte, und vormittags köpfte ich eine Flasche Champagner, um auf sie anzustoßen, weil ich nicht wusste, was ich sonst tun sollte.

Was der Muttertag bedeuten sollte, blieb Jackson völlig unklar, aber wir redeten den ganzen Tag über Desreen und malten Bilder für sie. Ich beschloss, in Jacksons Namen an seine Mutter zu schreiben. Das sollte der erste von mehreren Briefen werden, die ich schreiben und in ein Schatzkästchen legen wollte – ein Vorschlag von Winston's Wish –, bis Jackson alt genug war, um selber weiterzumachen, wenn er das wollte.

Liebe Mami,

ich wollte nur hallo sagen. Ich möchte es dir persönlich sagen, aber das geht nicht. Ich vermisse dich sehr und denke jeden Tag an dich. Ich weiß, dass du die ganze Zeit Briefe und Postkarten an Leute geschrieben hast, also mache ich das jetzt auch.

Hier war ziemlich viel los; eine Menge Gäste waren da. Oma passt ganz oft auf mich auf. Manchmal stupse ich sie oder schaue sie mit dem Blick an, den nur du und ich draufhaben, weil sie immer den Lappen, den du nicht magst, in der Dusche hängen lässt. Sie kocht und putzt viel, aber jemand muss ein Auge auf sie haben, weil du nicht mehr da bist.

Opa kommt jede Woche vorbei. Er redet so viel wie immer. Über Züge weiß er Bescheid, und er hat mir eine Spielzeugeisenbahn gekauft, mit der wir bei ihm zu Hause spielen. Onkel Ant passt auch auf mich auf. Aber ich werde nicht recht schlau aus ihm, weil er mir Zahnbürsten mitbringt, wenn er kommt, und dann meine ganzen Süßigkeiten aufisst. Ich beobachte ihn genau. Oma und Keef waren auch da. Keef nennt sich immer *Opa*, aber mir gefällt Keef besser. Sie haben beide auf mich aufgepasst, als Daddy seinen Halbmarathon gemacht hat. Mit Keef macht das Baden Spaß, und Oma zwicke ich gern in die Nase.

Auch deine Freunde passen auf mich auf. Mit Maz kann man toll Softbausteine spielen, und Olly kauft mir Eis und hilft mir Motorräder zählen. Caz bäckt Schokoladenkuchen, und sie bekommt Zwillinge, und Lee hat coole Züge. Annie macht uns Abendessen, und Paul schenkt mir lustiges Spielzeug. Cathy hat mir viel über Dinosaurier erzählt. Zac und Laura haben mir kürzlich mein erstes Auto mit Fernsteuerung gekauft, es ist gelb. Inzwischen kenne ich alle Farben und kann auf Spanisch bis zehn zählen. Meine Lieblingszahlen sind *finco*, *otcho* und *diii-ef*!

Im Urlaub waren wir auch. Ich war ein bisschen krank, aber ich hatte viel Spaß mit Albie, Olive, Lee, Woody und Katy, die sich um mich gekümmert haben, als es mir nicht gutging, und wir alle waren traurig, weil du nicht da warst. Olive hat meine Schlafanzüge beim Waschen rosa gefärbt. Wahrscheinlich würden sie dir gefallen, weil du Jungs in Rosa magst, aber ich bin ziemlich sicher, du hättest ihr verboten, noch mal meine Sachen zu waschen.

Onkel Mat, Tante Michelle, Sophie und Lucy waren auch da. Wir hatten Spaß im Park, und ich habe noch mehr Eis gegessen. Onkel Nick ist auch gekommen, und wir haben mit meiner Eisenbahn gespielt. Viele andere Leute haben Geschenke und Karten und Blumen gebracht. Es sind fast so viele Sachen hier abgeliefert worden, als wenn du noch hier wohnen würdest!

In der Kita läuft es gut. Es ist schön, mal aus dem Haus zu kommen und mit meinen Freunden zu spielen. In ein paar Wochen kriege ich meinen Bericht. Hoffentlich bekomme ich eine Gehaltserhöhung! Ich brauche nämlich eine neue Frühlings- und Sommergarderobe, Mami!

Auf dem Roller bin ich schneller denn je, und ich habe mehr Züge, als ich brauchen kann. James ist mein neuer Lieblingszug, Thomas mag ich nicht mehr so, und ich kann mich nicht entscheiden, ob mir die alten Filme besser gefallen als die neuen, aber ich bin zwei Jahre alt, also kann ich es mir so oft anders überlegen, wie ich will. Daddy und ich waren kürzlich im Aquarium, um Fische anzuschauen. Ich wollte zu den großen mit den Rückenflossen hinein, aber Daddy hat mich nicht gelassen, also bin ich bald, nachdem wir dort angekommen waren, eingeschlafen. Er ist mit mir über dieses Ding gegangen, wo wir die großen Fische unten schwimmen sahen. Es gab keinen anderen Weg, und es war ein bisschen unheimlich – dich hätten wir nie dazu gebracht, dieses Gebäude zu betreten!

Gestern war ich auf Annalises Geburtstagsparty und habe den ganzen Tag gespielt. Obst und Gemüse mag ich nur in knautschigen Teigtaschen, also habe ich bloß Schokolinsen, Chips und Kuchen gegessen. Arlo hat auch bald Geburtstag, und ich glaube, da muss man sich verkleiden.

Jedenfalls hab ich dich lieb, Mami. Wenn du doch heute hier bei uns sein könntest. Ich wünschte, du wärst jeden Tag bei uns.

Ich küsse und umarme dich ganz fest, dein Lieblingskind.

Alles Liebe

Jack-Jack xx

Der Vatertag vier Monate später lief ganz anders ab. Etwas in mir, vielleicht Desreens Stimme, sagte mir, an diesem Tag sollte ich lieber an mein Glück denken als an meine Trauer. Ich war Vater eines großartigen Jungen und der Sohn eines wunderbaren Vaters. Außerdem habe ich einen Schwiegervater, dem ich nahestehe und der mich immer gemocht hat, obwohl ich seine kleine Prinzessin geheiratet habe. Ich meine, jeder Mann sollte sich das als eine große Leistung im Leben anrechnen. Ich lebte noch, ich war immer noch Papa, und wenn ich ins Zimmer trat, konnte ich sehen, dass mich mein Sohn von ganzem Herzen liebte. Es war ein bisschen kalt an dem Tag, sodass er meine Nähe suchte, und wir haben praktisch den ganzen Tag auf dem Sofa gekuschelt.

An diesem Tag war ich jemand, der Glück gehabt hatte. Das Glück, wieder einen Tag mit meinem Jungen zu verbringen, und so war ich meinem Glücksstern dankbar, dass meine wunderschöne Frau mich zum Vater eines so wunderbaren Kindes gemacht hatte.

# *Bittersüßes Zuhause*

Seit dem Tod meiner Frau sind mir eine Menge Trauerspezialisten und Wahrsager begegnet, keiner von ihnen war ein Profi, aber alle sprachen mit der Autorität eines Experten. Es gab viele Leute, die mir nicht nur sagen konnten, wie ich mich künftig fühlen würde, sondern auch, *wann*. «Das zweite Jahr ist *immer* am schlimmsten», so hieß es. Vermutlich werde ich darauf später noch mal zurückkommen, denn zurzeit fällt es mir schon schwer genug, das erste Jahr durchzustehen.

Allerdings ist mir inzwischen klargeworden, dass sich, so unsinnig oder unwillkommen solche Kommentare manchmal sein mögen, die Leute grundsätzlich schon Gedanken machen. Sie wollen, dass es dem Trauernden bessergeht oder er die Dinge wenigstens realistisch sieht. Leider kann diese gute Absicht nicht immer verhindern, dass man sich ernsthaft ärgert.

Ich habe festgestellt, dass die meisten Leute, was Hilfe für Trauernde betrifft, in eine von zwei Kategorien fallen: Die einen geben Platituden von sich in der Hoffnung, dass ihre Worte Trost spenden, und die anderen berichten von persönlichen Einsichten in der Hoffnung, nicht zu denen zu gehören, die nur Platituden von sich geben. Die Leute, von denen ich emotional am meisten bekomme, gehören keiner der beiden Kategorien an. Diese Leute *tun* mehr, als sie sagen: Sie stellen ein Abendessen vor die Tür; sie wissen, wann sie einen in die Arme schließen und wann sie einen lieber in Ruhe lassen sollten; sie spielen mit meinem Sohn, während ich die Küche aufräume; sie räumen die Küche auf, während ich mit meinem Sohn spiele. Ich habe festgestellt, dass jene, die lieber reden, allzu leicht etwas Abgedroschenes zum Besten geben, vor allem wenn sie mich nicht so gut kennen. Das könnte daran liegen, dass manche Leute lieber Lösungen anbieten möchten, als anderen in ihrer Trauer zur Seite zu stehen

Manchmal höre ich im Geist folgenden Dialog zwischen zwei Personen.

«Hast du Ben gesehen, seit Desreen gestorben ist?», fragt der eine.

«Ja, am Dienstag», erwidert der andere.

«O mein Gott, bist du mutig! Ich bringe das einfach nicht über mich. Was zum Teufel hast du ihm denn gesagt?»

«Ich habe ihm erklärt, ich könnte mir nicht vorstellen, was er gerade durchmacht, aber ich wäre überzeugt, dass er eines Tages wieder glücklich wird.»

«Oh, gut gemacht! Das wäre mir nie eingefallen. Du hast bestimmt recht. Er ist doch noch jung. Na, wenigstens hast du es hinter dich gebracht. Möchtest du was trinken?»

Unmittelbar nach Desreens Tod hagelte es Platituden, und zunächst war es mir ganz recht so. Ich stimmte sogar in den Chor ein: «Sie hatte doch ein schönes Leben», sagte ich über meine dreiunddreißigjährige Frau, der das «schöne Leben» mit ihrem zweijährigen Sohn gerade genommen worden war. *Sie hatte auch einen verdammt schrecklichen Tod*, sage ich mir jetzt. Erst als ich ein paar Monate später ein bisschen Abstand hatte, wurde mir klar, wie lächerlich das hohle Geschwätz ist, das wir angesichts der Trauer so oft von uns geben.

Als ich wieder arbeiten ging, hatte ich sehr viel zu tun, und meine Toleranzschwelle für Platituden sank deutlich ab. Ich war hart an der Grenze und ertappte mich bei der Überlegung, woran man wohl selbst einen nahenden Nervenzusammenbruch erkennt. Vermutlich würde ich nicht anfangen zu piepsen wie ein Feuermelder, dessen Batterien zur Neige gehen, also musste ich auf meine eigenen Warnsignale horchen. Und die sagten mir, es sei an der Zeit, auf die Bremse zu treten. Alles wurde einfach viel zu schwer.

Morgens zur Arbeit zu gehen wurde unerträglich, weil mein Sohn nicht nur weinte, weil seine Mami für immer fort war, sondern auch weil jeden Tag sein Daddy fortging. Täglich den Blog weiterzuführen wurde unerträglich wegen der emotionalen Auswirkungen, die nicht nur mein eigener geteilter Kummer hatte, sondern auch die Trauer der anderen, die hier ihre tragische Geschichte erzählten. Die Schlaflosigkeit wurde unerträglich, weil ich mich hasste und schämte, wenn ich keine Kraft hatte, um mit meinem Sohn zu spielen. Und über den Unfall nachdenken ging auch nicht, weil mir dann die ganze Sache zu real erschien. Eines Tages würde ich in einem Gerichtssaal sitzen und den Fahrer vor mir sehen, der mit seinem Wagen meine Frau umgebracht hatte, aber die Monate verstrichen, ohne dass sich eine Entwicklung abzeichnete. Vermutlich würde es noch gut ein Jahr dauern, bevor wir erfahren würden, was oder vielleicht sogar wer an Desreens Tod schuld war.

Viel leichter erschien mir hingegen etwas, das im normalen Leben ziemlich großen Stress bedeutet – ich kaufte ein Haus. Ein Umzug stand an. Die Wohnung, die Desreen und ich gemietet hatten, bevor sie starb, war nur eine Notlösung. Wir hatten darauf gesetzt, dass wir uns mit dem Geld, das ihre neu gegründete Firma eines Tages abwerfen würde, ein Haus leisten könnten. Die Rechnung war nicht aufgegangen. Was sich aber auszahlte, war die Lebensversicherung, die wir beide abgeschlossen hatten, als sie sich selbständig machte.

«Das kann ich mir noch nicht leisten, Benji. Warum versicherst du dich nicht erst mal, und ich mache das später, wenn ich mehr verdiene?», hatte Desreen bei einer Besprechung mit unserem Finanzberater vorgeschlagen.

«Okay, super Idee. Wenn ich sterbe, sitzt du also im gemachten Nest mit meiner Lebensversicherung plus den Leistungen nach einem tödlichen Arbeitsunfall, und wenn dir etwas zustößt, kann ich sehen, wo ich bleibe?»

Sie kicherte schelmisch hinter vorgehaltener Hand und tat so, als würde sie sich schon diverse Ausgaben vorstellen, dann gab sie nach und unterschrieb den Vertrag, wobei wir beide meinten, es sei hinausgeworfenes Geld.

Wenige Monate nach ihrem Tod konnten Jackson und ich dank Desreens Erbe unser Eigenheim in East Dulwich beziehen, einem Viertel im Südosten Londons, wo wir schon als dreiköpfige Familie ein glückliches Leben geführt hatten. Ich war nahezu sicher, dass Desreen dieses neue Haus selbst ausgesucht hätte, wenn sie noch am Leben wäre. Ein wunderschönes, stilechtes Backsteinhaus mit unbegrenzten Möglichkeiten, um Geld für Details auszugeben – es hätte keinen ihrer Wünsche offengelassen. Ein Traum, der in Erfüllung geht, so hätte es sich anfühlen müssen, aber nachdem sich meine Seele von der Leidenschaft fürs Leben und die materiellen Äußerlichkeiten verabschiedet hatte, war es bloß noch eine Transaktion – einfach Geld, das gegen einen Haufen Ziegel eingetauscht wird.

Es gibt wohl nicht viele Leute, die beim Kauf ihres ersten Eigenheims so unglücklich sind oder so vollkommen erschöpft, bevor sie auch nur angefangen haben zu packen.

## *Glücklicher Regen*

Glücksmomente hatte ich nach Desreens Tod allein Jackson zu verdanken. Trost und Liebe erfuhr ich auch von anderen, aber niemand sonst konnte mir solche Freude machen wie er. Ich litt Qualen, nicht nur weil er eine so hingebungsvolle Mutter verloren hatte, sondern damit auch einen glücklichen Vater. Aber im Rückblick frage ich mich, inwieweit er mein Unglück tatsächlich mitbekommen hat, denn wir lachten, lächelten und kuschelten miteinander, fast als wäre sie noch am Leben. Auch zu Zeiten, in denen ich völlig am Ende war, konnte ich spüren, dass Jackson das Zeug dazu hatte, mein gebrochenes Herz zusammenzuflicken. Ich würde nie wieder der Alte sein, aber ich erkannte, dass ich dem Glück wieder die Tür öffnen konnte, wenn ich mich nur für alles öffnete, was er als lustiges, einfallsreiches und ganz unberechenbares Kind zu bieten hatte.

Dass ich mir die Zeit nahm, um jeden Tag richtig mit Jackson zu spielen, war für uns beide heilsam. Ich konnte mich in der monotonen Beschäftigung vergessen, auf sein Kommando Züge über Gleise zu schieben. Dass er bei unseren Spielen den Ton angab, erlaubte meinem Sohn, seine Gefühle frei auszudrücken. Manchmal sah das so aus, dass er wütend wurde und ich mich ducken musste, wenn mir Waggons um die Ohren flogen. Dann wieder zeigte er nichts als Liebe.

«Das sind aber schöne Schmetterlinge, Jackson», sagte ich ihm eines Morgens, als er mir die Früchte seiner harten Arbeit mit Knete zeigte.

«Mami wäre stolz auf mich», erwiderte er ohne einen Hauch von Trauer in der Stimme.

Da besteht kein Zweifel, dachte ich.

Ein melodramatisches Drehbuch unseres Lebens würde wohl einen Vater präsentieren, der unfähig wäre, den Sohn auch nur zu betrachten, der seiner verstorbenen Frau in Aussehen und Verhalten so sehr ähnelte. Im echten Leben hingegen leuchtete mir aus ihm tagtäglich ihr bemerkenswerter Abglanz entgegen, sodass sie in dem Haus, das sie nie bewohnt hatte, präsent war. Das Unmögliche wurde möglich durch das Wunder eines Kindes.

Das Problem mit Wundern ist nur, dass sie sich nie einstellen, wenn man sie am dringendsten braucht. Wenn ich am Schreibtisch saß und versuchte, meine Tränen zu verbergen, weil ich gerade einen Zettel von meiner verstorbenen Frau gefunden hatte, wäre wohl der richtige Zeitpunkt gewesen, um ein bisschen Glück von meinem Sohn zu bekommen. Bloß gab es in meinem Büro weder eine Kita noch die Möglichkeit, Kinder zur Arbeit mitzubringen. Ich konnte nicht die ganze Zeit mit Jackson zusammen sein. Er war in der Kita oder bei Desreens Mutter, und ich arbeitete täglich um die neun Stunden und war mindestens zwei Stunden unterwegs. Ich musste also den Großteil des Tages ohne den einzigen Menschen zurechtkommen, der mich glücklich machte, nur um eine Arbeit zu tun, bei der ich mich plötzlich hundeelend fühlte. Wenn «All you need is love» tatsächlich wahr wäre, dann hätte ich es mir gar nicht angetan, morgens unser trautes Heim zu verlassen.

Auf der Fahrt zur Arbeit weinte ich weiterhin jeden Tag. Unterwegs schrieb ich für meinen Blog, dachte an Desreen oder saß einfach nur da und ließ mich ins Büro befördern. Das Nichtstun war oft am schmerzlichsten. Zum Beispiel kam ich an einem Park vorbei, durch den wir unseren Sohn als Baby im Kinderwagen geschoben hatten, und dachte an das Gespräch, das wir damals führten. Oder ich beobachtete einen Schwarm Tauben, und mir fiel ein, wie sehr Desreen sie verabscheut hatte. Als ich eines Tages einfach so aus dem Fenster schaute, sah ich einen Unfall, der den Abend heraufbeschwor, an dem meine Frau gestorben war. Ein Mann lag reglos auf der Straße; Krankenwagen blockierten den Verkehr; die Verzweiflung war den Menschen vom Gesicht abzulesen, ich konnte die Tränen nicht zurückhalten; Erleichterung, dass dieser Mann offenbar mehr Glück hatte als andere, denn ich sah, wie er den Sanitätern ein Zeichen machte. Mental bin ich früh am Tage am aktivsten, und die Vormittage erschienen mir geradezu unerträglich. Ich hörte auf zu zählen, wie oft ich am Eingang unseres Bürogebäudes kehrtmachte, weil ich den Kollegen und Kunden nicht gegenübertreten wollte, solange mir der Kummer ins Gesicht geschrieben stand. Allmählich rechnete ich schon damit, während der täglichen Fahrt zur Arbeit aus dem Gleichgewicht zu kommen, aber sobald ich am Schreibtisch saß, waren meine Emotionen völlig unberechenbar und widersprüchlich. Manchmal empfand ich so etwas wie Erleichterung. Meine Kollegen waren großartige Menschen, die sich wirklich Gedanken machten, so viel stand fest. Aber nach ein paar Minuten ertappte ich mich oft dabei, dass ich mich fragte, was ich hier überhaupt tat; ich fühlte mich schuldig, weil ich meinen Sohn allein gelassen hatte. Ich plauderte mit meinen Kollegen über Jackson, über Des, übers Wochenende, das Wetter, manchmal, wenn auch halbherzig, sogar über die Arbeit. Doch genau da lagen die Probleme. Ich war weggetreten, meine Konzentration war dahin; ich konnte mich einfach nicht so weit konzentrieren, um meine Arbeit noch wichtig zu nehmen.

Die Werbebranche kann bei ihren Mitarbeitern ein wenig die Maßstäbe verrücken. Dramen gibt es oft, Krisen sind an der Tagesordnung, und dem typischen PR-Experten kommen Wörter wie «Katastrophe» oder «Albtraum» leicht über die Lippen, wenn es um absolut lösbare Probleme geht. Wenn er für ein am selben Tag stattfindendes Ereignis kein Gästebuch in exakt dem Taubenblau findet, mit dem das Logo des Kunden glänzt, steuert er auf den Nervenzusammenbruch zu. Und die Gewohnheit, «gleich wahnsinnig zu werden», kann einem den Verstand vernebeln. Manchmal sehe ich meinen Exkollegen Matt vor mir, wie er die Augen verdreht angesichts der Tränen und Wutanfälle, die man allzu oft in PR-Agenturen miterlebt, und ich höre, wie er mit seinem australischen Akzent seine nicht gerade einfühlsame Mahnung bellt: «Reißt euch verdammt noch mal zusammen. Wir sind hier in einer Werbeagentur und nicht in der Notaufnahme.»

Nach schreien oder fluchen war mir nicht zumute, ich konnte nur keine Begeisterung mehr aufbringen. Der Funken, der früher dafür gesorgt hatte, dass ich ganz gut in meinem Job war, glomm nur noch matt. Eine Grabinschrift auf dem Höhepunkt meiner Karriere hätte lauten können: *Er konzentrierte sich auf das Wesentliche.* Jetzt wusste ich plötzlich nicht mehr, was wesentlich war. Und zwar nicht, weil die Arbeit nicht mehr wichtig gewesen wäre; sie war nur mir nicht mehr wichtig. Die Branche, die ich einmal geliebt hatte, war mir komplett gleichgültig geworden. Also fühlte ich mich wieder einmal schuldig: schuldig, weil andere meine Position eher verdient hätten als ich; schuldig, weil ich als Geschäftsführer meiner Firma wusste, dass meine Apathie der Karriere meiner Kollegen ebenso schaden konnte wie dem Erfolg unserer Agentur. In Tränen aufgelöst erschien ich zur Arbeit und kam tieftraurig, niedergeschlagen, mutlos in ein Zuhause zurück, wo der einzige Mensch, der mir immer zuhörte, nicht mehr da war.

Obwohl ich wohl sagen sollte: der einzige Mensch, der mir

in der Vergangenheit immer zugehört hatte. Denn zu dem Zeitpunkt war mir noch nicht klar, dass es auch jetzt jemanden gab, mit dem ich reden konnte. Ich schäme mich zuzugeben, dass ich die therapeutischen Fähigkeiten eines Zweijährigen unterschätzt hatte. Das begriff ich eines Tages im März, als ich Jackson nach einem besonders schwierigen und emotional fordernden Arbeitstag aus der Kita abholte. Für den folgenden Tag stand die erste Elternsprechstunde seit Desreens Tod an.

Rückblickend steht die Szene klar und deutlich vor meinem geistigen Auge. Ich sehe den Augenblick genau vor mir. Es schüttete wie aus Kübeln. Ich war bedrückt. Wütend war ich nicht, nur hundeelend war mir zumute. Alle Menschen, die mir begegneten, ignorierte ich. Ich tat so, als würde ich die Mütter nicht sehen, mit denen ich sonst plauderte, und was die Kindergärtnerinnen darüber zu berichten hatten, wie Jacksons Tag gelaufen war, hörte ich nur mit halbem Ohr. Ich wollte ihn mir einfach nur schnappen und heimgehen. Ich schlich um die schwere Holztür seiner Kita herum und spähte hinein. Mein Sohn und ich sahen uns in die Augen, und sofort hellte sich meine Stimmung auf.

«Daddy!», rief er mit unbändiger Fröhlichkeit in der Stimme, als er mir quer durch den Raum entgegenlief. «Daddy!», wiederholte er atemlos, unfähig, andere Worte zu finden, um seine Begeisterung auszudrücken.

Ich trat ein, damit er Gelegenheit hatte, sich richtig mit mir zu unterhalten. «Gehen wir heim, Jack-Jack. Du musst deine Kapuze aufsetzen, es regnet draußen.»

Jackson lachte. «Es regnet nicht, Daddy, es freut sich.»

Und mit diesen sieben Worten war für uns beide alles gesagt. Seine positive Einstellung zu einem im Übrigen rundum grauenhaften Tag baute mich schlagartig auf. Und er freute sich darüber, dass ich lächelte.

«Regnet nicht», fuhr er fröhlich fort. «Dummer Daddy!»

Wer wollte da widersprechen? Nur ein dummer Daddy eines zweijährigen Jungen, der anscheinend schon alles begriffen hatte.

Nach Desreens Tod glaubte ich, nie wieder lächeln zu können. Ich konnte mir nicht vorstellen, wie irgendetwas den Schmerz würde stillen können. Aber mit einem glücklichen, gesunden Kleinkind leuchteten immer wieder Augenblicke der Freude durch den düsteren, zähen, lähmenden Nebel der Trauer. Und die waren einfach unwiderstehlich. Sie brachten so viel Befreiung und Erholung, dass sie sich in mein Gedächtnis einprägten und zum Heilmittel für den Schmerz wurden.

Wenn wir erwachsen werden und die Unschuld der Kindheit verlieren, finden wir uns, glaube ich, mit Grenzen ab. Noch bevor wir laufen können, verbietet man uns zu rennen. Aber haben Sie schon mal gesehen, wie Kleinkinder laufen? Sie haben es grundsätzlich eilig. Mein Kind war noch nicht alt genug, um den Ernst der Situation voll zu erfassen, als seine Mutter starb. Jackson begriff nicht, dass er sie nie wiedersehen würde. Also hörte er, trotz der harten Zeiten und dem Durcheinander, nicht auf zu lächeln; er hörte nicht auf, ein Kind zu sein, und ich ließ ihn rennen. Denn wenn wir beide durch unsere Trauer mäandert wären, ohne dass wenigstens einer von uns vorankommt, hätten wir wahrscheinlich, wie ich das ja auch erwartet hatte, nie wieder lächeln können.

Vielleicht wird er eines Tages nicht mehr so schnell sein, und ich nehme Tempo auf. Und wenn der Tag kommt, dann bin ich an der Reihe, seine Tränen abzuwischen, ihn zum Lächeln zu bringen und ihm zu sagen, dass es nicht immer regnen wird. Solange wir einander haben, wird es manchmal glücklich sein.

Lieber Daddy,

gestern hatte ich meine Beurteilung in der Kita. Ich bekam sehr viel Feedback, das ich gern mit dir durchgehen möchte, weil ich glaube, dass manches davon auch auf dich zutrifft. Mami hat uns beiden beigebracht, wie wichtig offene, ehrliche Kritik ist, sei es daheim oder bei der Arbeit. Mami hat sogar gezeigt, dass es möglich ist, jeden, mit dem wir in Kontakt kommen, wissen zu lassen, ob er seine Sache gut macht – dass niemand zu wichtig oder zu klug ist, um nicht einer spontanen Beurteilung unterworfen zu werden. Deswegen habe ich dem Mann in der Weinhandlung kürzlich gesagt, dass ich ihn nicht mag. Das war eben so, Daddy! Es ist sein Job, dass er nett zu dir ist, und nicht meiner, dass ich nett zu ihm bin. Mami hätte ihm auch Bescheid gesagt. Weißt du noch, wie es dir immer den Schweiß auf die Stirn getrieben hat, wenn sie mit dem Personal in Kneipen, Restaurants oder Läden unzufrieden war, aber dann ihr bezauberndes breites Grinsen aufsetzte, sich höflich dafür bedankte, dass die Leute so taten, als würden sie ihrer unverrückbaren Sicht der Dinge zustimmen, sich eine Handvoll Bonbons griff, die für zahlende Kunden an der Kasse standen, und dann, ohne etwas zu kaufen, hinausging? Das vermisse ich echt, Daddy. Einkaufen macht einfach nicht mehr so viel Spaß.

Also habe ich jetzt meinen ersten Fortschrittsbericht bekommen, seit Mami tot ist – den ersten, seit ich in die Gruppe für große Jungs in der Kita umgezogen bin –, und ich bin sicher, du möchtest brennend gern wissen, wie ich klarkomme. Nur tief im Innersten weißt du es schon, glaube ich. Die Sache ist die, Daddy, ich bin nicht so viel anders als du und Mami.

Ich könnte jetzt den ganzen Tag drüber reden, was ich alles anstelle, mit wem ich spiele, wie es mit meiner Kommunikationsfähigkeit vorangeht (nach dem Motto: Hallo, hast du meine Blog-Posts schon gesehen?), überhaupt über meine soziale, persönliche und körperliche Entwicklung, aber wir alle wissen, dass man sich in einem Bericht eigentlich auf die «Dinge, an denen man noch zu arbeiten hat» konzentrieren sollte. Alles andere ist nur Eitelkeit, und wenn du das bis jetzt nicht kapiert hast, dann stimmt was nicht.

Natürlich machst du dir Sorgen, wie sich Mamis Tod vor vier Monaten auf mich ausgewirkt hat. Du willst wissen, ob ich Rückschritte mache, ob ich Probleme habe, positiv auf die Erzieherinnen zu reagieren, ob ich mich in der Kita anders benehme als daheim. Tja, Daddy, du kannst bis zum Jüngsten Tag Sachen analysieren, aber ich glaube, wir sollten mein Feedback an zwei Kriterien messen: 1. War ich schon so, bevor wir Mami verloren haben? 2. Bin ich nur einfach so ähnlich wie ihr beiden?

Also hier ein paar Punkte, die mir aufgefallen sind.

*1. Manchmal werde ich sauer und will allein sein.*
Vergiss es, Mann! Da bin ich einfach genauso unterwegs wie du und Mami, also will ich nicht mal hören, dass du mich fragst, ob alles in Ordnung ist. Lass mich einfach in Frieden, okay?

Mami ist manchmal stundenlang im Bad verschwunden, um sich von allen und allem zu erholen. Du ziehst dich manchmal in deinen Kopf oder an deinen Laptop zurück, wenn du von dem ganzen Geschwafel die Nase voll hast. Übrigens, dein Computer ist so was von langweilig, wenn nicht gerade Mickey Mouse Clubhouse drauf läuft! Was findest du eigentlich daran?

Oma hat mir erzählt, dass Mami, als sie klein war, es gehasst hat, wenn zu viele Gäste im Haus waren, und dann oft in ihr Zimmer gegangen ist. Ich weiß genau, dass du es jetzt genauso machst. Du tust so, als müsstest du telefonieren, und gehst nach oben, wenn viele Leute bei uns zu Besuch sind. Du könntest die Rolle des perfekten Gastgebers schon spielen, aber ich weiß, dass dir größere Versammlungen auf den Keks gehen. Also bevor du mit dem ganzen Quatsch von wegen «Du musst ein bisschen umgänglicher werden» anfängst, schau mal genau in den Spiegel, Mann. Klar, wir alle sind freundlich und kontaktfreudig, wenn es sein muss, aber was ist falsch daran, wenn man sich ab und zu ein bisschen Ruhe und Privatsphäre gönnt? Ihr beiden habt euch gut entwickelt, und ich verhalte mich kein bisschen anders als ihr. Also denk mal drüber nach, Daddy!

2. *Ich mag es nicht, wenn mir jemand sagt, was ich tun soll.*

Also dieser Punkt ist unkompliziert. Hör einfach auf, mir zu sagen, was ich tun soll! Du brauchst bloß damit anzufangen, und schon hast du den Salat. Das war, was auch Mami auf der ganzen weiten Welt am wenigsten mochte. Sie hasste Regeln. Obwohl, da muss ich mich korrigieren, sie hasste die Regeln anderer Leute. Selbst stellte sie gern welche auf. Weißt du noch, die Familien-Rundschreiben, die sie für dich, mich und Nanny verfasst hat und in denen sie ihre neuesten Überlegungen präsentierte, wie wir reibungslose Abläufe im Haushalt gestalten könnten. Ich habe nie so einen hübschen Diktator gesehen wie Mami.

3. *Ich lasse nicht immer zu, dass sich Leute um mich kümmern.*
Glaubst du nicht, dass ich alt genug bin, um selber auf mich aufzupassen, oder was? Na ja, natürlich nicht, denn ich bin erst zwei. Aber da steht deine Meinung auf schwachen Beinen, Daddy. Du bist da noch schlimmer als ich. Ich habe schon mit angesehen, wie du einen Koffer und drei große Taschen schleppst und dabei noch meinen Buggy bergauf schiebst und trotzdem Hilfe ablehnst. Mir ist klar, dass es dich auf die Palme bringt, wenn die Leute dich behandeln, als wärst du im Moment krank und hilfsbedürftig. Du hasst es, wenn Leute dir eine Aufgabe abnehmen wollen, die du ganz gut allein bewältigst. Du magst es genauso wenig wie ich, in deiner Unabhängigkeit eingeschränkt zu werden. Also hör auf, mich einzuengen!

4. *Ab einem Alter von drei Jahren werde ich wahrscheinlich eher an kooperativen Spielen teilnehmen.*
Schön, dann habe ich noch sieben Monate, in denen ich anderen mit Vergnügen Bescheid geben kann, sie sollen mich gefälligst in Ruhe lassen. Ein gutes halbes Jahr, bevor irgendwer davon anfängt, mit mir sei etwas nicht in Ordnung, wenn ich nicht bei Gruppenaktivitäten mitmache. Auf dem Papier sieht das wie eine lange Zeit aus, aber die vier Monate, seit Mami gestorben ist, sind so schnell vergangen, und ich werde in null Komma nichts drei sein.

Vielleicht ist der Punkt auch auf dich gemünzt, Daddy. Du bist dreiunddreißig, und ich kann nicht beobachten, dass du momentan an irgendeinem kooperativen Spiel teilnimmst. Vielleicht brauchst du auch noch ein bisschen Zeit. Das ist aber in Ordnung, du kannst ruhig weiter mit mir abhängen. Kann sein, dass ich nicht mit anderen spielen will, aber du bist nicht andere. Du bist mein Kumpel. Du bist mein Freund. Du und ich, wir können einfach chillen, Atze. Stellen wir uns einfach gegenseitig an erste Stelle, der Rest wird sich von selber regeln, Bruder.

Ach ja, eins noch. Guter Bericht, aber keine Gehaltserhöhung. Das schieben sie auf bis nach der Prüfung. Es ist immer derselbe Scheiß, Daddy!

Alles Liebe, J-Bo x

## *Dichterische Freiheit*

Vor den Herausforderungen des Lebens wegzulaufen ist immer eine Option. Gemacht habe ich das einmal mit ungefähr neun Jahren, aber ich kehrte nach Hause zurück, bevor meine Eltern überhaupt merkten, dass ich weg war. Ein Leben ohne Komfort war nichts für mich; statt aufzubrechen und mich in der Verpackung des neuen Fernsehers meiner Eltern häuslich einzurichten, saß ich eine Stunde später wieder auf dem Sofa in ihrem gemütlichen Wohnzimmer, schaute fern und litt schweigend vor mich hin. Vor dem für diesen Tag geplanten Abendessen muss mir wirklich gegraust haben, sonst hätte ich niemals schon vor meinem zehnten Geburtstag ernsthaft erwogen, von daheim wegzulaufen.

Eine Weile zog ich in Betracht, meine Trauer mit Ablenkung und Zerstreuung, durch Aufbruch und Flucht zu bekämpfen, und kurze Zeit erschien mir das als attraktive Möglichkeit. Ich stellte mir vor, wie Jackson und ich auf einem Ausflug nach Disneyland versuchten glücklich zu sein oder zumindest so taten. Ich überlegte sogar, ob es eine gute Idee wäre, einen klaren Bruch zu machen und zum Beispiel nach Miami oder Los Angeles zu ziehen, um nicht mehr von der Trauer der anderen umgeben zu sein.

Aber ich hatte den Eindruck, dass es sich nicht lohnt, vor der Trauer wegzulaufen, denn man hat wahrscheinlich immer das Problem, dass sie einem nachläuft. Im tiefsten Innern wusste ich, dass eine Flucht den gleichen Effekt hätte, wie wenn man ein hauchdünnes Pflaster auf eine schwärende Wunde klebt – es ist nichts weiter als eine Verzögerungstaktik. Die Vernunft sagte mir schließlich, dass unsere Wunden Pflege brauchten. Aber nach meiner Erfahrung kann sich die Vernunft gegen die Trauer nicht immer durchsetzen – die Versuchung, alles stehen und liegen zu lassen in der Hoffnung, man könnte die Trauer zurücklassen, bleibt oft stark.

*Vielleicht wäre es nicht so schwer, wenn uns nicht alles und jeder in unserer Umgebung ständig an unseren Verlust erinnern würde. Bestimmt wäre es leichter, wenn Jackson und ich in einem sonnigen Land leben würden. Vielleicht müssen wir einfach einen Neuanfang machen.* Als mir diese Gedanken durch den Kopf gingen, erstellte ich automatisch Pro- und Kontra-Listen – und jedes Mal wogen die Kontras schwerer als die Pros. Ich stellte mir vor, irgendwo zu leben, wo wir niemanden kannten, wo uns niemand unterstützte und es keine vertrauten Gesichter gab. Auch wenn ich mich in letzter Zeit vor allem damit beschäftigt hatte, mir diese vertrauten Menschen vom Leib zu halten, wusste ich wenigstens, dass sie in der Nähe waren und in der Stunde der Not helfen würden. Auch stellte ich mir vor, dass der Trauer über Skype die persönliche Note fehlte.

Dennoch war der Drang, mein Leben ohne Des von Grund auf neu zu erschaffen – statt es nur wiederherzustellen –, oft sehr stark. Neue Hobbys und Interessen, die nicht ständig Erinnerungen an die Frau weckten, die ich verloren hatte, schienen mir plötzlich erstrebenswert. Aber nichts, was ich tat, konnte mich wirklich von den Gedanken an sie ablenken.

Wahrscheinlich hätte ich alles Mögliche probieren können: Beim Klettern hätte ich mich so konzentrieren müssen, dass ich nicht ständig an meinen Verlust hätte denken müssen; das Training für einen Marathon hätte mich mit neuen Leuten zusammengebracht, die das gleiche Ziel verfolgen; und schließlich hätte ich den Fotokurs belegen können, von dem ich seit zehn Jahren sprach, um neue Ausdrucksmöglichkeiten zu finden. Aber für mich rückte das Schreiben in den Mittelpunkt. Es war eine Katharsis; es war etwas für mich völlig Neues, das meinen Schmerz irgendwie nach außen brachte und ihn dann allmählich linderte, wenn auch nur ein wenig, Schritt für Schritt.

Mir wurde außerdem klar, dass es in Ordnung war, neue Erfahrungen zu machen, die ich nicht mehr mit meiner Frau teilen konnte. Es war ihr sehr wichtig gewesen, dass wir drei immer neue Dinge ausprobierten und unseren Horizont erweiterten, also hätte sie sich bestimmt gefreut, wenn ich nicht allzu lange auf der Stelle trete.

Neues auszuprobieren brachte mich mit neuen Leuten zusammen, auch Leuten, die Desreen nie kennengelernt hatten. Eigentlich hatte ich gedacht, es wäre mir zuwider, mit Menschen zusammen zu sein, die sie nicht kannten und wenig von meinem Schmerz wussten. Aber ich hörte gern, dass sie Desreen trotzdem mochten – wie sehr sie die Person, über die ich schrieb, bewunderten, und für wie viel Heiterkeit sie immer noch sorgen konnte. Nach wie vor war ich stolz auf sie.

Einige Monate nach Desreens Tod stellte ich fest, dass neue Freunde ein Heilmittel gegen Schmerzen sein können. Einfache Benimmregeln besagen, dass man mit Leuten, die man nicht gut kennt, nur begrenzte Zeit über sich selbst und das eigene Leben sprechen kann. Enge Freunde und Verwandte bringen unendliche Geduld auf, oder wenigstens erwartet man das von ihnen, ob sie wollen oder nicht.

Ich beschloss, mich mit einem Bekannten zu treffen, der ebenfalls Ben heißt und der überraschend bei Desreens Beerdigung aufgetaucht war. Theoretisch kannten wir uns schon seit Jahren, das heißt, wir wussten von der Existenz des anderen. Jedenfalls bis zu Zacs Junggesellenabschied im Sommer 2012. Wir verstanden uns auf Anhieb, und bei Zacs und Lauras Hochzeit ein paar Wochen später konnte jeder hören, wie Desreen mit Ben sprach und ihm mit Nachdruck erklärte, eine Freundschaft mit mir komme nicht in Frage.

Dann wandte sie sich an mich. «Der kann einen richtig runterziehen, Benji», witzelte sie direkt vor seiner Nase. «Außerdem brauchst du nicht noch mehr Freunde, weil du mich hast.»

Kurz gesagt, sie wusste, dass er ein lustiger Kerl ist. Weil sie selbst für gute Stimmung sorgte, merkte sie, wenn ihr jemand die Schau stehlen konnte, und der Dieb stand neben ihrem Mann und grinste gespielt unschuldig.

«Ich behalte dich im Auge, Ben», warnte sie ihn.

Vermutlich wären wir drei gute Freunde geworden. Desreen und Ben übten mit ihrer schelmischen Art in Gesellschaft eine magnetische Anziehungskraft aus.

Bei Desreens Beisetzung blickte ich von dem Loch in der Erde zum sonnigen Himmel auf, um Atem zu holen und meine Tränen zu trocknen. Als ich den Blick wieder senkte, sah ich Ben vor mir stehen. Er lächelte nur, und es tröstete mich zu wissen, dass Leute, von denen ich es nicht wusste, in Gedanken bei mir waren.

Ein paar Monate später regte Ben, wie Desreen es immer getan hatte, bei einem Mittagessen an, ich sollte mich noch ein bisschen mehr fordern.

«Du könntest Gedichte schreiben», meinte er, nachdem er sich den Text zu einem Lied zur Erinnerung an Desreen angehört hatte, an dem ich mit meinem Freund Paul arbeitete.

Das war mir noch nie in den Sinn gekommen, und ehrlich gesagt war es mir peinlich, es überhaupt zu versuchen. Im Fach

Englisch war ich nie über Realschulniveau hinausgekommen, und ich hatte keinen Schimmer, wie ich mich lyrisch ausdrücken sollte. Trotzdem war da eine innere Stimme, die mir sagte, Angst davor zu haben, etwas auszuprobieren, sei lächerlich. Wie ich mir oft in Erinnerung rufen muss: Was kann schon Schlimmes passieren, wenn das Schlimmste, was passieren kann, bereits passiert ist?

Nach einem ausgedehnten Mittagessen, bei dem es wenig Magenfüllendes und dafür viel Alkohol gab, kam ich spät nach Hause und schlief schlecht – das Gedankenkarussell drehte sich, angeheizt von Espresso-Martinis –, und danach hatte ich meinen schlimmsten Kater seit dem Tag nach Desreens Beerdigung. Ein paar Tage später kamen mir völlig ungeplant und ohne Anlass die Worte zu meinem ersten Gedicht in den Kopf. Zwei Tage danach geschah dasselbe noch einmal. Ehe ich michs versah, war mir Gedichteschreiben zur Gewohnheit geworden. Es war ein Ausgleich für mich, eine neue Möglichkeit, meine Gefühle zu erforschen, damit eines Tages mein Sohn verstehen würde, was wir durchmachten, als wir viel zu früh die Frau verloren, die wir beide lieben.

Lyrik half mir, Dinge auszudrücken, die andernfalls vielleicht verschüttet geblieben wären. Negative Gedanken, die ich in umständlicher Prosa schwer hätte vermitteln können, kamen an die Oberfläche und verdeutlichten die Dunkelheit meiner Seelennacht. Liebe, die ich so dringend teilen wollte, schien mir weniger zügellos und krankhaft, wenn ich sie in prägnante Worte fasste. Und der Versuch, meinem Sohn zu erklären, was passiert war, wurde dadurch sinnvoller, dass ich mich einer Sprache bediente, die auch in ein Kinderbuch gepasst hätte.

## HALBER MANN

Halbes Dulden,
Halbe Wut,
Halbe Sorge,
Halbe Glut.

Halber Mann,
Halber Knabe,
Halbes Heim,
Halbe Gabe.

Halbe Zeit,
Doppelt Plage,
Halbe Beute,
Doppelt Klage.

Halber Vater,
Halber Sohn,
Halbe Zukunft,
Halber Lohn.

Halbes Damals,
Halbes Streben,
Bin halb tot
Und halb am Leben.

Glas halb leer,
Glas halb voll,
Manchmal prickelnd,
Meistens schal.

Heilung wünsch ich mir von Herzen,
Ganz sein, wenn auch unter Schmerzen.

## *Weitermachen*

Nach Desreens Tod fühlte ich mich heimatlos. Eine Beerdigung in ihrer Heimatstadt Havant, 120 Kilometer von unserer Wohnung in London entfernt, und die Vorbereitungen dafür bedeuteten, dass wir viel zwischen beiden Orten hin und per pendelten. Hinzu kam Weihnachten, das wir zwischen ihrem und meinem Elternhaus aufteilten, eine Fahrt von 430 Kilometern, Jackson und ich kamen also kaum zum Verschnaufen. Das gehörte zu den schmerzlichsten Aspekten der ohnehin qualvollen Situation. Von Freunden kam die gutgemeinte Einladung, ein paar Tage bei ihnen zu verbringen, «es hinter mir zu lassen», aber ich konnte mir nichts Schlimmeres vorstellen, als noch mehr Zeit woanders zu verbringen statt zu Hause. Und wie kann man hoffen, «es» hinter sich zu lassen, wenn «es» immer da ist?

Der Gedanke, nicht daheim zu sein, schreckte mich gar nicht so sehr ab. Vielmehr quälte mich die Reisevorbereitung. Der früher so schlichte Akt, den Koffer zu packen, wurde zu einer unvorstellbar belastenden, aufwühlenden und furchteinflößenden Erfahrung. Jetzt, wo es keine echte Desreen mehr gab, die wir festhalten und umarmen konnten, bot daheim zu sein für mich die größtmögliche Nähe zu ihr; vor einem Grabstein auf dem Friedhof zu stehen wird mir nie ihr Leben nahebringen – nur ihren Tod. Wenn ich unsere Koffer packte, hatte ich das Gefühl, sie zurückzulassen und meinen Sohn von allem wegzuholen, was ihm lieb und teuer war. Außerdem, das war vielleicht das Schlimmste, wollte ich die Orte, an die wir fuhren, meist gar nicht aufsuchen, also war es nicht einmal der Mühe wert.

Oft wünschte ich mir, es wäre möglich, sich einfach zusammenzureißen. Aber das Problem mit Trauer ist, dass sie sich entzieht; man kann sie nicht greifen, weil sie einen zu fest im Griff hat. Mitten in einem gefürchteten Aufbruch schrieb ich einen Text für meinen Blog, der erklären sollte, warum der Vorgang, Sachen in einen Koffer zu legen, so dramatische und quälende Gefühle auslöst.

> Weil mein Kurzzeitgedächtnis anscheinend zusammen mit meiner Frau beerdigt wurde und ich nie weiß, wo ich Dinge hingelegt habe, die ich brauche. Weil ich es auch in guten Zeiten nicht gern erlebe, nicht mehr zu wissen, wo ich die Dinge hingelegt habe, die ich brauche, und ich mich dabei sofort von Dr. Jekyll in Mr. Hyde verwandle. Weil ich, wenn ich Mr. Hyde bin, das Haus auf den Kopf stelle und Dinge finde, die ich nicht gesucht habe. Weil ich, wenn ich Dinge finde, die ich nicht gesucht habe, Erinnerungen an unsere Ehe entdecke, die mich aufwühlen. Weil ich, wenn ich aufgewühlt bin, Sachen hektisch erledige. Weil ich, wenn ich Sachen hektisch erledige, die Tasche meiner Frau packe statt meiner. Weil, wenn ich die Tasche meiner Frau packe statt meiner und dann startklar an der Tür stehe, mein Sohn mir sagt, dass ich Mamis Sachen nicht nehmen darf. Weil er sich aufregt, wenn ich Mamis Sachen nehme und Mami nicht da ist. Weil er, wenn er sich aufregt, ein unangenehmer Reisegefährte ist. Weil ich, wenn er ein unangenehmer Reisegefährte ist, total gestresst bin. Weil ich, wenn ich total gestresst bin, die Nerven verliere. Weil ich mich

hasse, wenn ich die Nerven verliere. Weil ich, wenn ich mich hasse, das Gefühl habe, dass mir überhaupt nichts geblieben ist.

Ich hätte mich einfach verkriechen und nicht mehr von der Stelle rühren können. Am Ende habe ich ziemlich genau das getan. Nach den stressigen Weihnachtsbesuchen, den katastrophalen Ferien und meiner Rückkehr zur Arbeit fühlte sich das Leben zu zerbrechlich an. Ich folgte Jacksons Beispiel und zog mich zurück, war also auch nicht mehr so viel unterwegs wie zuvor. Aber manchmal kam ich mir dabei egoistisch vor. Und es ist schwer, egoistisch zu sein, wenn nicht nur eine, sondern zwei Familien einen Menschen verloren haben – wenn so viele Leute die Person, die gegangen ist, lieben, schätzen und bewundern. Besonders schwierig war, dass ich manchmal das Gefühl hatte, ich müsste mich in mehrere Personen aufspalten, wo ich doch selber kein ganzer Mensch mehr war. Es bestand eine Art Druck, für andere da zu sein – die anderen, die Desreen auch verloren hatten, zu trösten, statt von ihnen getröstet zu werden. Jackson und ich waren jetzt die größte Annäherung an Desreen, die sie hatten. Ich hoffte nur, dass eines Tages der Druck, der auf mir lastete, den Schmerz wert sein würde.

Was ich so kurz nach dem Tod meiner Frau nicht ermessen konnte, war, dass dieses qualvolle Unterwegssein noch gar nicht richtig angefangen hatte. Nach Weihnachten beschloss ich, es sei an der Zeit umzuziehen. Angesichts meines Widerstrebens, 120 Kilometer auf der A3 zu fahren, kann ich verstehen, dass manche Leute dachten, ich hätte den Verstand verloren. Aber ich war überzeugt, dass es der richtige Schritt war. Und dass Desreen es getan hätte, wäre sie in meiner Situation gewesen.

Wir lebten in einer zweckmäßigen Wohnung in Südostlondon, die wir überstürzt bezogen hatten. In den ersten Tagen nach unseren Flitterwochen beschlossen wir, mindestens ein Jahr lang keine größeren Projekte mehr in Angriff zu nehmen. Obwohl wir mit einem Baby, das bald seinen ersten Geburtstag feiern würde, in einer Zweizimmerwohnung in Camberwell lebten, hielten wir einen Umzug für wenig sinnvoll. Schließlich gab es nur einen Ort, an dem Jackson schlief, ohne ein Schreikonzert zu veranstalten, nämlich neben seiner heißgeliebten Mami. Und sie genoss das genauso wie er, obwohl sie manchmal so tat, als wäre auch sie der Meinung, er sollte bald ein eigenes Zimmer beziehen.

Doch dann machte uns ein kleines, aber dramatisches Ereignis einen Strich durch die Rechnung. Denn wir hatten unversehens einen höchst unwillkommenen Untermieter. Ohne zu fragen, ob sie über Nacht bleiben dürfte, beschloss eine Maus bei uns einzuziehen. Das war nicht gut. Desreen hasste praktisch alles, was sich bewegte. Tauben, Spinnen und Nager waren Stoff ihrer schlimmsten Albträume. Als die Maus einzog, war es für uns an der Zeit auszuziehen. Eine Stunde, nachdem sie erstmals gesichtet worden war, hatte ich online unsere neue Wohnung gefunden.

«Findest du das nicht ein bisschen übertrieben, nachdem wir uns doch geeinigt haben, keine großen Sprünge zu machen?», wollte Desreen wissen. Sie sollte in der folgenden Woche, nach zehn Monaten Mutterschaftsurlaub, wieder ihre Arbeit aufnehmen. Sie hatte den Großteil unserer Hochzeitsvorbereitungen übernommen, während sie gleichzeitig für ein Neugeborenes sorgte. Jetzt verlangte ich von ihr umzuziehen. Vielleicht käme sie doch mit einer einzigen kleinen Maus zurecht, schien sie anzudeuten. Aber ich blieb hart.

«Nein, finde ich nicht, Schatz. Ich kann auf keinen Fall mit dir und einer Maus zusammenleben. Wir haben gerade geheiratet, und ich möchte nicht, dass so ein kleines Tier uns so bald schon auseinanderbringt. Ich kenne dich gut genug, um zu wissen, dass das nicht funktioniert.»

Offen gesagt lag mir nichts daran, die perfekte Wohnung zu finden. Sie musste nur modern und sauber sein und keine Löcher aufweisen – also das glatte Gegenteil der Räume sein, die wir damals bewohnten. Die Wohnung, die ich fand, erfüllte alle Ansprüche, und wir zogen einen Monat später ein. Aber gefallen hat es uns dort nie. Sie entsprach überhaupt nicht unserem Geschmack und sollte nur eine mäusefreie Zwischenstation sein, bevor wir unser erstes Eigenheim bezogen. Den Kauf eines Hauses hatten wir bis ins Detail geplant – von der Beleuchtung bis zu den Möbeln –, ich brauchte also jetzt nur den Kommandostab zu übernehmen, den Desreen immer so energisch geführt hatte.

«Benji, bitte misch dich nicht in Sachen ein, die dich nichts angehen», hätte sie mir zwangsläufig erklärt, falls ich versucht hätte, irgendein Haus zu kaufen, das nicht perfekt ihren Vorstellungen entsprach.

Nun, da sie tot war, konnte nur noch ich diese Entscheidung treffen, und Perfektion war kein Kriterium mehr. Perfekt wird wohl nie mehr irgendetwas sein. Ich brauchte ein Haus, in dem wir uns für unser neues Leben bequem einrichten konnten; ein Haus mit einer Küche, in der ich kochen und Gäste empfangen konnte, die aber auch genug Platz für Jackson zum Spielen bot, ohne dass man ihn dafür ermahnte, dass er ein Kind sein wollte; ein Haus mit genügend Platz, sodass sich Menschen wohl fühlen, die mir helfen, Jackson aufzuziehen; ein Haus, das Desreen gefallen hätte und in dem wir all die schönen Dinge unterbringen konnten, die sie gesammelt hatte, um unser künftiges Heim zu verschönern.

Die Suche war nicht sehr anstrengend. Nach ungefähr acht Besichtigungen wurde ich fündig, gab ein Gebot ab und zog zwei Monate später ein. Der ziemlich schmerzlose Immobilienkauf und schließlich der Umzug waren ein Spaziergang verglichen mit dem schmerzlichen Prozess des Weitermachens.

An einem Tag im Mai, fünf Monate nach Desreens Tod, wurde mein Trauerschmerz so heftig, dass ich nicht ins Büro gehen konnte. Der Druck durchzuhalten war zu belastend geworden, und ich vermisste meine Frau schrecklich. Dass ich am Küchenfenster vergeblich darauf wartete, ihr Gesicht zu sehen, wenn sie vom morgendlichen Jogging zurückkam, gab mir den Rest. Ich hatte geduscht, mich rasiert, angezogen und auf den Tag vorbereitet, bevor mein Sohn aufgewacht war, aber dann hockte ich da, die Hände vors Gesicht geschlagen, und heulte unkontrollierbar.

Bev kam herein und befahl mir auf ihre unvergleichliche Art, meinen Boss anzurufen (Boss ist der falsche Ausdruck für meinen guten Freund Mitch) und ihm zu sagen, dass ich heute nicht kommen könne. Fast jeder, der sie kennt, würde ihren Anordnungen folgen, also trug ich fünf Minuten später Jogginghosen und ein altes T-Shirt und sah aus, als läge ein Tag im Bett vor mir. Aber ich war nie der Typ, der gern herumsitzt und nichts tut. Also gab ich meine Pläne bekannt.

«Diese Wohnung räumt sich nicht von selber aus», erklärte ich der im Wohnzimmer versammelten Mannschaft: Bev, Kelson, Jackson, Marianne und ihre kleine Tochter Lucia. «Ich werde Desreens Sachen sortieren.»

Als Kind hörte ich eine Erwachsene – vielleicht eine Freundin meiner Eltern – etwas sagen, das ich mein Leben lang nicht vergessen habe. Sie lehnte eine Sitzgelegenheit ab und setzte sich stattdessen auf den Boden. «So kann ich nicht noch tiefer fallen.»

Dieses Gefühl konnte ich an diesem Tag gut nachempfinden. Ich fühlte mich schon so schrecklich, dass ich glaubte, schlimmer könnte es nicht werden, also nahm ich mir die Aufgabe vor, die mir am meisten Angst machte.

Bev galt von jeher als Fels in der Brandung. Jeder, der sie kennt, staunte über ihre Belastbarkeit und sogenannte Stärke nach Desreens Tod. Ich werde nie erfahren, wie sie es schafft, so zu sein, wie sie ist – oder was sie hinter ihrer Fassade der Seelenstärke eigentlich empfindet. Vermutlich ist es eine Kombination ihres jamaikanischen Charakters mit Stoizismus, ihrem Glauben und ihrer resoluten Liebe zu Dessie, die dazu führte, dass sie in ihrer Unterstützung für den Mann und den Sohn ihrer Tochter nie wankte.

Seit Desreens Tod konnte Bev in meinen Gedanken lesen wie in einem Buch. Eines Morgens kam ich in Tränen aufgelöst die Treppe herunter, und sie runzelte nur die Stirn und fragte: «Hast du heute schon etwas geschrieben?» Ich schüttelte den Kopf, machte kehrt, kroch wieder unter die Decke und gab mich einer kleinen Katharsis in Form eines Blog-Eintrags hin. Einige Zeit später tauchte ich mit nicht ganz so schwerem Herzen wieder auf.

An diesem Tag ahnte sie, dass mein Vorhaben das Potenzial hatte, mich in die Knie zu zwingen. Ich bemerkte es kaum, als sie mit einem großen Glas Chardonnay und einer halben Valium in mein Zimmer geschlichen kam. Es war noch nicht einmal Zeit fürs Mittagessen, aber was spielt die Uhrzeit schon für eine Rolle, wenn man vor der Aufgabe steht, das achtzehn Monate alte Hochzeitskleid der eigenen Frau zusammen mit all ihren anderen Sachen einzupacken? Es dauerte nicht lange, bis die ganze Flasche leer war.

Wenn ich erst einmal angefangen habe, vertiefe ich mich am

liebsten ganz in eine Arbeit. Vermutlich habe ich bei der Trauer keine Ausnahme gemacht. Ich zog einen von Desreens Schlabberpullovern über und stellte ihren Lieblingsradiosender an. Weder der Alkohol noch das Beruhigungsmittel konnten den Schmerz dämpfen, den die Musik auslöste, die sie selbst hätte ausgesucht haben können – Songs von Künstlern wie TLC, De La Soul, Soul II Soul und Azealia Banks –, während ich Kleider vakuumverpackte, die Desreen noch nicht einmal hatte tragen können.

Ich faltete das Kleid zusammen, das sie zum sechzigsten Geburtstag meiner Mutter angehabt hatte, und ein weiteres, in dem sie in unseren Flitterwochen so bezaubernd ausgesehen hatte. Dann entdeckte ich mehrere Paare hochhackige Stiefel, die sie getragen hatte, um ihre Knöchel zu verbergen, die ihr nicht gefielen. Zahllose Designerinnen und Schnitttechnikerinnen hatten an dieser Garderobe gearbeitet, die jetzt keinen Zweck mehr erfüllte. Wir hatten keine Tochter, die mit den Kleidern etwas hätte anfangen können, keine Freundinnen, denen sie so gut gestanden hätten. Verrückte Kleidungsstücke aus Leinen, Seide und Kaschmir, in denen einst eine schöne Frau gesteckt hatte, steckten jetzt in hässlichen funktionalen Vakuumbeuteln. Dinge, die Desreen so viel Freude bereitet hatten, lagen nun in zweckfreiem Frieden. Ich verstaute sie, um mir irgendwann, vielleicht in einem Jahr, wieder Gedanken darum zu machen. Irgendwann würde ich die Sachen wieder ausgraben wollen, die Desreen auf Fotos mit Jackson getragen hatte, um sie für ihn als Erinnerungsstücke aufzubewahren.

Schmerzliche Erinnerungen lauerten überall. An ihrem Nachthemd konnte ich noch ihren Körper riechen. Nicht ihr Parfüm, nur ihren Duft. Ziemlich frustrierend war allerdings, an wie wenigen Dingen er noch wahrnehmbar war. Sie wusch nämlich alles direkt nach dem Tragen, also rochen fast alle Sachen nach

Waschmittel oder nach nichts. Und es schien unmöglich, ihre Kleider in Tüten zu verpacken, ohne jedes einzelne zu betrachten – und sich die Zeit zu nehmen, an die Zeiten zu denken, die Desreen, dieses Kleidungsstück und ich miteinander verbracht hatten. Die Erinnerungsflut, die über mich hereinbrach, nahm mir fast den Atem. Jedes Stück aus ihrem Besitz versetzte mir einen seelischen Schlag.

Wie zum Teufel waren wir in so eine grauenhafte Lage geraten? Wie konnte meine junge Frau ihr Leben verlieren, lange bevor das Haltbarkeitsdatum ihrer Kosmetikartikel ablief? Und was zum Teufel sollte ich damit tun? Wie konnte sich ein Mann, der seiner Frau diese Puderdose in Manhattan und jenes Schminktäschchen in Soho gekauft hatte, je von solchen Schätzen trennen? Aber was sollen Vater und Sohn damit anfangen?

Plötzlich trauerte ich nicht nur um den Verlust meiner Frau und der Mutter meines Sohnes, sondern um die intensive weibliche Präsenz in unserem Leben – die ich immer so geschätzt hatte, dank meiner engen Beziehung zu meiner Mutter und meiner Großmutter, und dann später zu meiner Schwiegermutter.

Die Abwesenheit dieser Präsenz zeigte sich in dem ungetragenen Schmuck, den einzelnen Haarnadeln und der Spitzenunterwäsche, die ich überall in unserem Zimmer entdeckte. Edle Metalle und Steine haben etwas geradezu Hässliches an sich, wenn sie in eine Schachtel verstaut sind und nicht getragen werden. Sie strahlen eine Leere und Sinnlosigkeit aus, die ihnen irgendwie den Glanz nimmt.

Unsere Sachen packte ich, wenn Jackson schlief, mit seinen Großeltern unterwegs oder in der Kita war. Ausgelassen, wie er war, hätte er wahrscheinlich die Kisten, die ich füllte, mit größtem Vergnügen wieder ausgepackt; und es störte ihn grundsätzlich, wenn ich Sachen von Mami in die Hand nahm, also wäre ich in seiner Anwesenheit wohl kaum weitergekommen. Ich versuchte ihm zu erklären, dass wir in ein neues Haus umziehen würden, wusste aber, dass er das erst begreifen konnte, wenn wir dort waren.

Am Umzugstag kam Woody vorbei, um zu helfen. Die Schlüssel für unser neues Haus hatte ich schon seit über einer Woche, und sowohl meine als auch Desreens Eltern blieben einige Tage, um mich beim Renovieren zu unterstützen. Ich hatte einen festen Plan, und gemeinsam schafften wir eine Menge: Mein Vater, mein Schwiegervater und ich strichen alle Räume, die es nötig hatten, während meine Mutter und meine Schwiegermutter sich um Jackson kümmerten. Nachts schliefen wir in der alten Wohnung, brachten Jackson aber jeden Tag für ein, zwei Stunden in unser neues Heim, damit er sich mit dem Gedanken anfreunden konnte, hier zu leben. Ich dachte, wenn ich ihn in allen Zimmern Verstecken spielen ließ und ihm einen Pinsel in die Hand gab, würde er das Haus als einen Ort sehen, in dem es lustig zuging.

Als Woody und ich in meinem alten Wohnzimmer standen, in dem sich jetzt nichts mehr befand, was Desreen, Jackson und mir gehörte, traf es mich wie ein Schlag. Ich würde nie wieder mit meiner Frau ein gemeinsames Dach über dem Kopf haben. Ich hockte mich auf den Boden und schluchzte.

Ein Neuanfang, und doch erschien mir unser Traumhaus wie ein Schlusspunkt und die Fortsetzung eines wahr gewordenen Albtraums. Als wir umzogen, schrieb ich:

> Nur eine kleine Sache fiel mir ein, als ich unsere Bilder auspackte und darüber nachdachte, wo ich sie aufhängen sollte. Im Moment ist es nichts als ein Haus, und es wird lange dauern, bis es zu unserem Zuhause wird. Ich könnte mich belügen und das alte Kreuzstichbild *Home Sweet*

*Home* aufhängen, aber jetzt gerade würde der Sinnspruch für mich lauten *Home Bittersweet Home.* Ein süßer Traum, den wir als Familie hegten, aber erst nach dem bitteren Verlust der Frau verwirklichten, die wir lieben.

Das Haus war nichts als Ziegel und Mörtel, die Dinge darin wenig mehr als Zeug. Vielleicht würde es Jahre dauern, bis ich mich hier daheim fühlte. Daheim würde für mich womöglich nie mehr dieselbe Bedeutung haben, dieselben Assoziationen wecken.

Dennoch tröstete mich die Tatsache, dass ich endlich das Gefühl hatte, etwas richtig gemacht zu haben. Als ich Jackson das erste Mal nach unserem Umzug von der Kita abholte, bog er draußen vor der Tür nicht rechts zu unserer alten Wohnung, sondern links ab. «Neues Haus, Daddy!», befahl er und deutete in die Richtung der Straße, in der er erst seit drei Tagen wohnte. Und als ich ihn abends ins Bett brachte, drückte er mich und erklärte ganz ohne Anlass: «Ich mag das neue Haus, Daddy.» Als er eingeschlafen war, ertappte ich mich dabei, dass ich zum ersten Mal seit einiger Zeit lachte. Wie seine Mama und sein Papa, dachte ich, liebt es dieser Junge, wenn er ein Upgrade bekommt.

Lieber Daddy,

ist schon eine Weile her. Mir war nicht nach Schreiben zumute, weil ich so viel mit dem Umzug und mit meinen Großeltern zu tun hatte.

Aber ich liebe das neue Haus, Daddy. Ich weiß, du hast etwas riskiert mit dem Umzug, und du warst besorgt, dass ich total ausflippe, wenn wir aus dem Heim ausziehen, in dem wir mit Mami gewohnt haben, aber ich liebe es wirklich.

Zum Glück hast du dich inzwischen entspannt. Kluger Schachzug, dass du die halbe Küche für mich und mein Zeug geopfert hast, so bleibe ich deinen wertvollen Sachen im Wohnzimmer fern. Ehrlich gesagt, mir ist es egal, wenn Mamis Missoni-Decke ein zusätzliches Muster bekommt; aus meiner Sicht können die Sachen durch ein bisschen Knete oder Wachsmalkreide nur gewinnen. Es hat wirklich Spaß gemacht, als du mich mit dem Sofa, deinem Laptop und einer Tube Carmex-Lippenpflege allein gelassen hast. Die Couch sieht jetzt phantastisch aus, Daddy. Ich habe mir alle Mühe gegeben, dir klarzumachen, dass sie ein Muster vertragen könnte. Mir hat auch gefallen, was du mit der Wand in der Küche versucht hast. «Seeigel» heißt die Farbe, glaube ich. Tja, jetzt sieht es mehr nach Schiffszwieback aus, Mann! Komisch, dass die ganzen Farben, die Oma mir gekauft hat, nach fünf Minuten zu einer Art Pferdebraun geworden sind. Warum du nicht von Anfang an so eine Farbe für die Küche ausgesucht hast, kapiere ich nicht, aber du kannst dich jetzt entspannen, Paps, ich habe die Wände neu gestrichen. Du hast genug geleistet, überlass den Rest ruhig mir. Ich meine, schließlich hast du mich diese Woche zweimal von der Kita abgeholt, und da sah ich mehr wie Jackson Pollock aus als wie Jackson Brooks-Dutton. Ich hab genug Talent, um uns durchzubringen.

Wenn ich darüber nachdenke, bemale ich das Sofa, die Wände und mich selbst wahrscheinlich nur, um Lacher und Aufmerksamkeit zu kriegen. Mami hätte mit deiner Kreditkarte eine Kerze oder so für 400 Pfund gekauft, um denselben Effekt zu erzielen, aber nachdem du mir deine Brieftasche nicht mehr anvertraust, nur weil ich deinen Arbeitsausweis versteckt habe, damit du bei mir daheimbleibst, muss ich kreativ werden. Außerdem bringe ich dich gern zum Lachen. Jemand muss das ja tun, und es ist nicht mehr so leicht wie früher. Wahrscheinlich mache ich deswegen die Sachen, die ich mache.

Das hast du aber wohl selber schon verstanden.

«Wie geht's Jackson?», höre ich immer alle fragen.

«Ich sage es fast ungern, aber es geht ihm erstaunlich gut. Grundsätzlich wirkt er wie ein wirklich glückliches Kind. Aber manchmal frage ich mich, ob er mir etwas vormacht. Ach, und erzählt mir bloß nicht, dass er erst zwei ist, denn ich kenne ihn besser als ihr alle», höre ich dich antworten.

Erwischt! Aber eins muss ich dir lassen, für einen alten Knacker kennst du dich ganz gut mit Kindern aus. Klar bin ich nicht hundertpro glücklich. Wer ist das schon? Meine Gedanken wandern umher, ich weiß nicht, was los ist, und ehrlich gesagt fällt es mir manchmal schwer, mich auszudrücken. Vielleicht will ich auch nicht drüber reden. Und brauche mehr Zeit, um das alles zu begreifen. An manchen Tagen verstecke ich mich hinter diesem unechten Grinsen, das ich aufsetze. Und ja, manchmal frage ich dich, ob du traurig bist, ich bin nachsichtig mit dir, ich berate dich (und zwar kostenlos, aber irgendwann präsentiere ich dann die Rechnung, du Geizkragen), und ich höre mir an, was du zu sagen hast, aber das heißt nicht, dass ich über meine Gefühle sprechen will. Aber vergiss nicht, dass wir unseren Weg finden müssen, damit umzugehen. Manchmal ist es leichter verlegen zu grinsen wie Victoria Beckham auf dem roten Teppich und zwischen zusammengebissenen Zähnen zu fauchen: «Mir geht's gut, Daddy, ich bin glücklich.» Geben wir's zu, wir haben alle unsere Hochs und Tiefs. Mag sein, dass ich nur 91,5 Zentimeter groß bin, aber so anders als du bin ich nicht. Eigentlich, seien wir ehrlich, Daddy, bin ich nicht so viel kleiner als du.

Was wir aber trotzdem nicht vergessen dürfen, ist, dass ich zwar jetzt ganz gut zurechtkomme, aber ich würde sagen, meine schwerste Zeit steht mir noch bevor. Ich bin zwei, alles ist ein Spiel, wir spielen rund um die Uhr, und ich habe so viele Leute um mich, die ich liebhabe. Eines Tages, wenn ich zu cool zum Spielen und zu groß zum Reden bin, wird alles ganz anders sein. Wenn man es bedenkt, ist es schade, dass du dich nicht mehr so wie ich verhalten, im Augenblick leben kannst und so weiter, und dann mit mir über die schlechten Zeiten sprichst, wenn ich so weit bin. Aber vielleicht reden wir nur Unsinn. Wahrscheinlich werden wir irgendwann ins Gleichgewicht kommen. Vermutlich wären wir aufgeschmissen, wenn wir beide gleichzeitig so unglücklich wären wie du. Aber ich schwöre, irgendwann musst du es zurückzahlen. Der kleine Comedian wird nicht ewig kostenlos Witze reißen. Eines Tages werde ich im Publikum sitzen und zuhören, wie du die Gags lieferst. Und die sollten richtig gut sein, denn im Moment stützt sich dieses Komiker-Duo ganz auf mich.

Also, bis später. Jetzt wird es Zeit, dass ich die weißen Stellen an dem monochromen Sofa bemale, das du gerade gekauft hast. Ich meine, komm schon, Daddy, was hast du dir gedacht? Da zieht es mich hin wie die Motte zum Licht. Und diese Motte hat eine Menge Filzstifte.

Hab dich lieb, Daddy.

J-Bo xx

## *Hilfe annehmen*

Zu meinen vielen Befürchtungen, was mein Leben als Witwer und meine neue Rolle als alleinerziehender Vater betraf, kam der vielleicht unvermeidliche Verlust meiner Unabhängigkeit. Viele denken, dass ein verheirateter Mann und Vater auf jeden Fall seine Freiheit verliert, aber bei Desreen und mir war das nicht so. Wir gingen beide gern aus und machten unser eigenes Ding, sowohl allein als auch mit Freunden. Beide hielten wir uns fit, und während man ein schlafendes Baby ohne weiteres im Sportbuggy mitnehmen kann, auch wenn es ein bisschen peinlich ist, wird es mit einem Kleinkind, das selber laufen will, schwierig. Wir wollten einerseits als Familie zusammenwachsen, andererseits einander auch Freiraum geben. Wir wollten einander so, wie wir uns kennengelernt und verliebt hatten.

Sehr viel Hilfe für unser Kind hatten wir nicht eingeplant. Ein paar Wochen lang versuchten wir es mit einer Teilzeit-Tagesmutter. Aber bald wurde uns klar, dass wir damit eigentlich nur unser hart verdientes Geld opferten, damit wir unseren Arbeitgebern ohne finanziellen Ausgleich noch mehr von unserer Zeit geben konnten – ein grausames Paradox für die hungrigen jungen Fachkräfte von heute. Abgesehen davon waren wir in der glücklichen Lage, dass meine Schwiegermutter uns seit Jacksons Geburt Woche für Woche tatkräftig unterstützte.

Bev lernte Jackson wenige Minuten nach seinem ersten Atemzug kennen. Sie war so sicher, dass unser Kind ein Junge wurde – und so entschlossen, dass er nicht den anderen Namen erhalten würde, den Desreen in Erwägung zog –, dass sie uns noch vor seiner Geburt eine Glückwunschkarte schrieb, in der sie uns alle drei mit Namen ansprach.

Nach vier Tagen Wehen, die mit einem Kaiserschnitt endeten, hatte es meine erschöpfte Frau nicht eilig, irgendwo hinzukommen. Ich hingegen lief in den Korridoren der Entbindungsstation herum und stieß dort auf ihre Mutter. «Ein Junge! Es ist ein Junge!», schrie ich. Später sagte sie mir, eine derartige freudige Erregung habe sie noch nie erlebt.

Jackson kam kurz nach neun Uhr abends zur Welt, und bald darauf mussten Bev und ich das Krankenhaus verlassen. Wie benommen vor Freude schlenderten wir nach Hause und stießen auf Jackson und seine tapfere Mutter an. Dass Bev und ich in Zukunft so oft ein ähnliches Szenario erleben würden – dass wir auf Desreen anstießen, aber aus traurigem, statt freudigem Anlass –, lag damals außerhalb meiner Vorstellungswelt.

Jackson und seine Nanny, so nannte er Bev, verliebten sich sofort ineinander. Desreen scherzte gern, ihre Mutter solle bei uns als Au-pair einziehen. Sie würde ihr dafür einen miserablen Lohn zahlen, ihr alle möglichen Arbeiten aufbürden und sich am Ende nicht einmal bedanken – vielleicht könnte man sagen, die typische Kind-Eltern-Beziehung. Aber zu so extremen Mitteln mussten wir nicht greifen. Bev kam jeden Mittwoch und blieb bis Freitag, aus Liebe zu ihrem Enkel und aus Liebe zu ihrer Tochter.

Des und ich verschwanden dann oft kichernd in unserem Schlafzimmer und hatten das Gefühl, im gemachten Nest zu sitzen.

«Wir haben jetzt eine eigene Haushälterin, die bei uns wohnt», scherzte sie.

«Stimmt», gab ich zurück, «aber wir müssen darauf achten, dass sie die Standesgrenzen einhält und nicht auf dumme Gedanken kommt. Wenn sie erst Widerworte gibt, wird es nie funktionieren.»

Anfangs verabredeten Des und ich uns für diese Abende mit Freunden – ein kostenloser Babysitter war zu verlockend, um einfach zu Hause zu bleiben. Aber das änderte sich rasch. Wir freuten uns, dass Bev bei uns war. Wir drei saßen beisammen und aßen Desreens Lieblingsgerichte aus Kindertagen – Hühnchen und Reis, Rippchen, gebratene Kochbanane und Klößchen, Makkaroni mit Käse. Wenn Ma im Haus war, musste ich nicht kochen. Wir tranken Wein und lachten über Jacksons Wutanfälle, wenn wir versuchten, ihn mit Obst und Gemüse zu füttern, was er verabscheute.

«Da braucht ihr gar nicht mich anschaun», blaffte Desreen, wenn Bev und ich darüber diskutierten, von welchem Elternteil er den Jähzorn geerbt hatte. Es waren glückliche Tage; einfach drei Freunde, die zufällig Mutter, Tochter und Schwiegersohn waren, die es sich gutgehen ließen, Spaß hatten und gemeinsam einen kleinen Jungen aufzogen, in den wir alle vernarrt waren. Gott sei Dank hatten wir diese besondere Zeit: die Zeit, in der Desreen und Bev beste Freundinnen wurden; die Zeit, in der ich der Frau näherkam und Jackson die Bindung zu seiner Großmutter aufbaute, die wir beide in unserem Leben so dringend brauchen würden.

Wie gesagt gab es gar keinen Anreiz für mich, in diesem Chaos den Helden zu spielen. Ich hätte mich entscheiden können, mich durchzubeißen, meinen Mann zu stehen und mein Kind allein aufzuziehen. Nur wusste ich, dass meine Frau das nicht gewollt hätte. Und zwar, weil sie es mir gesagt hatte. Obwohl sie besorgt war, an allem Möglichen sterben zu können – Kehlkopfkrebs lautete ihre häufigste Selbstdiagnose, während mein persönlicher Favorit der eher unwahrscheinliche Prostatakrebs war –, sprach sie nur zweimal über die Möglichkeit ihres vorzeitigen Todes. Beim ersten Mal erklärte sie Freunden, sie habe große Angst, ihr könne etwas zustoßen und ich müsste Jackson dann allein aufziehen. Beim zweiten Mal traf sie Vorkehrungen für diese Eventualität, indem sie mir sagte, sie wolle, dass ihre Mutter für sie einspringe, falls ihre schlimmsten Befürchtungen wahr würden. Wie jeder gute Ehemann, der weiß, was er zu tun hat, folgte ich einfach ihrem Befehl, als ich Bevs Hilfe annahm. Und wie jede gute Mutter, die den Wunsch ihrer Tochter respektiert, tat Bev, was Desreen von ihr erwartet hatte.

Als Desreen starb, befürchtete ich, die Unabhängigkeit, die wir beide genossen hatten, wäre dahin. Weil ich nicht mehr in einer Beziehung unter Gleichgestellten lebte, in der jeder Partner dem anderen nichts außer Liebe schuldet, glaubte ich, von nun an für jede Hilfe, die ich bekam, in der Schuld zu stehen. Und ich war überzeugt, dass ich mich jedes Mal, wenn ich meinen Sohn in der Obhut anderer ließ, schuldig fühlen würde, als nähme ich ihm nun auch noch den Vater, nachdem er schon die Mutter verloren hatte.

Aber damit musste ich allein klarkommen. Ich sehe Familien mit zwei gesunden, glücklichen Eltern, die viel weniger Zeit mit ihren Kindern verbringen als ich, ohne äußeren Anlass oder extreme Umstände in ihrem Leben, die sie dazu zwingen würden. Außerdem denke ich an all die anderen Eltern, die ihre Kinder allein aufziehen, und stelle mir vor, dass sie jede Hilfe annehmen, die sie kriegen können. Und ich danke Gott, dass Jackson immer eine zweite Mutterfigur in seinem Leben hatte, die nach dem Tod seiner Mutter mehr denn je bereit war, für ihn da zu sein. Obwohl wir keine perfekte Familie sein können, bin ich dankbar, dass wir nach wie vor eine wunderbare Familie haben, die uns hilft, wenn wir sie brauchen.

## *Die Zeit ist ein Dieb*

Wie ein Mensch die Zeit wahrnimmt, ist von seinem Seelenzustand abhängig, so viel ist mir inzwischen klar. Manche behaupten, wenn man Spaß hat, würde die Zeit wie im Flug vergehen, aber nach meiner Erfahrung kann sie auch viel zu schnell verstreichen, wenn man traurig ist. Der Winter, in dem Desreen starb, war kalt, nass und dunkel. Die Sonne schien, wie ich mich erinnere, nur am Tag ihrer Beerdigung. Wochenlang war der Himmel düster grau verhangen, und ich weiß kaum noch, wie es war, wenn der Tag anbrach. Wäre ich nicht selbst Witwer, hätte ich gedacht, für Hinterbliebene würde die Zeit qualvoll langsam vergehen. Aber dann war es plötzlich Frühling, die Tage wurden heller, die Nächte kürzer, und Desreens Tod lag schon sechs Monate zurück. Wie war es möglich, dass ich meine Frau so lange nicht gesehen hatte?

Meinen Blog fing ich an, um den rohen Schmerz in Echtzeit festzuhalten. Zwar tat jedes Wort weh, das ich tippte, doch wenn ich es nicht sofort aufschrieb, so meine Befürchtung, würde es an Kraft verlieren und den Schmerz – meinen Schmerz – nicht in seiner Intensität wiedergeben. Immer wieder hörte ich, die Zeit heile alle Wunden. Man redete mir ein, irgendwann würde ich wieder normal sein. Also dachte ich, jetzt sei der richtige Zeitpunkt, um anzufangen, denn sobald ich irgendwie von meiner Trauer geheilt wäre, würde ich mich an die Qual nicht mehr erinnern, auf der mein Schreiben beruht. Aber ich glaube nicht, dass mir je jemand die Wahrheit über den Schmerz gesagt hat.

«Die Zeit heilt alle Wunden» ist im Buch der Trauer ein grenzenlos überstrapaziertes Klischee, aber ich halte es für totalen Quatsch. Ich kann niemandem glaubwürdig versichern, wie ich mich in zehn oder zwanzig Jahren fühlen werde, und niemand kann es mir vorhersagen (obwohl viele es versuchen). Sehr wohl aber kann ich mittels etwas gesundem Menschenverstand und ausgehend von dem, was ich über mich weiß, zu einer vernünftigen Einschätzung kommen.

Als ich neun Jahre alt war, brach ich mir den rechten Arm, dreifach. Wochenlang hatte ich einen Gips, während der Arm «heilte», und als die Knochen besser aussahen und die Finanzreserven des National Health Service erschöpft waren, diktierte die Zeit, es sei jetzt für meinen Arm an der Zeit weiterzumachen. Das war dosierte Zeit; es gab ein Ziel. Mein Arm ist jetzt verkorkst. Wenn ich ein T-Shirt trage und beide Arme gleichzeitig ausstrecke, können die Leute ihr Entsetzen nicht verhehlen. Niemals habe ich Kommentare gehört wie «Ich sehe keinen Unterschied» oder «Ich finde, er sieht gut aus – viel besser als der andere». Außerdem habe ich schon seit mehreren Jahren Arthritis im rechten Arm.

Daraus schloss ich, dass die Zeit meinen Arm nicht geheilt hat; sie hat ihn nur verändert. Allmählich fragte ich mich, wie irgendjemand annehmen kann, die Zeit würde meinen Kopf und mein Herz heilen, wo doch mein Arm nach einem Unfall in meiner Grundschulzeit immer noch schmerzt. Deshalb meine ich, dass die Zeit für Trauernde nicht das große Heilmittel ist, das sie angeblich sein soll. Sie ist eher eine praktische verbale Medizin für einen unbequemen, allzu oft unausgesprochenen Schmerz, der unheilbar ist.

Während ich gegen das Konzept der Zeit als Heilmittel für meinen Schmerz kämpfte, stellte ich überdies fest, dass sie mich kontrollierte. Ich war Sklave der Domina Zeit, die mit mir machte, was sie wollte. Nur indem ich meine Trauer dokumentierte – gegen die traditionelle Zeitachse von Wochen, Monaten und schließlich sogar Jahren –, konnte ich denen, die nie jemanden verloren haben, begreiflich machen, wie endlos der Prozess und der Schmerz der Trauer sein können. Nur so konnte ich den anderen verständlich machen, dass die Zeit Gefühle mildern, dass sie das Empfinden von Menschen verändern, aber auch dass sie wahrscheinlich niemals Wunden gänzlich heilen kann.

Ein Gedicht, das ich genau fünf Monate nach Desreens Tod schrieb, erklärt, wie ich mich damals fühlte:

SO-NICHT

Messt mein Leben nicht mit der Uhr,
Messt mich nicht in Sekunden und Stunden,
Mein Herzzeiger stoppt, bleibt stur,
Nicht fünf Monate, nur ein Tag voller Wunden.
Haltet den Atem nicht an, wenn ihr wartet,
Dass es endlich weitergeht,
Denn mein Lächeln heißt nicht, dass ich starte,
Nicht fünf Monate, nur eine leere Zeit.
Wenn ihr mich nicht seht, vergesst mich nicht,
Ich blühe nicht, bin nur ein Same,
Kein neuer Frühling, kein neues Licht,
Nicht fünf Monate, nur ein langer Winter, das war's.
Messt mein Leben nicht mit der Uhr, die Zeit kann
nichts nehmen, nichts geben,
Setzt mein Herz nicht vor eures, nehmt euch die
Zeit zum Lieben und Leben.

Nach einem halben Jahr, so meinten vielleicht einige, konnte man doch erwarten, dass es mir besserging. Für mich war es nur ein Anlass, darüber nachzudenken, wie weit ich gekommen oder nicht gekommen war und welche Gefühle das Verstreichen der Zeit bei mir auslöste.

> Nächste Woche liegt der zu frühe Tod meiner Frau sechs Monate zurück. Es bedeutet mir gleichzeitig alles und nichts. Alles, weil ich nicht glauben kann, wie viel unsere Angehörigen und Freunde in dieser Zeit durchgemacht haben; nichts, weil ich vermute, dass das, was wir durchmachen müssen, gerade erst angefangen hat. Alles, weil es die längsten sechs Monate in meinem Leben waren und ich nie zuvor so viele Emotionen so intensiv wahrgenommen habe; nichts, weil ich im Rückblick nicht glauben kann, dass sechs Monate so schnell vergangen sind und vieles aus dieser Zeit verschwommen erscheint. Alles, weil sich meine Einstellung zum Leben völlig verändert hat; nichts, weil ich mich jetzt so machtlos fühle und begreife, dass ich eigentlich keinen Einfluss auf die Zukunft habe. Alles, weil sechs Monate fünfundzwanzigmal so lang sind wie der längste Zeitraum (sieben Tage), den ich meine Frau in den letzten acht Jahren nicht gesehen habe; nichts, weil ich anfange zu begreifen, dass Zeit ein Maß ist, das für die Trauer wenig Wert hat.
>
> Und während wir uns dem halben Jahrestag nähern, kann ich mir vorstellen, dass es da draußen Leute gibt, die meinen, das müsste reichen, da sollte der Heilungsprozess eingesetzt haben. Nach meiner Erfahrung trifft das nicht zu. Zeit ist eine Medizin, die von ungeschulten Ärzten verteilt wird. Aber für mich ist sie ein Placebo, und

der Geschmack des echten Heilmittels ist mir so vertraut, dass ich es merke, wenn ich verkohlt werde. Die Wahrheit ist, Trauer und Verlust belasten mich genauso schwer wie vor sechs Monaten.

Ich müsste lügen, wenn ich behauptete, dass meine Gefühle vor fast sechs Monaten exakt dieselben gewesen sind wie heute. Das weiß ich, weil ich in Form eines Blogs Tagebuch geführt habe, und wenn ich zurückblicke, kann ich Vergleiche ziehen. Im Januar, ziemlich bald nach Desreens Tod, schrieb ich einen Text mit dem Titel *Es sich vorstellen*, der erklären sollte, wie es war, sie so plötzlich zu verlieren. Darin ging es um Ratlosigkeit, Schuld und körperliche Schmerzen, die ich heute nicht mehr mit derselben Intensität empfinde. Wenn ich zum Beispiel immer noch dieselben körperlichen Symptome hätte, wäre ich heute wohl schwerkrank. Und wenn ihr mich damals gesehen hättet, den Schatten meiner selbst, der ich im November war, und ihr mir heute wieder begegnen würdet, könntet ihr wohl vermuten, dass die Zeit tatsächlich Wunden heilt. Aber sie tut es nicht. Ich würde sagen, ich bin einfach auf einer Reise, auf der ich langsam lerne, mit einer offenen Wunde zu überleben. Und wahrscheinlich bleibt einem keine andere Wahl als zu überleben, wenn ein kleines Kind da ist, das einen mehr braucht als je zuvor.

Obwohl ich nicht glaube, dass die Zeit alle Wunden heilt, stelle ich mich allmählich der Tatsache, dass sie Dinge verändert, also werde ich euch jetzt sagen, wie es mir nach rund sechs Monaten geht. Der wichtigste Teil in diesem Satz ist nicht das Zeitmaß, sondern «mir». Es liegt offenbar in der Natur des Menschen, sich mit anderen zu vergleichen. Ich weiß, wie ich mich ärgere, wenn andere mir ihre Meinung aufdrängen. Nach meiner Einschätzung können für den einen sechs Monate sein, was für den anderen sechs Jahre sind. Und vor allem kenne ich mich selbst und weiß, dass ich nichts weiter tue als zu dokumentieren, wie ich mich in einem bestimmten Augenblick fühle. Vielleicht werde ich mich nach sieben Monaten erneut verändern. Vielleicht mache ich Rückschritte. Wer weiß, ob ich dann nicht eher fühle wie im ersten Monat als wie im sechsten? Nur einer Sache bin ich mir sicher: Ich bin der Einzige, der so empfindet, wie ich empfinde. Du bist der Einzige, der so empfindet, wie du empfindest. Wir haben viel gemeinsam, aber wir trauern alle auf unsere ganz eigene Weise und auf unserer Zeitachse.

Das erwähne ich, weil es mir unlängst zu schaffen gemacht hat, dass ich für meine Trauer kritisiert wurde: *Ich bin nicht wütend genug, ich bin zu positiv, ich kümmere mich nur um mich selbst.*

So empfindlich, wie ich zurzeit bin, könnte ich wohl tausend positive Kommentare hören und mich doch nur auf eine Handvoll negative konzentrieren. Aber das ist *meine* Trauer. Als meine Frau starb, achtete ich mehr darauf, wer sich nicht gemeldet hatte, als darauf, wer alles von sich hören ließ. Heute weiß ich gar nicht mehr, wer sein Beileid ausgesprochen hat und wer nicht.

Aber der Kampf, den ich mit meinem Schmerz austrage, sagt mir auch, dass ich mir ein dickeres Fell zulegen muss. Der Kampf sagt mir, dass alles, was jetzt zählt, die Anerkennung und das Wohlergehen der Menschen ist, die ich liebe und achte. Er sagt mir, dass ich mich aufgemacht habe, um anderen zu helfen, und wenn es immer noch

Leute gibt, die in dem, was ich schreibe, Trost und Mitgefühl finden, dann lohnt es sich weiterzumachen. Er sagt mir, dass ich selbst einschätzen muss, was richtig und was falsch ist. Er sagt mir, dass ich mich der Realität stellen soll, und dass man es nicht dauernd allen Leuten recht machen kann. Und dass ich meine zunehmend wertvolle Energie nicht darauf verschwenden sollte, es zu tun.

So also geht es mir nach sechs Monaten mit meinem Schmerz: Da ist Trauer. Trauer, weil der Mensch, mit dem ich mein Leben geteilt habe, nicht mehr da ist und nie mehr da sein wird. Trauer, weil auf jeden kostbaren Moment des Glücks, den ich erlebe, und sei er noch so kurz, das lähmende Gefühl des drohenden Verlusts folgt. Trauer, weil mich der Gedanke innerlich zerreißt, dass mein Sohn nicht von der Mutter aufgezogen wird, die ihn über alles geliebt hat und sein Leben zu etwas ganz Besonderem machen wollte. Trauer, weil ich nicht nur an meinen Verlust denke, sondern an den der Familie und der Freunde meiner Frau und ihn mitempfinde.

Da ist Leere. Leere, weil ich, ganz gleich was ich tue, sosehr ich mich beschäftige, sosehr ich mich bemühe, das Andenken meiner Frau zu ehren, nichts empfinde. Keinen Stolz. Kein Erfolgserlebnis. Keinen Fortschritt. Einfach nichts. Leere, weil ein Teil von mir mit meiner Frau gestorben ist. Sie war ein Teil von mir. Wir gehörten zusammen. Der physische Teil ist weg und hat viele der positiven Gefühle mitgenommen, die mir immer so teuer waren.

Da ist kein Ende. Kein Ende, weil ich weiß, dass ich nie Heilung finden werde. Kein Ende, weil ich sie nie wiedersehen werde. Kein Ende, weil ich nie meinem alten Ich wiederbegegnen werde. Kein Ende, weil es keinen Abschluss gibt, sondern nur eine unbekannte Zeitspanne vor mir liegt, in der ich sie immer vermissen werde. Kein Ende, weil ein großer Teil von mir nicht will, dass der Schmerz aufhört, weil ich dann das Gefühl hätte, meiner Frau im Tod nicht gerecht zu werden. Kein Ende, weil ich mich um meine Gefühle und um die meines Sohnes kümmern muss, solange ich das Glück habe, am Leben zu sein. Kein Ende, weil ich es nie auch nur für einen Augenblick vergesse und es mir schwerfällt, mich auf irgendetwas anderes zu konzentrieren. Kein Ende, weil ich kaum schlafe und der Tag somit mehr Stunden hat, ich aber nicht die Kraft habe, ihn mit Dingen auszufüllen, die ich mochte und die mich gesund hielten.

Da ist Unglaube. Unglaube, weil ich dichtmache, wenn jemand vom Grab meiner Frau spricht. Unglaube, weil ich nicht glaube, dass ich jemals begreifen werde, was passiert ist. Unglaube, weil ich verdammt noch mal nicht glauben kann, dass es verdammt noch mal passiert ist.

Da ist Einsamkeit. Einsamkeit, weil meine Tage nie einen natürlichen Abschluss finden mit einem «Gute Nacht», einem Kuss oder einer Umarmung von dem Menschen, der mir immer gesagt hat, es sei Zeit ins Bett zu gehen. Einsamkeit, weil ich mich, ganz gleich, wie viel Gesellschaft ich habe, immer einsam fühle. Einsamkeit, weil die Nähe weg ist. Einsamkeit, weil ich meine Frau verloren habe, meine beste Freundin, die Mutter meines Kindes und meine Partnerin für Spaß und Streiche, und zwar mit einem Schlag.

Da ist Enttäuschung. Enttäuschung, weil die Leute,

denen ich begegne, oft meinen, sie bräuchten nicht mehr zu erwähnen, was passiert ist, weil es sechs Monate zurückliegt. Enttäuschung, weil manche Leute es vermeiden, über meine Frau zu reden, als hätte sie nie existiert.

Da ist Gemeinschaftsgefühl. Gemeinschaftsgefühl, weil ich jetzt verstehe, dass ich mich getröstet fühle, wenn ich andere tröste. Gemeinschaftsgefühl, weil ich glaube, dass Freundlichkeit, die wir geben, zu uns zurückkommt. Gemeinschaftsgefühl, weil so viele Menschen sich um meinen Sohn und mich kümmern. Gemeinschaftsgefühl, weil ich Menschen, die ich anfangs weggestoßen habe, wieder an mich heranlasse. Gemeinschaftsgefühl, weil ich den Versuch aufgegeben habe, ein Held zu sein, und stattdessen Hilfe annehme und wirklich schätze.

Da ist Hoffnung. Hoffnung, weil ich Augenblicke des Glücks wieder zulasse und sage: zum Teufel mit den Folgen und dem Kater, der sich nachher einstellt. Hoffnung, weil ich dem sonnigen Gemüt meines Sohnes ausgesetzt bin und seiner schönen Lebenseinstellung. Hoffnung, weil er mir sagt: «Es regnet nicht, Daddy, es freut sich», wenn ich nur schwarze Wolken am Himmel sehe. Hoffnung, weil er mit zweieinhalb selber antworten kann, wenn ihn jemand fragt, wo seine Mami ist. Hoffnung, weil sich mein Sohn, wenn die anderen Kinder in der Kita über die Armbänder sprechen, die sie für ihre Mami machen, nicht aufregt. Er sagt einfach, er macht seines für seinen Daddy.

Also ist mein Schmerz heute nicht mehr der Gollum, von dem ich am Anfang gesprochen habe. Er fühlt sich aber immer noch hässlich, einsam, unglücklich und schizophren genug an, um Sméagol zu sein.

# *Narben*

Wir hatten uns über sechs Monate lang in der Geborgenheit unseres Hauses eingeigelt und ziemlich wenig mit der Außenwelt zu tun gehabt, als die Zeit reif war, die Käfigtür zu öffnen, uns den Löwen zu stellen und auf eine Hochzeit in Cornwall zu fahren.

«Wir wünschen uns sehr, dass du kommst, aber wir verstehen es absolut, wenn du nicht kommen möchtest.» An solche Aussagen habe ich mich schon gewöhnt. Je nach meiner Stimmungslage interpretiere ich sie unterschiedlich: *Wir wünschen uns sehr, dass du kommst, aber wir denken, dass es unglaublich schwer für dich wäre, fühle dich also nicht genötigt zu kommen. Es wäre nett, wenn du kommst, aber wir wollen nicht, dass du mit deiner Trauermiene einen freudigen Anlass ruinierst.* Oder, aus meiner Sicht: *Ich habe die perfekte Ausrede, nicht hinzugehen, weil mir die Leute, die mich einladen, selbst eine «Du kommst aus dem Gefängnis frei»-Karte gegeben haben.*

Gesellige Runden machten mir nicht so viel Angst, wenn ich gute Freunde um mich hatte, und sie würden bei dieser Hochzeit anwesend sein. Natürlich würde es nicht leicht sein, einer Trauung beizuwohnen, zu hören, wie ein glückliches Paar dasselbe Gelöbnis ablegt, das Desreen und ich vor wenigen Jahren abgelegt hatten, und den aufrichtigen Ansprachen über Liebe, Ehe, Freundschaft und die Zukunft zu lauschen, aber diese Leute waren meine Freunde. Und als ich Desreen heiratete, schwor ich «in guten wie in schlechten Tagen» zusammenzuhalten.

Seit unserer Hochzeit war vieles schlechter geworden, aber ich glaubte, es mir schuldig zu sein, wenigstens zu versuchen, mein Leben wieder etwas besser zu machen.

Desreen und ich kannten den Bräutigam seit Jahren. Julian, ein freundlicher, humorvoller, warmherziger Mensch mit einem außerordentlich gepflegten Schnurrbart, war ein Freund von Zac. Bei Zacs alljährlicher Hausparty, besser bekannt als Zacfest, lernten wir Charlotte, die Braut, kennen, und zwar schon Jahre bevor Julian auf die Idee kam, um ihre Hand anzuhalten. Sie ist ein echter Knaller, attraktiv und selbstbewusst, und nennt die Dinge beim Namen. Desreen mochte sie auf Anhieb.

«Mit der würde ich mich nicht anlegen», teilte mir Desreen am nächsten Tag kichernd mit – ein großes Kompliment von meiner Frau, die starke Persönlichkeiten schätzte und normalerweise kein Problem damit hatte, sich mit jemandem anzulegen.

An einem Wochenende ein paar Monate später stellte Charlotte uns ihre schöne, ausgelassene und unglaublich höfliche Tochter Madison vor, über die sie schon bei unserem ersten Treffen viel erzählt hatte. Die damals Zweieinhalbjährige verbrachte mit sechs Erwachsenen ein Wochenende in Devon und war der Star der Veranstaltung. Des stellte fest, sie wünsche sich, unser künftiges Kind sollte genauso sein wie Madison. Da ahnte sie noch nicht, dass Jackson und Madison einander wirklich sehr ähnlich sein würden: selbstbewusst, lustig, bezaubernd, klug für ihr Alter, auffallend schöne Haare und Augen und die Fähigkeit, mit Blicken zu töten, wenn jemand die Dinge anders sieht als sie.

Als die Einladung zu Julians und Charlottes Hochzeit eintrudelte, freute sich Desreen unheimlich auf das Fest. Ausnahmsweise einmal stand da «Kinder willkommen». Wir konnten es gar nicht abwarten, Jackson mit den anderen Kindern herumtoben und seine neuen Sachen einsauen zu sehen, deren Kassenzettel Desreen zweifellos würde verstecken müssen.

Die Hochzeit war für den 4. Mai 2013 geplant, einen Tag, den meine Frau nicht mehr erleben sollte. Nie wieder würde sie die Freude haben, ihren Sohn mit den Kindern ihrer Freunde spielen zu sehen. Aber ich stählte mich. Redete mir ein, ich sei so weit und das sei der richtige Kreis für meinen «Neustart», wie meine Frau gesagt hätte. Also beherzigte ich die Aufforderung in meiner Grabrede, ging zu Liberty und gab einen obszönen Betrag für neue Klamotten aus; die Ironie dabei war, dass ich mir etwas Schlichteres kaufen wollte, damit es mir nichts ausmachte, wenn ich mich mit Jackson auf dem Gelände der Hochzeitsparty schmutzig machte. Die Wahrheit ist, dass ich nicht den Anzug tragen wollte, in dem ich meine Frau geheiratet und begraben hatte, und dass ich vorhatte, an dem Tag Gesprächen mit Erwachsenen auszuweichen und mich hinter meinem Sohn zu verstecken.

Kinder sind ein wunderbares Schutzschild gegen alles, was man im Umgang mit anderen fürchtet. Wenn Jackson da ist, bin ich Perseus, und er ist meine Aigis, und ich kann es furchtlos mit der Medusa und allen anderen Ungeheuern aufnehmen. Wenn er, was selten vorkam, die Tatsache, dass mir jemand nahe kam, als Aggression fehlinterpretierte, musste derjenige kleine Fausthiebe, einen Biss oder Löwengebrüll sowie schlimme Schelte hinnehmen. Natürlich sollte ich ihm beibringen, anderen gegenüber nicht so feindselig zu sein (und das versuche ich oft), aber manchmal ist er in seiner wütenden Loyalität so unwiderstehlich, dass ich das nicht unterdrücken will. Des hätte mich genauso verteidigt. Sie lebte nach der Devise «Komm meinem Mann bloß nicht blöd», und logischerweise lautet Jacksons Wahlspruch «Komm meinem Daddy bloß nicht blöd».

Nachdem wir unsere Hochzeitsgarderobe beisammenhatten und mein Party-Perma-Lächeln eingeübt war, kam der Tag, an dem wir nach Cornwall aufbrachen. Mit unseren Freunden Zac, Laura, Oggie und Emily und ihren beiden Border-Terriern trafen wir uns am Bahnhof King's Cross und nahmen einen Mietwagen. Wir alle waren an dem Abend, an dem Des starb, beisammen gewesen, also fühlte ich mich in diesem Kreis gut aufgehoben – nach allem, was wir gemeinsam erlebt hatten, war kein Gesprächsthema tabu.

Jackson fühlte sich allerdings weniger wohl. Nach nur fünfundvierzig Minuten waren die Polster des makellos sauberen Wagens neu dekoriert mit dem Inhalt seines kleinen, aber plötzlich sehr ergiebigen Magens. Das war ein Vorbote dessen, was noch kommen sollte. Nach unserem katastrophalen Urlaub zu Jahresanfang hätte ich mich am liebsten sofort geschlagen gegeben. Während ich versuchte, meinen aufgelösten Sohn am Straßenrand in Nottinghill zu säubern und umzuziehen und zusah, wie die Hunde meiner Freunde sich an seinem erbrochenen Mittagessen gütlich taten, hätte ich den anderen am liebsten erklärt, ich hätte es versucht, aber es ginge einfach nicht, und deshalb würden wir beide jetzt nach Hause fahren. Aber ich schwieg, zwang mich, nicht so leicht aufzugeben, und sagte mir, Jackson sei einfach vom Autofahren schlecht geworden. Doch da täuschte ich mich.

Nach siebenstündiger Fahrt, mehreren schlechten Snacks und einer Nacht mit Schlafstörungen wachte ich auf und stellte fest, dass Jackson hohes Fieber hatte und auf seiner Haut Pusteln prangten. Das war der Anfang einer zweiwöchigen Windpocken-Erlebnisreise, und es erwischte uns beide, Jackson mit milderen Symptomen, mich mit voller Wucht. Nachdem ich mehrere hundert Pfund für ein Wochenende ausgegeben hatte, das wir nicht würden genießen können, und mich, schlimmer noch, über die

Frage, ob wir hinfahren sollten oder nicht, in Angstzustände hineingesteigert hatte, besaß ich nicht mal mehr die Kraft, mich zu ärgern. Ich verbuchte die Situation einfach unter der Rubrik «Mal wieder Pech gehabt» und sorgte dafür, dass wir beide so schnell wie möglich zurück nach London kamen.

Bei beiden Familien holte ich mir Hilfe für die Betreuung meines munteren kleinen Kranken, während ich selbst für zwei Wochen das Bett hüten musste.

«Mein Gott, als Erwachsener Windpocken zu kriegen, ist kein Spaß», bekam ich zu hören. Nein, diese Kinderkrankheit stand auch nicht ganz oben auf der Liste der Dinge, die ich in diesem Leben noch bekommen wollte. Als ich vor dem Spiegel stand und sah, wie die Pusteln überall aus meinem Körper brachen, packte mich die Angst, mich nun noch schlimmer zu fühlen und noch schlechter auszusehen als im letzten halben Jahr. Und die Vorstellung, dass mir in den kommenden Tagen nur meine Trauer Gesellschaft leisten würde, ließ mich ernsthaft um meine geistige Gesundheit fürchten. Also verordnete ich mir starke Schmerzmittel, Schlaf, feuchte Umschläge, um das Brennen der Pusteln zu mildern, und den Vorsatz, nicht in eine tiefe Depression zu versinken, nur weil ich längere Zeit allein mit meinen Gedanken im Bett liegen musste.

Dieser Vorsatz forderte Alternativheilmittel – nämlich Ablenkung. Also gönnte ich mir sämtliche Episoden aller TV-Serien, die ich je hatte sehen wollen, für die ich mir aber nie die Zeit genommen hatte. Im Rückblick muss ich darüber lachen, dass zu meiner Medienmedizin die unheilschwangere Weltkriegsserie *Wir waren wie Brüder* und das chaotische, gewalttätige und ziemlich deprimierende *Game of Thrones* gehörte. Hatte ich es darauf angelegt, meinen Zustand zu verschlimmern?

Aber noch schlimmer ging es eigentlich nicht. Ich fühlte mich hundeelend: Die unerwartet heftigen Schmerzen veranlassten mich, mitten in der Nacht alle Götter zu verfluchen, weil ich in den vergangenen Monaten so schwer geprüft worden war. Voller Schrecken las ich, dass meine neuesten Symptome die Vorboten der schlimmsten Nebenwirkungen der Windpocken sein könnten – ein Engegefühl in der Brust, das zur Lungenentzündung führt –, was mein einziges Kind zum Waisen machen könnte.

Aber wissen Sie was? Ich bin froh, dass ich krank wurde und froh, dass es mich körperlich und emotional so hart getroffen hat. Denn als ich wieder gesund war, fühlte ich mich lebendig, ich war dankbar und hatte eine positivere Haltung. Ich war so tief gefallen, dass ich das Gefühl hatte, überm Berg zu sein, als ich aus dem Loch herauskam. Gezwungenermaßen hatte ich von meiner Zeit als Vollzeitvater mehr geopfert, als Jackson verdiente, und ich wollte jetzt mehr für ihn da sein als je zuvor. Erst war ich mit Schorf bedeckt, dann kamen die Narben, aber sie werden mich immer daran erinnern, dass ich die Chance bekam, mich zu erholen; dass ich, anders als meine Frau, die Möglichkeit habe, für meinen Sohn zu leben.

Und wenn ich mich je wieder dabei ertappe, wegen einer Krankheit, die Kinder so leicht wegstecken wie eine normale Erkältung, melodramatisch zu werden, brauche ich mir nur Bevs Worte in Erinnerung zu rufen, als sie den Kopf durch meine Schlafzimmertür steckte, um zu sehen, ob ich noch lebte. «Desreen hätte gesagt: ‹Steh auf, Faulpelz! Du hast nur Windpocken. Denk dran, ich musste einen Kaiserschnitt machen lassen.›»

Wenn meine liebe Frau hundert Jahre alt geworden wäre, sie hätte nie vergessen, mich daran zu erinnern.

## *Das Maß der Trauer*

Vielleicht weil ich nie daran geglaubt habe, dass Zeit ein Wunderheilmittel ist, das mich auf magische Weise von der seelischen Verwüstung nach dem Tod meiner Frau aufrichten oder den Schmerz der Trauer lindern würde, war das Verstreichen der Zeit kein brauchbarer Maßstab für mich. Wie es mir ging, beurteilte ich mit einer ganz anderen, völlig ungeplanten Methode.

Bevor Desreen starb, hatten wir uns vorgenommen, mit unserem kleinen Jungen einen Ausflug in den Crystal Palace Park zu machen – nur ein paar Kilometer von unserer Wohnung die Straße hinunter. In dem Park sollte es mehrere Skulpturen von Dinosauriern und anderen ausgestorbenen Tieren geben, und ich dachte, Jackson könnte das interessieren. Doch jedes Mal, wenn wir uns den Ausflug vornahmen, machte uns das Wetter einen Strich durch die Rechnung.

Nach Desreens Tod wurden Parks meine Feinde – nur ein notwendiges Übel, um meinen Sohn für eine Weile zu beschäftigen, während ich unaufhörlich um meine Frau trauerte. Den Anblick glücklicher Eltern ertrug ich nicht; aber die unglücklichen, die miteinander stritten, hielt ich auch nicht aus. Krank vor Angst wartete ich darauf, dass Jacksons Laune plötzlich umschlug, was immer wieder passieren konnte. Er wurde dann aggressiv gegen Kinder, deren einziges Vergehen darin bestand, dass sie fröhlich und unschuldig mit ihrer lebendigen Mutter spielten. Das konnte ich ihm nicht vorwerfen, mir ging es genauso, und ich musste beinah lachen, als sich seine Feindseligkeiten auch gegen

Großmütter richteten. Eine Rentnerin bekam sogar einen kleinen Fußtritt für das Verbrechen, mit ihrem Enkel zur falschen Zeit am falschen Ort zu sein. Wir hatten zwar die perfekte Entschuldigung – einen Satz, der jeden niedergemacht hätte, der das antisoziale Verhalten meines Sohnes kritisierte –, aber mir war der Gedanke zuwider, dass er seine Wut an Leuten ausließ, die gar nicht begreifen konnten, was wir durchmachten. Über unsere Geschichte war ja auch in den Nachrichten berichtet worden, und so fürchtete ich umgekehrt zusammenzubrechen, wenn irgendjemand mich mitfühlend ansah oder den Kopf schräg legte.

Damals war der Himmel immer grau. Wir mussten raus an die frische Luft, damit wir nicht durchdrehten, aber draußen war es oft so kalt, dass es nicht wirklich Spaß machte. Als ich nach den Windpocken schließlich wieder auf dem Damm war und endlich die Sonne schien, merkte ich, wie sich auch stimmungsmäßig die düsteren Wolken auflockerten – wenigstens ein wenig. Es war Zeit, mit meinem Sohn rauszugehen und ein bisschen Spaß zu haben.

Ich wollte mit ihm irgendwohin gehen, wo wir noch nie gewesen waren und wo ich wohl keine Bekannten treffen würde, also machten wir uns auf in den Park, den wir als Familie hatten besuchen wollen. Damals ahnte ich es nicht, aber dieser Park sollte zum «Maß meiner Trauer» werden, wie ich es nannte. Jedes Mal, wenn wir dort waren, setzte ich mich auf dieselbe Bank und überlegte, wie ich mich im Vergleich zum letzten Besuch fühlte.

Unser erster Ausflug dorthin brachte für Jackson viele erste Erlebnisse: Softeis in der Waffel aus einem altmodischen Softeiswagen; Sandburgen bauen, obwohl wir nicht am Strand sind; Skulpturen prähistorischer Geschöpfe; und seine ersten freudigen Sprünge in einer Hüpfburg. Beim Blick in sein Gesicht, als er diesen Spaß entdeckte, waren zwei Leidenswochen in zwei

Sekunden wie weggeblasen. Aber kaum hatte sich ein Lächeln auf meinen Lippen ausgebreitet, kamen mir die Tränen. Trauer, dass meine Augen dieses Glück sehen konnten, während die meiner Frau für immer geschlossen waren.

Jacksons Lächeln jedoch blieb ungetrübt, und während ich ihm beim Spielen zusah, dachte ich darüber nach, dass Unschuld Zufriedenheit schafft. Anders als ich lebte er im Augenblick. Wenn er sich freute, warum sollte er dann etwas anderes tun als lachen oder lächeln? Warum hätte ein Kind weinen sollen, wenn es die Sonne, Schaukeln, Rutschen, Tretroller und Softeis gab?

Leider stellen sich mit der Trauer auch widersprüchliche Emotionen ein. Und bei mir löste Jacksons Fröhlichkeit oft noch mehr Schmerz aus.

Ihn lachen zu hören erinnerte mich daran, dass wir Desreen nie wiedersehen würden, dass ich mich schuldig fühlte, weil er ohne Mutter leben musste, und dass seine Mutter nicht miterlebte, wie ihr Sohn aufwuchs. Und außerdem schämte ich mich, als mir klarwurde, dass ich nicht für immer traurig sein wollte.

Ihn glücklich zu sehen brachte mir die Erkenntnis, dass ich mich ständig einsam fühlte, dass ich nie mehr wirklich zufrieden war, weder in Gesellschaft noch allein, und dass ich angefangen hatte, mich aus allen sozialen Szenarien, in denen ich mich wiederfand, auszublenden.

Ihm beim Spielen zuzuschauen ließ mich glauben, dass ich unserem Verlust niemals entkommen würde; dass ich nie würde aufhören können, in Gedanken diesen Abend durchzuspielen, und dass ich mir mehr Sorgen über mein weiteres Leben machen würde als es wirklich zu leben. Vielleicht sind es diese ständigen widerstreitenden Emotionen, die der Trauer so viel Macht geben, sie so herzzerreißend und oft lähmend machen.

Sechs Wochen später statteten wir dem Park erneut einen

Besuch ab. Davor hätte ich durchaus Angst haben können, denn immerhin hatte Jacksons erster Besuch in einer Hüpfburg mir seinen Verlust so klar vor Augen geführt. Aber statt mich darauf zu konzentrieren, wie elend mir zumute gewesen war, richtete ich meine Aufmerksamkeit darauf, wie glücklich er gewesen war. Und diesmal war er noch fröhlicher als beim ersten Mal, die Sonne war stärker, das Wetter wärmer, und es waren noch mehr glückliche Familien unterwegs, die den Tag genossen. Nur fand ich sie bei dieser Gelegenheit nicht mehr unerträglich. Vielmehr ging mir auf, dass wir beide auch eine glückliche Familie waren. Zahlenmäßig dezimiert, aber irgendwie fähig zu lächeln, zu lachen und zu zeigen, wie lieb wir einander hatten. Unverhofft stellte ich fest, dass ich schätzen gelernt hatte, was uns an jedem beliebigen Tag geblieben war, statt mir den Kopf zu zerbrechen, was uns am nächsten Tag erwarten würde oder auch nicht.

Diesmal spielte Jackson auch mit Kindern, die er nicht kannte. Ohne einen Funken Aggression half er einem Kind auf die Rutsche, das zu klein war, um es allein zu schaffen, und einem anderen beim Hinunterrutschen, das zu ängstlich war, es allein zu versuchen. Übrigens zeigte er auch keine Anzeichen von Aggression oder Frustration gegenüber Müttern, Vätern oder gar Großeltern. Wieder hatte er Spaß, und ich lächelte ein bisschen mehr als beim letzten Mal.

Wieder verstrichen sechs Wochen bis zum nächsten Besuch im Park. Diesmal kannte er sich schon aus. Er wusste, wohin wir unterwegs waren, er hatte sich vorgenommen, was er tun wollte und in welcher Reihenfolge: Softeis, Sandkasten, Spielplatz und dann die Dinosaurier. Er freute sich, hatte sich eingewöhnt, und ich war so weit entspannt, dass ich den Tag genießen konnte, ohne mir Vorwürfe zu machen oder zu trauern, weil er glücklich war.

Als wir einen Monat später wieder in den Park gingen, war ich so offen wie nie zuvor, mitzumachen und mit Jackson zu spielen. Ich aß sein halbes Eis, als er nicht mehr wollte, wir spielten Fußball, jagten Eichhörnchen und taten so, als wären wir seine beiden Lieblingslokomotiven: Er war Thomas, und ich übernahm die Rolle von Percy. Bev war auch dabei und musste Jacksons weibliche Lieblingslokomotive, Emily, darstellen. Seit Wochen hatte ich ihn nicht mehr so vergnügt gesehen, und ich war so entspannt wie seit einer Ewigkeit nicht mehr.

Während er auf seinem Roller rund um den See fuhr und wütenden Gänsen und schmutzigen Tauben altes Brot zuwarf, sah ich zu, wie er fröhlich spielte, und mir ging auf, womit ich mich seit Monaten quälte. Ich hatte nicht nur das Gefühl gehabt, dass ich es nicht verdiente, derjenige zu sein, der noch da war und Jackson aufziehen durfte, sondern auch dass Desreen irgendwie unzufrieden damit wäre, wie ich die Sache anpackte.

Dieses Auto tötete meine Frau und gleichzeitig mein Selbstvertrauen, aber bis zu einem gewissen Grad stahl es mir auch die Liebe, die sie für mich empfand – die Liebe, an der ich nie gezweifelt hatte, als sie noch lebte. In diesem Augenblick wurde mir klar, dass ich unsicher geworden war und deshalb vergessen hatte, wie stolz sie im Leben auf mich gewesen war. Und ich stellte die Frage, warum in aller Welt sie im Tod weniger stolz auf mich sein sollte. Sie wollte mich nie verlassen, und wie unser Sohn aufwachsen sollte, hatte nie Anlass für Streit gegeben. Endlich spürte ich, wie ihre nie wankende Liebe mich wieder berührte. Ich spürte, wie sie mir sagte, dass ich es richtig machte. Lächelnd stellte ich mir vor, wie sie erklärte: «*Ich glaube, wir wissen beide, dass ich es besser machen würde, aber du tust dein Bestes. Schließlich bist du nur ein Mann. Weiter so, Benji.*»

Bei mir dauerte es elf Monate, bis ich die Stimme meiner Frau in dieser Weise «hören» konnte und mich bei meinen Bemühungen, ohne Desreen an meiner Seite Vater zu sein, einigermaßen unbeschwert fühlte. Wahrscheinlich könnte man das Fortschritt nennen, oder Anpassung, oder man könnte einfach sagen, ich hätte mich allmählich daran gewöhnt, wie übel uns das Leben mitgespielt hat. Wie immer man es nennt, ich glaube nicht, dass meine Frau es gut finden würde, wenn ich mich schäme, weil mein Sohn mich wieder glücklich macht. Ich denke eher, sie wäre enttäuscht, wenn es nicht so wäre.

## *Anlagen fördern*

Nie hat mir jemand durch Worte oder Blicke halbwegs überzeugend versichert, Jackson würde so aussehen oder sich so verhalten wie ich. Als Jackson und ich für meine Hochzeit mit seiner Mutter Manschettenknöpfe kaufen gingen, wurde ich bei einem Juwelier tatsächlich angesprochen und gefragt, von wem er sei. Die Dame hinter dem Tresen fand die Bemerkung des Kunden beleidigend und verkündete lauthals, wir würden uns doch wie ein Ei dem anderen gleichen und es sei offensichtlich, dass Jackson mein Kind ist. Ich hingegen war nicht beleidigt. Dass er seiner Mutter ähnelt, finde ich großartig, weil sie in puncto Aussehen so viel mehr zu bieten hatte als ich.

«Tja, wir haben nun mal starke Gene, Benji», erklärte sie mir.

Mit «wir» meinte sie Schwarze. Ihre Verallgemeinerungen zu diesem Thema waren wirklich interessant. «Schwarze mögen es nicht, wenn ihr Fleisch noch rosig ist; Schwarze essen keinen Milchreis; Schwarze fahren nicht gern Ski.» Tatsachen wurden nach Belieben verdreht, um dafür zu sorgen, dass sie bekam, was sie wollte, oder vielmehr, dass sie nicht bekam, was sie nicht wollte.

Als sie starb, betete ich, dass unser Sohn so bleiben würde wie sie – dass er Desreen weiterhin gleichen und die Charakterzüge nicht verlieren würde, die seine Persönlichkeit ihrer so ähnlich machten. Er sieht nicht nur anders aus als ich, auch seine Persönlichkeit hat er fast ausschließlich von seiner Mutter geerbt.

Als die Monate nach ihrem Tod wie im Flug vergingen, entbrannte immer wieder die vielleicht unumgängliche Debatte um Anlage und Umwelt. Freunde, die Jackson eine Weile nicht gesehen hatten, staunten, dass er im Lauf der Zeit, und während er immer besser sprechen lernte, seiner Mutter noch ähnlicher wurde. Er sandte Blicke aus, die töten können, weigerte sich schlichtweg, «Es tut mir leid» zu sagen, lachte lauthals über Dinge, die man normalerweise *frech* nennt, ließ nie eine Person im Unklaren darüber, was er für sie empfand – von Tag zu Tag schien er mehr typische Eigenschaften zu präsentieren.

Desreen war morgens notorisch schlecht gelaunt. Ihre stets muntere Freundin, Geschäftspartnerin und Exmitbewohnerin Cathy verriet mir, dass Des die Frage «Hast du gut geschlafen?» grundsätzlich mit einem miesepetrigen Blick quittierte, um dann im Schneckentempo von ihrer Zimmertür Richtung Bad zu schlurfen. In den letzten zwei bis drei Jahren ihres Lebens haben sich Desreens morgendliche Umgangsformen allerdings verfeinert. Offenbar wurde sie durch die Mutterschaft tendenziell zu einem Morgenmenschen. Oft sprang sie aus dem Bett und joggte die zehn Kilometer zur Arbeit oder traf sich mit Freundinnen zum Überlebenstraining im eiskalten Park. Tatsächlich hatte Jackson die miese Morgenstimmung seiner vormütterlichen Mami kaum miterlebt.

Deshalb verschlug es mir eines Morgens einige Monate nach ihrem Tod den Atem, als er plötzlich ihre unerfreuliche Morgenlaune an den Tag legte.

«Guten Morgen, Jackson!», rief ich munter, als er aufwachte.

Mich traf ein wütender Blick unter schweren Lidern, und er hüllte sich in aggressives Schweigen. Da ich mich mit dieser Laune auskenne, wusste ich, dass man sie am besten ignoriert. Das hatte ich auf die harte Tour gelernt.

«Morgen, Daddy, jetzt bin ich wach», erwiderte er mit einer halben Stunde Verspätung.

Eines Morgens wurde Bev Zeugin dieses Schauspiels, und wir sahen uns sprachlos an. Es war, als wäre Desreen nie von uns gegangen.

In milderer Stimmung spiegelte Jackson auch Desreens wunderbar liebevolle Züge. Während ich auf dem Sofa saß und mich um meinen eigenen Kram kümmerte, kam er oft unaufgefordert zu mir und machte es sich an der Stelle zwischen meinem Arm und meiner Brust bequem, die seine Mutter ihren «Schlupfwinkel» nannte. Genau wie sie aß er gern Seifenlauge im Bad, obwohl ich ihm kalten Entzug empfahl. Und auch seine Wortwahl erinnerte an Desreen. Auf die Frage: «Was ist los?» antwortete er stets «Nix» oder «Einfach alles». Alles, was ich tagtäglich bei ihm sah, hinterließ bei mir den Eindruck, sein Sinn für Humor, Streiche und Spaß sei einfach angeboren.

Natürlich zeigten sich die meisten nachsichtig, wenn ich hartnäckig die Anlage als dominanten Faktor ausmachte. Wie sollte denn auch jemand, der nicht mehr da war, seinen Sprachgebrauch prägen?

Eine intelligente Zynikerin fand auf Anhieb ein Gegenargument. «Das ist eine sehr eindimensionale Sichtweise», stellte Dot, Zacs Mutter, eines Tages fest, als wir in ihrer Küche schwatzten. Unser Thema war Trauer. Sie war durch die Mühle gedreht worden, als ihre Tochter Zoë, die manisch-depressiv war, sich im Jahr 2000 das Leben nahm. «Es ist dir vielleicht nicht klar, aber wahrscheinlich verstärkst du sein Verhalten positiv, wenn er sich benimmt wie Desreen.»

Als jemand, der klare Meinungen höher schätzt als Gefühlsduselei, leuchtete mir das ein. Mir fiel ein Morgen um die Weihnachtszeit ein, wenige Wochen nach Desreens Beerdigung, als

Jackson in Bevs und Kelsons Wohnzimmer immer wieder sein Frühstück vom Hochstuhl warf. Ich bat ihn aufzuhören, da machte er es erst recht. Daraufhin ging ich mit ihm vor die Tür und meinte, er solle sich entschuldigen, sonst dürfe er nicht mehr ins Zimmer.

«Nein!», schrie er. «Ich nicht!»

Damals hatte er den Ausdruck «Will nicht» noch nicht gelernt, aber ich vermutete, dass er genau wusste, was er sagte – und dass er das Wort «nicht» gebrauchte, weil er es ernst meinte. Seine Mutter entschuldigte sich auch grundsätzlich nicht. Wenn sie einmal unrecht hatte, hüllte sie sich in Schweigen. Das konnte Stunden dauern, sogar Tage. Unausweichlich musste ich mich entschuldigen, nur um sie wieder zum Sprechen zu bewegen. Es machte mich wahnsinnig, aber gleichzeitig löste es einen Lachreiz aus.

Wie ich es bei Desreen gemacht hätte, kehrte ich Jackson den Rücken, um mein Lächeln zu verbergen. Ich erklärte ihm, er solle sich entschuldigen, wünschte mir aber, er würde es nicht tun. Hätte er nachgegeben, hätte ich ein weiteres Stück von Desreen verloren, und zu viele Stücke von ihr entschwanden mir bereits. Damals habe ich meine Freude über sein schlechtes Benehmen versteckt, aber er war schlau genug, um zu erkennen, ob er wegen frechem Benehmen Ärger kriegte oder ob er einfach so viel Ärger machte, wie seine Mutter es auch getan hätte.

# *Sommer*

## *So ist das Leben*

In meinen ersten Monaten als Witwer habe ich eine Menge über mich gelernt. Zwar stand ich nicht unter dem Druck, das Leben positiv zu sehen – denn ich hatte beschlossen, mir keinen Stress zu machen –, meinte aber dennoch, dass es einen Grund gab, mich glücklich zu schätzen. Ich hatte endlich herausgefunden, worum es im Leben meiner Ansicht nach geht.

«Und das wäre?», fragte meine Freundin und Kollegin Daniella bei einer Bahnfahrt von London nach Nottingham, wo wir im Juni 2013 eine Arbeitsbesprechung hatten.

«Beziehungen», erwiderte ich.

Leicht verzweifelt senkte sie den Blick; sie hatte unlängst mit ihrem langjährigen Freund Schluss gemacht.

«Ich meine nicht Zweierbeziehungen. Dann wäre das Spiel für mich schon aus. Ich rede von Beziehungen mit Menschen, die du liebst und die dich lieben. Eigentlich will ich sagen», fuhr ich fort, «dass wir so viel Zeit damit vertun zu planen, dass wir in der Zukunft glücklich sein wollen, aber dass viele von uns, wenn sie ‹glücklich› sagen, reich meinen. Unsere Zukunft wird von der Aussicht diktiert, eines Tages mehr zu haben: mehr materielle Dinge, die uns selbst, und vielleicht unsere Kinder, wenn wir welche haben, in Zukunft glücklicher machen sollen – aber nicht jetzt, niemals jetzt.

Dann ist es so weit – wir werden vierzig, fünfzig, sechzig –, und wir leben angenehmer als mit zwanzig oder dreißig, aber es reicht immer noch nicht. Die Ziellinie verschiebt sich. Also rückt das ‹Glück› wieder weiter weg – und was dann? Wir gehen in Rente, blicken auf unser Leben zurück und erkennen, dass wir nie wahres Glück zugelassen haben, weil wir ständig damit beschäftigt waren, es am falschen Ort zu suchen.»

Jahrelang war ich selbst ein Streber gewesen, aber es machte mir nie sonderlich viel aus, die materiellen Dinge zu verlieren, auf die ich versessen war. Einmal bekam ich ein Haus nicht, das ich gern gekauft hätte, und war nach ein paar Tagen drüber weg. Und an die meisten Dinge, die ich mir einmal gewünscht habe, kann ich mich nicht einmal mehr erinnern. Wenn ich sie gekauft habe, wurden sie einfach Zeug, und wenn nicht – das ist aufschlussreich –, weiß ich heute nicht einmal mehr, was es war.

Zwei Tage vor der Bahnfahrt traf ich mich mit einem anderen jungen Witwer zum Frühstück. Wir hatten uns noch nicht persönlich kennengelernt, aber in meinem privaten Forum für Männer gechattet, die so litten wie wir. Plötzlich saßen sich zwei Männer Anfang dreißig gegenüber und sprachen über ihre zweieinhalbjährigen Söhne, die mit nur sechzehn Tagen Abstand zur Welt gekommen waren und noch keine Vorstellung von Materialismus hatten. Und obwohl wir am Boden zerstört waren, schätzten wir uns beide wenigstens dafür glücklich, dass wir endlich ein Gefühl dafür hatten, worum es im Leben geht.

Weil wir unsere Frauen so plötzlich unter ähnlich tragischen Umständen verloren hatten, konnten wir beide nun wirklich nicht behaupten, wir wären noch glücklich im Leben. Aber wir waren uns einig, dass wir zufriedener auf das schauten, was uns geblieben war, als wir es getan hätten, wenn unser Ziel immer noch gewesen wäre, «alles zu haben». Endlich konnten wir wirklich wertschätzen, was uns das Leben bot. Was uns noch geblieben war. Und wir würden nie mehr für selbstverständlich halten, was aus unserem Leben vielleicht werden würde.

Beim Gespräch mit Daniella im Zug sprach ich unwillkürlich über Jackson und darüber, was ich von ihm über Materialismus gelernt hatte.

«Kinder wollen keine Sachen», stellte ich fest, eine ziemlich pauschale Aussage. «Wir bringen sie dazu, Sachen zu wollen. Kinder wollen Liebe. Sie wollen Zeit. So oft hat mein Sohn mich schon gebeten, mit ihm zu spielen, aber nicht ein einziges Mal hat er gesagt, er möchte ein Pony. Vielleicht stellt sich die Ponyfrage erst, wenn unsere Kinder sich nach Liebe, Zuneigung und Aufmerksamkeit sehnen, ihnen aber plötzlich klarwird, von ihren Eltern werden sie das nicht bekommen, denn die sind eifrig dabei, eine glückliche Zukunft zu planen – nur kein glückliches Jetzt, niemals ein glückliches Jetzt.»

Vor Desreens Tod gehörte ich zu den Glückspilzen. Ich war die ganze Zeit glücklich. Gemeinsam hatten wir hochgesteckte Ziele, wir wollten mehr, als wir bereits hatten, wären aber auch mit weniger zufrieden gewesen, solange wir alle zusammen sein konnten. Vielleicht werde ich eines Tages wieder glücklich sein, weil ich weiß, dass ich das Glück bei meiner Familie, meinen Freunden und meinem Kind finde. Ich weiß, dass der Schmerz um Dessies Verlust nie weggehen wird, und ich begreife, dass weder Geld noch materielle Dinge je die Lücke füllen werden, die sie hinterlassen hat.

Von jetzt an werden Beziehungen zu den Menschen, die ich liebe, der einzige Erfolgsmaßstab in meinem Leben sein. Alles andere ist einfach nur käufliches, austauschbares, entbehrliches und wirklich ersetzbares Zeug. Und Zeug macht, nach meiner Erfahrung, kaum jemanden für lange Zeit glücklich. Ich würde mich immer für Liebe entscheiden.

## HÄTTE UND WÄRE

Wären wir damals daheimgeblieben,
Wären wir in ein Taxi gestiegen,
Hätten wir auf den Hauptgang verzichtet,
Hätte es uns dann nicht vernichtet?
Hättest du blau und ich rosa getragen,
Wäre dann ich und nicht du zu beklagen?

Hätten wir an dem Tag gestritten,
Hätten wir aneinander gelitten,
Hätte statt Liebe regiert der Spott,
Hätte ich nur gebetet zu Gott.
Hätt' er geschaut nur auf uns drei,
Wären andere drei jetzt nur noch zwei?

Hätte ich Weißen, du Roten getrunken,
Wäre andre Musik erklungen,
Wäre ich tags zuvor krank gelegen,
Wären wir nie aus dem Haus getreten.
Hätten wir uns woanders verlaufen,
Wäre alles genauso gelaufen?

Hätten die Sterne gesagt: «Geht heute nicht fort»,
Hätten gewarnt: «Meidet den Ort!»
Hätt' ich gewusst, dass etwas nicht stimmt,
Und welchen Lauf das Schicksal nimmt,
Dass uns bleiben der Jahre nur acht,
Hätten wir so viel geweint wie gelacht?

Stünde droben am Himmel eine bunte Kuh,
Wärest du ich und ich wäre du,
Und ein Flügelschlag ließe Stürme wehen,
Könnten «hätte» und «wäre» das alles verdrehen.
Wären «hätte» und «wäre» hilfreiche Wesen,
Wären «hätte» und «wäre» zur Stelle gewesen?

Wäre uns nur ein Tag noch geblieben,
Was hätt' ich getan, wie würd' ich dich lieben,
Ginge dein Kind noch an deiner Hand,
Lernte von uns mit Gefühl und Verstand.
Wäre uns dreien noch ein Leben gegeben,
Dich ließe ich nie allein. Nie im Leben.

## *Abschied nehmen*

Im Juni 2013 bekam ich einen Anruf von meiner Mutter, die mir mitteilte, ihre Mutter, meine Oma, sei ernsthaft krank und hätte nicht mehr viel Lebensgeist in sich. Meine Mutter würde nie die Worte über die Lippen bringen: «Du musst sofort heimkommen», weil es ihr wichtig war, mir die Wahl zu lassen. Zu dem Zeitpunkt hatte ich sieben Monate intensiver Trauer hinter mir und war mir ehrlich gesagt nicht sicher, ob ich noch mehr verkraften konnte. Wahrscheinlich war das der Grund, warum ich seit Desreens Tod so selten zu Hause gewesen war. Obwohl ich wusste, dass Oma immer gebrechlicher wurde, ließ mein Herz nicht zu, mich der Wahrheit zu stellen. Es hätte mir zu viel Schmerz bereitet, und wir haben wohl alle unsere Grenzen.

Als der Anruf kam, wusste ich jedoch, was zu tun war. Mir war keine Zeit geblieben, um von Desreen Abschied zu nehmen – von einem Moment auf den anderen war sie fort –, aber bei meiner Oma hatte ich diese Chance. Ich musste nur den Mut aufbringen, es zu tun, bevor es zu spät war. Also kaufte ich Zugtickets, und Jackson und ich traten die Reise von unserem neuen Heim in London zum Haus meiner Familie in Southport an.

Meine Oma litt an Lungenfibrose, einer Entzündung der Lungenbläschen, die das Atmen zunehmend erschwert. In ihren letzten Wochen wurde sie in dem großartigen Hospiz, in dem meine Mutter seit über zwanzig Jahren als Krankenschwester arbeitet, gut versorgt, sodass ihr Leben so angenehm wie möglich war.

Man hatte mich darauf vorbereitet, sie würde sehr abgemagert und gebrechlich wirken, aber ich sah nur meine Oma. Jackson und ich kamen als Überraschungsbesucher. Wir steckten unsere Köpfe durch den Vorhang in ihrem Zimmer und sagten beiläufig hallo, obwohl wir sie seit Monaten nicht gesehen hatten. Sie strahlte von einem Ohr zum anderen. Ich strahlte auch. Ich hatte sie vom Augenblick meiner Geburt an angebetet, und Desreen fing gleich bei der ersten Begegnung Feuer. Unverhohlen teilte sie mir mit, dass sie meine Oma von allen Mitgliedern meiner Familie am liebsten mochte. Das war keine Überraschung, denn allen anderen ging es genauso.

Sie war es gewesen, bei der ich zum ersten Mal einen Schluck Gin probieren und frech an einer Zigarette ziehen durfte, als ich noch so klein war, dass ich mit beidem nichts anzufangen wusste. Als mein Opa 1983 ins Krankenhaus kam – wo er schließlich starb –, ging ich noch nicht zur Schule. Meine Oma und ich waren ein Herz und eine Seele. Sie holte mich vom Kindergarten ab und fragte mich, was ich gern tun würde, bevor meine Brüder aus der Schule kamen. Unweigerlich antwortete ich, sie solle mit mir in den Pub gehen, um einen Steak-and-Kidney-Pie zu essen; da war ich erst vier. Als Kind war ich unheimlich gern mit ihr zusammen; wir redeten, kochten, spielten Karten und Brettspiele oder dachten uns Lieder aus. Als Erwachsener unterhielt ich mich gern mit ihr, während wir beide an einem Gläschen Whisky, Gin oder Sherry nippten. Für mich war sie weniger eine Großmutter als vielmehr eine Freundin gewesen.

Als ich mich jetzt über sie beugte und sie küsste, wirkte Jackson, der normalerweise meine Zuneigung nicht gerne teilt, irgendwie ratlos. Er saß auf meinem Schoß und schaute seine Uroma an, die in ihrem Hospizbett lag. Auf das, was sie sagte, reagierte er mit imitierten Furzgeräuschen, eine schreckliche Angewohnheit, die mein Sohn von einem Knetepinguin namens Pingu übernommen hatte, und seiner Lieblingsantwort «Du alberne alte Amsel». Meine Oma fand beides saukomisch.

Ich nicht besonders. Zwanghaft beobachte ich das Verhalten meines Sohnes auf Anzeichen von Verzweiflung und Verunsicherung – ich bringe ihn nicht gern in Situationen, in denen er sich unwohl fühlt, wenn es sich vermeiden lässt. Aber das hier war irgendwie anders. Er wirkte weniger bekümmert als verdutzt. Meine Oma starrte er einfach stirnrunzelnd an.

Und dann wurde mir klar, dass er nie zuvor einen Menschen gesehen hatte, der krank im Bett lag. Sein Blick veränderte sich, zeigte so etwas wie Mitgefühl, dann seufzte er schwer und zog sein T-Shirt hoch, sodass rote Flecken auf seinem Bauch sichtbar wurden. «Ich hatte Windpocken», erklärte er bedrückt, als wollte er ihre todbringende Krankheit mit den verblassten Erinnerungen an seine Virusinfektion übertrumpfen. Wir bogen uns vor Lachen über mein gesundes Kind, das bei einer Rentnerin, die im Sterben lag und beim Kichern kaum noch Luft bekam, um Mitleid heischte.

Wenn jemand dabei ist, fällt es schwer, ein Gespräch von Herz zu Herz zu führen. Meine Eltern waren da, und Jackson war vollauf damit beschäftigt, den Hospizmitarbeitern Kuchen und Süßigkeiten abzuluchsen, die normalerweise für die Patienten reserviert sind. Also kam ich am nächsten Tag allein wieder.

«Hi, Oma», sagte ich und gab ihr einen Kuss. «Ich habe festgestellt, dass wir keine ungestörte Minute miteinander gehabt haben, seit Desreen gestorben ist. Seit Jahren haben wir schon kein Gespräch mehr ganz unter uns geführt.»

Als Erwachsener habe ich meine Oma stets in Gesellschaft ihres Mannes John (den sie nach Opas Tod geheiratet hat), Desreens und unserer Familie gesehen. Jetzt, wo ich wusste, dass sie im Sterben lag, wollte ich plötzlich die Zeit zurückholen, die wir zusammen erlebt hatten, als ich klein war. Ich wollte meine Oma für mich. Und wenn wir schon nicht auf eine Pastete und ein Bier in den Pub gehen konnten, würden wir eben bei Tee und Kuchen das Versäumte nachholen.

Als Desreen starb, konnte mich Oma nicht sofort anrufen. Sie war einfach zu bestürzt. Obwohl sie meine Frau von ihren drei Schwiegerenkelinnen am wenigsten gut kannte, funkte es zwischen ihnen sofort. Beide hatten einen aufmerksamen Blick für Mode und eine Vorliebe für Gin. Und beide liebten mich, also verstanden sie sich auch in dieser Hinsicht prächtig. Des nannte sie von Anfang an Oma, weil sie das für sie war.

«Warum musste sie sterben?», rief Oma ins Telefon. «Warum konnte ich es nicht stattdessen sein? Ich habe mein Leben gelebt, und mein Körper ist kaputt. Warum konnte es nicht mich erwischen?»

Nach wie vor unter Schock und darauf bedacht, stark zu sein, antwortete ich schlicht: «Weil es so nicht funktioniert, Oma.»

Sieben Monate später konnten wir schließlich ohne die traumatischen Tränen und in aller Ruhe reden. Erst in diesem Augenblick wurde mir klar, dass es jemanden gab, der mir nahestand und der sich in meine Lage von jeher einfühlen konnte. Meine Oma war mit Ende fünfzig verwitwet. Mein Opa war ein charmanter Mann gewesen, der seine wachsende Familie innig liebte. Ob ich mich wirklich an ihn erinnere oder ob meine Erinnerungen aus den Geschichten entstanden sind, die meine Familie im Lauf der Jahre erzählte, weiß ich nicht recht, aber es spielt auch keine Rolle, denn wenn von ihm gesprochen wird, habe ich das Gefühl, ihn zu kennen, sein Gesicht zu sehen und seine Stimme zu hören. Und nach dem zu urteilen, was ich über ihn weiß, habe ich die Eigenschaften, die ihn zu dem machten, was er war, immer bewundert: ein geselliger, aber taktvoller Mann, der viele

Talente besaß und trotzdem zurückhaltend war; großzügig und sehr humorvoll; ein liebender Ehemann, Vater und Großvater – alles Charakterzüge, die ich für erstrebenswert halte. Oma und ich sprachen über ihn und Desreen, und ausnahmsweise scheuten wir uns nicht, unseren Verlust zu vergleichen.

Ich sagte ihr, wie gern Desreen sie gehabt hatte, und wir sprachen über unsere Familie. Sie war nachdenklich, wie man es von einer Siebenundachtzigjährigen erwartet, die weiß, dass ihr nicht mehr viel Zeit bleibt, aber sie sprach auch davon, dass sie nur eines in ihrem Leben wirklich bedauerte.

«In einer Familie, die sich eng verbunden fühlt», fing sie an, «lässt man füreinander alles stehen und liegen. Ich bedaure, dass ich nicht mehr für dich da sein konnte.»

Nach diesem wunderbaren Gespräch, der echten Anteilnahme und dem Verständnis, das meine Oma mir bot, bedauerte ich es plötzlich auch, dass ich ihre Unterstützung nicht zugelassen hatte. Wahrscheinlich hätten ihre Worte und Einsichten mir sehr helfen können, aber ich hatte zu große Angst davor, ihren körperlichen Verfall mitzuerleben. Schon seit längerem konnte sie nicht mehr reisen, und ich wollte die Fahrt nicht antreten.

«Reue hat keinen Sinn», erwiderte ich. «Du warst immer für mich da, und du wärst auch weiterhin für mich da gewesen, wenn deine Gesundheit und ich es zugelassen hätten. Also einigen wir uns darauf: kein Bedauern.»

Nach Atem ringend erzählte mir meine Oma von ihren Lieblingsschuhen, Riemchenpumps, die sie sich als junges Mädchen gekauft hatte; von ihrem Stolz auf die Familie, die sie mit Opa gegründet hatte; von ihren Ansichten über Tod und Trauer; und sie fragte mich nach meinen Zukunftsplänen. Da wurde mir plötzlich etwas klar. Sie hörte sich genauso an wie ich. Oder besser gesagt, ich redete so wie sie. Ihre Ansichten über das Leben zu hören war, als würde ich Gedanken in meinem Kopf lauschen. Aber ich vermute, sie hat mir viele davon eingepflanzt, die Saat gesät, die mich zu dem gemacht hat, der ich bin.

Ich erinnere mich, wie sie mir ihren Blick auf Leben und Tod erklärt hat, als ich höchstens zehn Jahre alt war. Sie winkte mich zu sich und forderte mich auf, eine Topfpflanze auf dem Fensterbrett im Wohnzimmer meiner Eltern zu betrachten. Sie blühte, und einige Blätter waren auf die Erde gefallen und vertrocknet. Oma deutete auf die Pflanze und sagte, ich solle mir vorstellen, sie sei die Pflanze. Dann führte sie aus, die Blüten seien die Familien, die sie durch ihre Tochter und ihren Sohn hervorgebracht habe: meine Mutter und meinen Onkel. Sie drehte die Pflanze um und zeigte mir mehrere Knospen, die noch nicht erblüht waren. Das seien meine Brüder, meine Cousins und ich, und wir hätten uns noch nicht geöffnet, weil wir unser ganzes Leben noch vor uns hätten. Dann deutete sie auf die vertrockneten Blätter im Blumentopf und meinte, eines Tages würden diese Blätter sie repräsentieren. Ihre Zeit als Wurzel und Stamm der Pflanze würde zu Ende gehen, aber sie würde durch uns weiterleben, indem sie sich wieder zu Erde verwandle, um uns mit ihrem vergangenen Leben zu nähren.

Gott oder den Himmel hat sie nie erwähnt. Ich glaube, sie dachte einfach, sie *selbst* sei die Schöpfung. Sie habe mit ihrem Mann unsere Familie geschaffen, und diese von ihr geschaffene Familie würde sich aufgrund ihrer Schöpfung weiter fortpflanzen.

Es fällt schwer, nicht darüber nachzudenken, was passiert, wenn jemand stirbt, den man so liebt. Naturgemäß sucht man Trost bei spirituellen Anschauungen, weil man sich kaum damit abfinden will, dass so wichtige Fragen unbeantwortet bleiben.

Vielleicht übersteigt es die Kraft eines Menschen zu akzeptieren, dass das Ende eines Angehörigen *das* Ende sein könnte.

Aber wenn ich meinen Sohn ansehe, dann ist mir dank des Gesprächs mit meiner Oma eines klar: Seine Mutter lebt in ihm weiter. Er ist gleichzeitig sie und ich, *weil* wir ihn geschaffen haben. Ich hoffe, dass Jackson eines Tages, wenn er sie sehnlichst zurückwünscht, daraus irgendwie Trost schöpfen kann. Wenn dieser Tag kommt, werde ich ihm, dank meiner Oma, Folgendes sagen:

DU BIST SIE

Du bist sie,
Du bist ich,
Wir sind wir,
Waren wir.
Damals drei,
Dann wir,
Jetzt zwei,
Noch drei.
Ich geh,
Nicht ich,
Du bist hier,
Noch drei.
In dir,
Noch wir,
Du bist sie,
Du bist ich,
Du bist du.
Alle drei.

Aber im Augenblick musste ich derart ernste Gespräche mit meinem Sohn noch nicht führen.

Ich schaute ein weiteres Mal bei Oma vorbei, ehe Jackson und ich nach London zurückkehrten. Meine Mutter hatte mich schon vorgewarnt, dass es ein letzter Abschied sein würde, also wollte ich sichergehen, dass ich jeden Augenblick mit ihr wertschätzte. Mein Sohn sagte seiner Uroma kurz hallo, nahm mich dann an der Hand und zog mich in ein Familienzimmer voller Spielsachen, das er entdeckt hatte. Als ich eine Spielküche aufgebaut hatte und so tat, als würde ich Kuchen backen, legte er sich auf den Boden und streckte die Beine in die Luft.

«Wickeln, Daddy», befahl er.

«Nein, Jackson!», rief ich. «Sag, dass das nicht wahr ist.»

Aber der Geruch verriet, dass es wahr war, und es hatte mich kalt erwischt. Zum ersten Mal seit seiner Geburt war ich ohne Wickelzeug unterwegs. Zwar befand sich fünf Gehminuten entfernt ein Supermarkt, aber ich konnte unmöglich ein so übelriechendes Kleinkind in einem Hospiz mit Sterbenden zurücklassen und ebenso wenig konnte ich ihn in ein Geschäft mitnehmen, in dem Leute Lebensmittel kauften. Also hob ich Jackson hoch und ging mit ihm auf die Toilette, in der Hoffnung, dass die anstößige Sache so fest sein würde, dass ich sie vorsichtig entfernen und im Klo hinunterspülen konnte.

Jackson spielte nicht mit. Er fand es interessanter, Toilettenpapier aus dem Halter an der Wand abzurollen als stillzuhalten. Während ich versuchte, ihn am Zappeln zu hindern, krümmte und wand er sich aus Leibeskräften.

«Kleiner Scheißer!», murmelte ich, als meine Hand in etwas tauchte, das er am Abend zuvor verspeist hatte. Das entging ihm nicht.

«Ich bin kein Scheißer», gab er zurück.

«Nein, Jackson, bist du nicht, und es war sehr unartig von Daddy, dass er dieses Wort gesagt hat.»

«Aber ich bin kein Scheißer, Daddy», fuhr er fort. «Du bist ein Scheißer!»

Ich schämte mich. Ich hatte ihm nicht nur sein erstes Schimpfwort beigebracht, sondern ich konnte mir noch dazu vorstellen, dass er diese Kabine verließ und meiner Oma versicherte, auch sie sei ein Scheißer. Panisch malte ich mir aus, dass er die gesamte Hospizbelegschaft als Scheißer bezeichnen würde. Alles Kolleginnen und Kollegen meiner Mutter. *Du kleiner Scheißer*!, dachte ich.

Meine Oma starb am 8. Juli, zwei Wochen nach unserem letzten Besuch bei ihr. Für mich bedeutete das, in einer von Männern dominierten Familie hatte ich innerhalb von neun Monaten zwei der drei wichtigsten Frauen in meinem Leben verloren. Diesmal war es jedoch anders, weil ich Abschied nehmen konnte. Vor ihrem Tod hatte ich eine ganz besondere Zeit mit ihr verbracht, ich sah sie gut versorgt, putzmunter, heiter, und sie bedachte mich mit ihrem bezaubernden zahnlückigen Lächeln, bei dem sogar ihre Nase vor Vergnügen bebte. Die Lücken zwischen ihren Zähnen wolle sie nicht füllen, weil ihr Gesicht damit die Persönlichkeit verliere, hatte sie mir erklärt. Das war die richtige Entscheidung. Sie war die personifizierte Persönlichkeit.

Dass Oma im Sterben lag, hatte ich gewusst. Mir waren Wochen geblieben, um das zu verarbeiten und zu akzeptieren, wie ich mich zu fühlen glaubte. Aber dann fühlte ich mich plötzlich anders, als ich mich zu fühlen glaubte. Ich hatte nicht beherzigt, was ich seit Monaten in meinen Blog-Einträgen schrieb. Ich begann, meine Trauer herunterzuspielen, vielleicht weil Oma schon betagt gewesen war und «ein gutes Leben» gehabt hatte.

Das trifft auch zu. Sie hatte eine großartige Familie gegründet, und ich habe noch nie jemanden getroffen, der ihrem Charme, ihrem erstaunlichen Humor, ihrer Warmherzigkeit und ihrem auffallenden Chic nicht erlegen wäre (ich habe sie kein einziges Mal ohne Perlenkette und Pumps erlebt). Weil ich geglaubt hatte zu wissen, wie ich mich fühlen würde – das Schlimmste, was mir im Leben passieren konnte, war schon passiert, und nichts würde mir je wieder so das Herz brechen können –, sah ich die Dinge jetzt plötzlich aus einem anderen Blickwinkel. Ich versetzte mich in meinen kleinen Sohn hinein.

Das Wort «Oma» beschwört für viele ein Bild herauf, das diesen Frauen nicht immer gerecht wird. Für Jackson sind seine Großmütter jetzt die wichtigsten Mutterfiguren in seinem Leben. Desreens Mutter ist an seiner Erziehung genauso beteiligt wie ich. Für uns beide ist sie absolut unverzichtbar. Wir brauchen sie beide, und wir beide brauchen auch meine Mutter. Ich machte mir Gedanken über den fernen Tag, an dem Jackson seinen Freunden würde sagen müssen, dass seine Oma oder seine Nanny gestorben sei. Zweifellos wird ihm irgendjemand mit Platituden über ihr langes, erfülltes Leben kommen. Aber an diesem Tag wird Jackson nicht das Gefühl haben, er hätte eine Großmutter verloren; es wird ein Tag sein, an dem er jemanden verliert, der ihm seit seinem zweiten Lebensjahr die Mutter ersetzt hat. Und deshalb halte ich nichts davon, Vermutungen darüber anzustellen, wie sich Trauernde, seien sie alt oder jung, fühlen oder wie sie mit einem Verlust umgehen sollten.

Als ich über die Gefühle meines Sohnes nachdachte, folgte ich einem Impuls, gegen den ich das ganze Jahr schon angekämpft hatte. Ich versteckte den Schmerz über Omas Tod und vergrub ihn tief in mir. Ich beschloss, so zu tun, als sei nichts passiert, weil ich nicht noch mehr Aufregung verkraften konnte. Ich sagte mir, dass ich es nicht packte, gleichzeitig mit dem Tod von zwei

Frauen zurechtzukommen, die ich so sehr liebte. Vermutlich gerät ein Mensch einfach irgendwann an seine Grenzen.

Jackson hingegen war viel offener dafür, sich dem zu stellen, was mit seiner Uroma passiert war, als ich.

«Besuchen wir Uroma später?», fragte er aus heiterem Himmel einen Tag nach ihrem Tod.

«Nein, mein Schatz, das geht nicht», antwortete ich. «Weißt du, sie ist gestorben und weggegangen und kann nicht mehr zurückkommen.»

«Ist sie bei Mami im Himmel?», fragte er sofort.

«Das hoffe ich, mein Kleiner. Das hoffe ich wirklich.»

# *Vaterschaftsurlaub*

In der Nacht, in der Desreen starb, hörte ich einmal kurz auf zu weinen und wandte mich an Zac. «Also, meine PR-Karriere ist damit beendet», sagte ich. Ich stand so unter Schock, dass mein Verstand ohne jedes erkennbare Muster zwischen rationalem und emotionalem Denken schwankte. Obwohl ich zu dem Zeitpunkt meine geistigen und körperlichen Fähigkeiten nicht wirklich kontrollieren konnte, ahnte ich offenbar, dass es nicht lange dauern würde, bis die Arbeit ihren Wert verlor.

Für zwei so emsig arbeitende Eltern machten wir unsere Sache ganz gut, finde ich. Desreen hielt viel von Gleichberechtigung und tadelte mich stets, wenn sie meinte, dass unsere Aufgaben nicht absolut fair verteilt wären. Als Jackson noch ein Baby war, nahm ich eine neue Stelle an und handelte flexible Arbeitszeiten aus, damit wir beide abwechselnd Jackson zur Kita bringen und wieder abholen konnten. Diese Abmachung fand ich großartig, weil ich so auch unter der Woche, und nicht nur am Wochenende, Zeit mit meinem Kind verbringen konnte, das mir so viel bedeutete.

Weil Desreen darauf bestand, dass wir unser Kind mit gerechter Arbeitsteilung aufziehen, war ich bestmöglich darauf vorbereitet, nach ihrem Tod für Jackson zu sorgen. Mein schlimmster Albtraum war wahr geworden, aber für mich stand fest, dass ich der Aufgabe gewachsen war, weil Desreen alles, was sie gelernt hatte, an mich weitergegeben hatte, sofern ich es mir nicht schon selbst beigebracht hatte. Nach dem Tod seiner Mutter der Vater meines Sohnes zu sein, machte mir keine Angst. Als alleinerziehender Vater, der zu viel arbeitete, kaum Zeit für mein Kind zu haben, fand ich schon eher beängstigend.

Die Rückkehr an meinen Arbeitsplatz bewies, dass die Arbeit für mich keinen Wert mehr besaß. Die Lebensversicherung hatte uns den Kauf eines Hauses ermöglicht, das ich sonst mein Leben lang hätte abzahlen müssen. Ich hatte Ersparnisse, die mir die Freiheit gaben, ein paar Jahre lang nicht zu arbeiten, und außerdem brauchten wir viel weniger Geld als je zuvor. Materielle Dinge bedeuteten mir nichts, wenn ich sie nicht mit Desreen teilen konnte. Eine Stelle zu behalten, die sich finanziell auszahlte, die mir aber die einzige Ressource nahm, die für Jackson und mich jetzt eine Rolle spielte – Zeit –, schien nicht nur nutzlos, sondern auch sinnlos und unfair gegenüber meinem Sohn. Ich richtete den Blick in die Zukunft, in etwas mehr als zwei Jahren würde Jackson zur Schule gehen. Wenn es so weit war, hatte ich nichts mehr zu sagen: Dann war es gesetzlich vorgeschrieben, dass Jackson fünf Tage die Woche ein paar Stunden ohne mich verbringen würde. Dann würde sich mir nie wieder die Chance bieten, ihm meine ganze Zeit zu widmen.

Ich erinnere mich an einen kurzen Streit zwischen Desreen und mir am Abend vor ihrem Tod. Am Freitagnachmittag hatte ich in der Arbeit früher Schluss gemacht, um Jackson neue Spielzeugzüge zu kaufen, und Des war vom Büro sofort nach Hause geeilt, um sein Gesicht zu sehen, wenn er die Züge auspackte. Die beiden saßen auf dem Sofa und spielten, als ich nach meinem Laptop griff, um eine E-Mail zu schreiben, die das Finanzteam meiner Firma unbedingt vor Feierabend brauchte. Mir blieben nur noch ein paar Minuten, um sie abzuschicken.

Desreen fing ein Gespräch über ein Thema an, das warten konnte.

«Gleich habe ich Zeit für dich, Darling. Ich muss nur diese E-Mail losschicken und vorher die Zahlen prüfen, weil es schon so spät ist, es muss also alles korrekt sein.»

«Immer das alte Lied», erwiderte sie. «Ich will jetzt mit dir reden. Das da kann warten.»

«Kann es nicht, aber ich bin in fünf Minuten fertig, also vergiss nicht, was du sagen wolltest», antwortete ich und brachte meine Aufgabe zu Ende. «Okay, sprich weiter, ich bin fertig», sagte ich ein paar Minuten später.

«Jetzt will ich nicht mit dir reden», erwiderte sie störrisch.

«Sei nicht albern.»

«Ich meine das ernst, es ist immer dasselbe. Das Einzige, was für dich zählt, ist die Arbeit.»

«Das ist lächerlich, das weißt du selber», gab ich zurück. «Der einzige Grund, warum ich so viel arbeite, ist, dass ich unsere Zukunft finanziell absichern will. Wenn ich könnte, würde ich das alles morgen an den Nagel hängen, es ist schließlich nicht so, als würde mich das in Begeisterung versetzen. Alles, was für mich zählt, befindet sich in diesem Zimmer.»

Sie verstummte, wie sie es immer tat, wenn ihr klar war, dass ich recht hatte. Auch wenn sie unrecht hatte, brachte sie es immer fertig, mir zu suggerieren, dass jeder Streit, den wir jemals hatten, meine Schuld wäre. Diese Fähigkeit habe ich bei keinem Menschen vor oder nach Desreen beobachten können.

Die Erinnerung an diese Diskussion hallte in mir nach, als ich darüber nachdachte, meine Stelle aufzugeben, mich finanziell beraten ließ und mit meiner Familie über meine Entscheidung sprach.

An ebenjenem Tag, an dem ich beschloss zu kündigen, kam Bev zu uns. Auch sie hatte über ihre Zukunft nachgedacht und brachte Neuigkeiten mit, die sie uns erzählen wollte.

«Ich muss euch etwas sagen», begann sie. «Ich habe mich entschieden, in den Vorruhestand zu gehen. Ich habe über mein Leben nachgedacht und erkannt, dass, so Gott will, mein Platz jetzt bei Jackson ist. Deshalb kündige ich meine Stelle, damit ich dir besser helfen kann, für ihn zu sorgen.»

«So geht's mir auch», sagte ich. «Für die nächsten paar Jahre schmeiße ich alles hin. Jackson braucht meine Zeit, und nicht das Zeug, das ich ihm von meinem Gehalt kaufen kann. Also lass uns das gemeinsam anpacken, denn er kann bestimmt jede Unterstützung gebrauchen, die wir ihm geben können. Und wir beide bestimmt auch.»

Manche Leute waren anfangs wohl ziemlich entsetzt; es entspricht nicht gerade der Norm, dass ein junger Mann eine erfolgreiche Karriere aufgibt, um für ein Kind zu sorgen, und schon gar nicht, wenn er keine Frau hat, die noch mehr Geld nach Hause bringt als er. Offenbar wird an einen Vater auch heute noch die Erwartung gestellt, er müsse die Familie ernähren. Ich hielt es aber für wichtiger, dass Jacksons Vater ihm die Fürsorge, Aufmerksamkeit und emotionale Hilfe gab, die nur Eltern geben können, ganz gleich, wie viele andere Angehörige und Freunde ihre Unterstützung anbieten. Ich traf die Entscheidung, die mir für meinen Sohn und für mich emotional richtig schien.

Mein endgültiger Entschluss fiel auf unserer Heimreise nach dem allerletzten Besuch bei Oma. Auf der zweieinhalbstündigen Fahrt zurück nach London spielte Jackson vergnügt auf meinem Schoß. Neben uns saßen drei Frauen in mittleren Jahren, die nach Herzenslust plauderten. Ich machte mich darauf gefasst, dass sie Jackson fragten, wo seine Mami sei; auch war ich überzeugt, dass sie sich wunderten, warum ich nicht arbeitete.

Jackson kam ihnen zuvor. Er nahm mein iPhone und zeigte ihnen das Foto von Desreen auf meinem Bildschirmschoner.

«Das ist meine Mami», quietschte er begeistert aus heiterem Himmel.

Und das ist mein Sohn, dachte ich. Der Stolz und das Selbstbewusstsein, mit dem er von seiner Mutter sprach, die er seit über sieben Monaten nicht mehr gesehen hatte, von seiner Mutter, die er, wie er allmählich begriff, nie wiedersehen würde, verschlug mir den Atem. Meine Entscheidung, ihm meine ganze Zeit zu widmen, bis er in die Schule kam, hatte sich nie richtiger angefühlt. Ich stieg aus dem Zug, lenkte den Buggy mit meinem schlafenden Kind plus drei große Reisetaschen durch die Menge am Bahnhof Euston und marschierte direkt in das Bürogebäude meiner Firma, um zu kündigen.

«Wann möchtest du im Idealfall aufhören?», fragte Mitch.

«Heute?», schlug ich vor, nicht einmal halb im Scherz.

«Vielleicht geben wir uns noch bis zum Ende der Woche», gab er mit einem Lächeln zurück.

Als ich zwei Tage später zum letzten Mal mit dem Bus zur Arbeit fuhr, klingelte mein Handy. Die unterdrückte Nummer machte mich nervös, weil ich fürchtete, die Polizei würde sich mit einem Update zur Aufklärung des Unfalls melden, der, wie ich vorgewarnt wurde, noch eine lange Bearbeitungszeit vor sich hatte. Aus meiner Angst wurde so etwas wie schwarzer Humor, als sich die Stimme am anderen Ende der Leitung als Mitarbeiterin des Child Benefit Office entpuppte, die meinte, ich hätte mich bei ihr melden sollen statt andersherum, und zwar schon im November.

Klar, dachte ich, damals hatte ich ja sonst keine Sorgen. Was hab ich mir dabei nur gedacht?

Ich blieb höflich, beantwortete ihre Fragen, dankte für ihren Anruf und legte auf. Aber mir ging bald auf, dass die anderen Leute im Bus gar nicht anders konnten, als mit anzuhören, als ich zu Protokoll gab: Ich sei dreiunddreißig, vor wenigen Monaten verwitwet und hätte ein Kind, das erst zwei Jahre alt war, als seine Mutter starb. Zwar hatte ich leise gesprochen, aber das bewegt die Passagiere in einem Londoner Bus häufig dazu, noch aufmerksamer zu lauschen.

Bevor mein Sitznachbar ein paar Stationen vor mir ausstieg, reichte er mir sein Handy, sodass ich die SMS lesen konnte, die er getippt hatte. Er sah, dass ich Kopfhörer trug, und vielleicht war es ihm unangenehm, einem Fremden seine Nachricht mündlich zu überbringen. Seit ein Schulfreund *BOOBIES* in Zahlen auf dem Taschenrechner getippt hatte – damals war ich neun –, war es mir nicht mehr passiert, dass mir jemand ganz hinten im Bus sein Gerät hinhält. Seine Nachricht lautete: *Ich wünsche Ihnen einen schönen letzten Arbeitstag und viel Glück.* Mehr wollte er nicht sagen; zehn Wörter, die so viel mehr über die Menschheit sagen als die Summe ihrer Teile, finde ich.

Und ich hatte einen schönen letzten Tag. Über die Entscheidung hatte ich nachgedacht, seit ich vier Monate nach Desreens Tod zum ersten Mal wieder mein Büro betrat. Und ich war mit meinem Entschluss vollkommen zufrieden, als ich an einem Donnerstagabend Ende Juni zum letzten Mal zur Tür hinausging. Noch am Vortag hatte Mick von seinem Schreibtisch aus zu mir herübergeschaut und mich gefragt, wie es mir damit ging, eine Position aufzugeben, auf die ich seit zwölf Jahren hingearbeitet hatte. Zu meiner Überraschung fing ich an zu weinen; ich hatte geglaubt, ich hätte keinerlei Vorbehalte.

«Ich habe den Leuten erzählt, ich könnte es nicht abwarten, hier rauszukommen, wie eine schwangere Frau, die sich auf den Mutterschaftsurlaub freut», erklärte ich unter Tränen. «Aber eigentlich ist es schon wieder ein Verlust, oder? In der PR-Branche arbeite ich schon länger, als ich mit Desreen zusammen war, und wir haben dadurch eine Menge tolle Sachen erlebt. Für Jackson und mich ist es bestimmt das Richtige, aber wenn man es sich genau überlegt, ist es nur wieder etwas, das mir in dem ganzen Chaos genommen wird.»

Mich daran zu gewöhnen, nicht mehr zur Arbeit zu gehen, war viel schwieriger als zu kündigen. Vermutlich gleicht die Routine eines Menschen, der täglich ins Büro geht und dem Arbeitgeber und den Kunden gegenüber Verantwortung trägt, dem Leben in einer Anstalt. Ich dachte an den alten Mann in *Die Verurteilten*, der nach Jahrzehnten aus dem Gefängnis entlassen wird und mit der Welt da draußen nicht mehr zurechtkommt. Ich konnte mich in den Filmhelden einfühlen, der nicht wusste, wie es weitergehen soll. Nach zwei Wochen wurde mir klar, dass ich seit meinem einundzwanzigsten Geburtstag nicht mehr so lange ohne Arbeit gewesen war. Eine Weile scherzte ich, ich sei arbeitslos, aber das war nur eine Fassade, die ich aufbaute, während ich damit klarkommen musste, dass ich jetzt Vollzeitvater war.

Glücklicherweise war ich nicht allein; Marianne hatte mit Lucia noch Mutterschaftsurlaub, und Caroline sah der Geburt ihrer Zwillinge entgegen – die Zeit war so schnell vergangen, seit sie einen Tag nach Desreens Tod herausgefunden hatte, dass sie schwanger war.

Wahrscheinlich wäre vielen Männern nicht recht wohl in ihrer Haut, wenn sie mit den Freundinnen ihrer verstorbenen Frau abhängen, Kuchen essen, Tee trinken und über die *Three-Day-Nanny* diskutieren würden, aber für mich war das keine große Sache. Mit Desreens besten Freundinnen verstand ich mich ohnehin prächtig. Jackson und ich waren mit Marianne, Olly und Annalise nur drei Monate vor Lucias Geburt und Desreens Tod in Spanien gewesen. Auch danach hatten wir Zeit miteinander verbracht, und irgendwann schlug Olly seiner Frau sogar vor,

Jackson und ich sollten bei ihnen einziehen. Als ich Des kennenlernte, verbrachten wir so viel Zeit mit Marianne, dass eine solche Wohngemeinschaft gar nicht einmal so seltsam gewesen wäre.

Damals war Marianne die Dritte im Bunde gewesen. Sie und Desreen waren unzertrennlich, als ich meine künftige Frau kennenlernte. So wie meine Freunde und ich waren die beiden damals schon eine ganze Weile ohne Partner und trafen sich an den Wochenenden, um zu feiern. Und dann kam plötzlich ich ins Spiel. Eins muss ich Marianne lassen, sie hieß mich immer herzlich willkommen. Obwohl sie kaum von Desreens Seite wich, kamen wir gut miteinander aus. Letztlich war ihr Segen wohl ausschlaggebend dafür, dass Des und ich zusammenblieben. Sonst hätte ich bei Desreen auf Dauer wohl keine Chance gehabt. Desreen und ihre Freundinnen waren schließlich die «Spice Girls», also kam ich zu dem Schluss, dass ich mich als ihr Freund lieber rasch mit ihren Freundinnen anfreunden sollte. So oder so, Mariannes Motto lautete: Hier bin ich, und hier bleibe ich.

«Ich habe mir überlegt», sagte ich zu Desreen, als wir seit ein paar Wochen zusammen waren, «dass wir am Wochenende mal in den Norden fahren könnten, damit du meine Familie kennenlernst.»

«Ja, ich bin dabei», meldete sich Marianne zu Wort, «ich liebe Eltern.»

«Ach ja, na klar. Du kannst mitkommen, Maz», erwiderte ich unbeholfen, weil ich meinte, sie hätte sich verhört und dachte, die Einladung schließe alle ein.

«Da frage ich nicht lange, Ben! Ich komme mit. Was soll ich denn sonst machen, wenn Des nicht hier ist?»

Und so kam es dann auch. Als ich Desreens Eltern zum ersten Mal sah, war Marianne dabei. Als ich ihren Bruder kennenlernte, war Marianne dabei (oder wenigstens war sie im Nebenzimmer, was schicklicher schien, denn Desreen und ich lagen zu diesem Zeitpunkt im Bett). Und als meine Frau starb, war Marianne ebenso da wie Desreens andere Freundinnen und deren Partner. Wir unterstützten einander in unserer Trauer und hielten engen Kontakt.

Als ich meinen verlängerten Vaterschaftsurlaub antrat, ging es mir zunehmend besser damit, dass mein Sohn mütterliche Freundinnen um sich hatte, deren Gesellschaft er unmittelbar nach dem Tod seiner Mami abgelehnt hatte. Aber ich wollte ihn nicht nur mit irgendwelchen alten Mädels zusammenbringen; mein Sohn würde erst einmal lernen, den besten Freundinnen seiner Mutter zu vertrauen, und schließlich verstehen, warum sie einander so gernhatten. Ebendiese Mädels würden dem einzigen Kind ihrer Freundin ihre Geduld und Kraft geben, und eines Tages würden sie ihm vermitteln können, was für eine unglaubliche Frau seine Mutter gewesen war. Er brauchte sie, um seine eigene Mutter besser kennenzulernen. Und sie brauchten ihn, um den Schmerz zu lindern, Desreen für immer verloren zu haben. Desreen hatte die besten Freundinnen, die sich eine Frau wünschen kann, und eines, was ich durch sie verstanden habe, ist, dass wahre Freundschaft nicht zerbricht und den Tod überdauert.

Bald würde ich erfahren, welche Herausforderung es darstellt, rund um die Uhr für ein Kind zu sorgen. Ich kann nur spekulieren, wie schwierig das auch für eine Hälfte eines glücklichen Paares sein muss, dessen Kind keine Tragödie erlebt hat. Ich hingegen kenne nur die Schwierigkeiten, die sich mir plötzlich stellten, als ich mit einem trauernden Kleinkind und einem gebrochenen Herzen fertigwerden musste.

## *Small Talk*

Manchmal überlege ich, ob es seltsam ist, wenn ich darauf achte, was ein Kind zu sagen hat, das noch keine drei Jahre alt ist. Dass ich Jacksons Kommentare so ernst genommen hätte, wenn meine Frau nicht so früh gestorben wäre, kann ich mir nicht vorstellen. Bei dem Versuch, einerseits die aufregende Welt, die sie umgibt, und andererseits die neuen, unvertrauten Wörter zu verstehen, die in ihrem kleinen Kopf rotieren, reden Kleinkinder unausweichlich eine Menge Quatsch. Aber ich passte genau auf, was er sagte, weil ich wissen wollte, wie es Jackson ging, was er dachte und ob er tatsächlich begriff, was los war.

Man möchte meinen, dass ein Kleinkind, das für ein Drittel seiner Lebenszeit auf seine Mami verzichten musste, nach seinem Daddy ruft, wenn es Schmerzen oder Angst hat. Nach fast einem Jahr rief mein Sohn immer noch nach Desreen. Man könnte annehmen, dass ihre ständige Abwesenheit ihm begreiflich gemacht hätte, dass sie nie zurückkommen würde. Aber nach knapp einem Jahr zeigte mein Sohn immer noch Hoffnung.

*19. Juli 2013*, acht Monate nach Desreens Tod: «Mami kommt heute Abend zu Oma nach Hause, Daddy», teilte mir Jackson mit, als ich ihn zwei Tage nach der Beerdigung meiner Großmutter im Haus meiner Mutter ankleidete. «Sie kommt mit dem Flugzeug.»

*12. August 2013*, neun Monate nach Desreens Tod: «Annalise, deine Mami ist draußen im Flur», sagte ich eines Tages in der

Kita zur Tochter einer Freundin. «Meine Mami?», fragte Jackson rasch.

*13. August 2013*: «Wer ist dein bester Freund, Jackson?», fragte ihn die Erzieherin in der Kita. «Mami», gab er zurück.

*18. August 2013*: «Mami findet das schön», erklärte mir Jackson zu einem T-Shirt, das er *nach* ihrem Tod geschenkt bekommen hatte. «Sie kommt mich später besuchen.»

Nach den ersten sechs Monaten meinte ich wohl, wir hätten es geschafft. Wie gesagt versicherten mir Psychologen und Experten für kindliche Trauer, dass Kinder die Idee des Todes und die Endgültigkeit des «Niemals» erst mit fünf oder sechs Jahren begreifen können. Vielleicht etwas naiv nahm ich an, mein Sohn würde das früher verstehen als die meisten. Ausnahmsweise gewann mein Optimismus die Oberhand. Jackson war erst zwei, aber ich glaubte, weil er meine Worte nachsprach, hätte er auch ihren Sinn erfasst.

Kleinkinder beschäftigen sich die ganze Zeit mit Tagträumen und schlüpfen in irgendwelche Rollen, man kann also schwer unterscheiden, was sie von ihren kindlichen Phantasien und dem köstlichen Geschwafel, das sie ständig von sich geben, wirklich glauben. Der Verstand hätte mir raten sollen, Kommentare von einem Kind nicht gleich für bare Münze zu nehmen, das mir zum Beispiel erzählte, es hätte «gestern früh» einen Tyrannosaurus Rex in Unterhosen am Teetisch zu Gast gehabt. Aber der Verstand ist bei Trauernden nicht immer die dominante Kraft. Häufig tritt die Hoffnung mit ihm in Widerstreit.

Ich müsste es eigentlich wissen, denn ich war schon oft genug in derselben Lage. Es steht fest, dass meine Frau tot ist: Ich habe es miterlebt; ich habe sie sterben sehen; ihre Sachen wurden mir in einem Plastikbeutel überreicht, und dann wurden mein verwirrter, übermüdeter kleiner Sohn und ich von Polizisten nach

Hause gefahren, die am Unfallort gewesen waren; ich habe Desreen in der Leichenhalle der Gerichtsmedizin und im Beerdigungsinstitut aufgebahrt gesehen; ich habe eine Trauerrede für sie gehalten und war bei ihrer Beisetzung anwesend. Dennoch besiegt manchmal die Hoffnung meinen Verstand.

Im Juli 2013, acht Monate nach Desreens Tod, wollte ich in London in der Regent's Street eine Besorgung machen, zu der ich dann nicht mehr kam. Die Hoffnung ließ mich wie angewurzelt stehen bleiben, verschlug mir den Atem und vernebelte meinen Blick. Mein Telefon klingelte, und das Display zeigte den Namen: Desreen Brooks. Ich erstarrte. Mir wurde gleichzeitig heiß und kalt. Die Beine konnte ich nicht bewegen, aber mein Kopf drehte sich hin und her, denn ich suchte die Straße nach ihr oder nach Kameras ab, als könnte das irgendein kranker Scherz sein. Es dauerte eine gefühlte Ewigkeit, bis ich begriff, was passiert war. In meinem Mobiltelefon hatte ich mehrere Nummern für meine Frau gespeichert: ihr Handy, ihre Eltern, eine Homezone-Nummer, die sie nie benutzte, und ihr Büro. Ihre Geschäftspartnerin Cathy hatte mich gerade vom Büro aus angerufen. Ich war nicht imstande zurückzurufen. Da stand ich mitten auf einer der belebtesten Einkaufsstraßen des Landes, mir war übel, ich zitterte und heulte mir die Augen aus. Wie sollte sich ein so plötzlicher, so tragischer, so sinnloser Tod jemals real anfühlen? Und wenn es mir, einem dreiunddreißigjährigen Mann, so erging, wie konnte man dann von einem zweijährigen Kind erwarten, dass es seinen Verlust ganz akzeptierte und begriff?

In der Woche Ende Mai, als wir unser neues Heim bezogen, holte Desreens Bruder Anthony Jackson von der Kita ab. Statt direkt zum Ausgang zu rennen, als sein Onkel kam, führte ihn Jackson ins Spielzimmer.

«Komm», forderte er Anthony, zweifellos in herrischem Ton, auf.

Jackson wollte einem Familienmitglied, aber offenbar nicht mir, etwas zeigen. In der Kita gab es Material, das Kleinkindern, die sich verbal noch nicht so gut artikulieren können, ermöglichte, ihre Stimmung mit Hilfe von Bildern auszudrücken. Jackson griff nach einem wütenden Gesicht. «Das ist Mami», erklärte er Anthony. Dann wählte er ein trauriges Gesicht. «Das ist Daddy.» Als Nächstes entschied er sich für ein glückliches Gesicht. «Und das ist Jackson.»

Ein paar Tage später, als wir allein in seinem Auto saßen, erzählte mir Anthony von diesem Erlebnis.

«Es bricht mir das Herz», sagte ich. «Warum glaubt er, sie wäre wütend?»

«Irgendwie leuchtet es schon ein», meinte Anthony. «‹Mami ist weggegangen und kann nicht mehr zurückkommen›», wiederholte er die Worte, die alle auf meine Bitte hin gelernt hatten, um Jackson eine einheitliche Erklärung zu geben. «‹Sie wollte nicht gehen …›», fuhr er fort. «Es wundert mich nicht, wenn er glaubt, dass sie sich darüber ärgert.»

«Da hast du wohl recht. Aber ich finde es schrecklich, dass er mich für so traurig hält.»

«Aber du würdest dir doch auch keine andere Verteilung wünschen, oder? Erstaunlich eigentlich, dass er trotz allem sagen kann, er sei glücklich.»

Sieben oder acht Monate nach dem Tod seiner Mami erreichte Jackson jenes Alter, in dem plötzlich zweierlei passierte. Mit einem Mal *brauchte* er Sachen, ohne die er nach meiner Ansicht durchaus hätte überleben können: Schokolade, Knete, ein neues Auto. Er *brauchte* sie. Und er fing an zu petzen. «Annalise ist um den Baum gerannt; Albie hat meinen Zug genommen; Arlo hat meinen rosa Farbstift.» Gähn! Niemand mag Petzer, aber alle petzen. Die Kleinen sind beste Freunde, und trotzdem können sie es nicht erwarten, Erwachsene über Dinge zu informieren, die andere in Schwierigkeiten bringen könnten.

Beides fiel mir an genau dem Tag auf, als Jackson zum ersten Mal seit mehreren Wochen das Gespräch von sich aus auf seine Mami brachte. Wir sprachen viel über sie, praktisch täglich, aber in der Regel erwähnte ich sie zuerst. Weil mein Sohn eigentlich kein Zeitgefühl hatte, war ich es, der darauf achtete, dass Desreen anwesend blieb; auch merkte ich mir, wie lange es her war, seit wir zuletzt über die Frau gesprochen hatten, die wir beide lieben.

Es war eine ganz normale Alltagssituation. Wir waren allein, ich spülte ab, und er spielte mit seinen Zügen. Das lange Wochenende vom 1. Mai hatten wir mit Freunden verbracht, Männern hauptsächlich, aber zuletzt hatten sich auch ein paar junge Mütter dazugesellt.

Während ich die Teller vorspülte, hörte ich Jackson reden, während sein Schnuller locker, wie Detective Columbos allgegenwärtige Zigarre, in seinem Mundwinkel hing.

«Ich will meine Mami zurück», sagte er aus heiterem Himmel.

«Was hast du gesagt, Jackson? Nimm den Schnuller aus dem Mund», hakte ich nach.

«Mami hat mich lieb. Mami ist weggegangen.» Worte, die er inzwischen auswendig konnte. «Ich will Mami küssen. Mami ist weit weg im Himmel. Ich will in den Himmel gehen und Mami küssen. Mami *wollte* weggehen.»

«Nein, Jackson, denk dran, Mami wollte *nicht* weggehen. Sie hat dich so liebgehabt, und sie wollte dich niemals allein lassen. Aber Mami kann nicht zurückkommen.»

«Mami *wollte* weggehen.»

Mir wurde klar, dass Jackson jetzt mehr erfahren musste. Er konnte nun viel besser sprechen als zu der Zeit, als ich ihm zum ersten Mal erklärt hatte, was passiert war, und so sagte ich mir, dass sicher auch sein Begriffsvermögen gewachsen war.

«Jackson, es gab einen schlimmen Unfall, und Mami wurde von einem Auto überfahren.» Nach einem Beratungsgespräch zur Trauerbegleitung für Kinder, in dem es darum ging, dass Kinder den Todesfall besser verstehen, wenn man ihnen einheitliche Botschaften gibt, hatte ich beschlossen, meinem Sohn die Tatsachen nicht zu verschweigen.

«Ich will nicht von einem Auto überfahren werden, Daddy.»

«Nein, Jackson, und ich möchte auch nicht, dass dir das passiert, deshalb müssen wir immer sehr vorsichtig sein und in beide Richtungen schauen, wenn wir über die Straße gehen.»

«Aber ich will Mami küssen.»

«Das können wir tun.»

Eine Woche vor diesem Gespräch hatte ich in der Küche ein großes Foto von Desreen und Jackson aufgehängt, wie sie einander beim Urlaub in Spanien nur drei Monate vor ihrem Tod einen Kuss geben. Ich schlug Jackson vor, das Bild zu küssen.

«Schau! Jackson küsst Mami!», erklärte er fröhlich, als hätte er das Foto, mit dem er so vertraut war, noch nie gesehen.

Er beugte sich vor und küsste Desreen auf dem Bild. Dann küsste er sich selber. Dann küsste er mich und drückte mich an sich.

Am nächsten Morgen rief mich Shelley Gilbert an, die Gründerin von Grief Encounter, einer gemeinnützigen Organisation, die Hilfe für trauernde Kinder anbietet, um mich zu einer Veranstaltung einzuladen. Ich erzählte ihr, was passiert war.

«Interessant, dass er das Wort ‹will› gebraucht hat», meinte sie.

Ihre Bemerkung löste bei mir eine Überlegung aus, die mir meine eigene Ratlosigkeit ganz einleuchtend erscheinen ließ.

«Er hat nicht *brauchen* gesagt», fiel ich ihr ins Wort. «Seit neuestem sagt er immer, dass er alles Mögliche braucht, aber gestern Abend *wollte* er seine Mami – das ist ein Riesenunterschied. Ich *will* sie auch, aber ich weiß, dass ich sie nicht haben kann. Vielleicht sollte ich Trost aus der Tatsache schöpfen, dass er nicht mehr von *brauchen* spricht.»

Ob er nun «wollen» oder «brauchen» sagte, ich fühlte mich auf jeden Fall mies, weil ich ihm nicht geben konnte, worauf er hoffte. Aber unsere Situation zwang mich, Abschied von der Idee zu nehmen, nach dem Unmöglichen zu streben. Allmählich habe ich mich mit dem Gedanken angefreundet, dass ich als überlebender Elternteil einfach nur das Allerbeste für mein Kind tun werde. Manchmal ist das ganz schön schwer. Manchmal merkt er, wenn ich traurig bin. Und manchmal, wenn ich an meinem Tiefpunkt bin und er an seinem, wird das Leben eine beinahe unerträgliche Prüfung. Regeln aufzustellen kann hart sein, weil ich meinen Sohn nicht verstimmen will, wo ich doch weiß, wie viel Glück ihm vorenthalten wird, aber die Folgen eines gänzlichen Verzichts auf Regeln wären zu aufreibend.

Ich halte es für unmöglich, als Vater oder Mutter perfekt zu sein. Noch schwerer ist es wohl, wenn *perfekt* aus dem eigenen Leben gestrichen wurde. Und noch ein wenig schwerer wird es, wenn das eigene Kind plötzlich seinen Schmerz artikuliert und dabei die Sprache eines Erwachsenen mit der Unschuld und Ratlosigkeit eines Kindes mischt.

«Ich mach mir solche Sorgen, Daddy», erklärte mir mein Sohn einmal, als er nach dem Ausbruch der Windpocken fiebernd und unruhig in meinem Bett lag. «Worüber denn, Jackson?», fragte ich, stärker verunsichert durch die plötzliche Reife seiner besorgten Stimme als durch sein steigendes Fieber.

«Um mich», gab er zurück.

«Es tut weh, Daddy», sagte er ein paar Wochen später aus heiterem Himmel.

«Was denn, mein Schatz?», fragte ich. «Jackson», erwiderte er.

Jedes Mal verschlug es mir den Atem, wenn er präzise artikulierte, wie auch ich mich fühlte. Und jedes Mal überlegte ich, ob wir es vielleicht beide mit demselben Kummer, derselben rätselhaften Qual zu tun hatten, die wir einfach nicht auf dieselbe Weise ausdrücken konnten.

Als meine Frau starb, wurde mir bald klar, dass bei uns zu Hause der Schmerz immer gegenwärtig sein würde. Natürlich würde er in unvorhersehbaren Wellen kommen und gehen. Aber solange in diesem Zuhause auch die Liebe präsent ist, wird es uns beiden gutgehen. Und wenn es noch so hart kommt, werde ich daran denken, was Jackson mir in der Woche gesagt hat, als meine Oma starb. Nach einem gigantischen Wutanfall im Park beim Haus meiner Eltern fragte ich, ob wir jetzt wieder Freunde seien. «Sei nicht doof, Daddy!», gab er zurück. «Wir sind immer Freunde.»

## *Himmlische Liebe*

Man kann leicht fragen «Wo war Gott?» oder «Wie kann es einen Gott geben?», wenn die junge Mutter eines kleinen Kindes getötet wird. Aber diese Fragen habe ich selbst nie gestellt. Als meine Frau starb, habe ich mich Gott eher zugewandt als mich von ihm abgekehrt. Nur dass ich mich nicht unbedingt an «ihn» gewandt habe; an die Geschichte, Gott habe den Menschen nach seinem Ebenbild geschaffen, habe ich nie recht geglaubt. Es erscheint mir nicht einleuchtend, dass die Schöpfung auf eine Art Zauberer von Oz zurückgeht, der hinter einem smaragdgrünen Himmelsvorhang die Fäden für unser aller Leben zieht. Wenig glaubwürdig scheint mir auch, dass eine omnipotente Macht wie ein Mensch aussehen soll. Gott ist für mich eher eine unbeschreibbare Kraft, eine unfassbare Macht, eine allmächtige Energie und der Anstoß, der zur Schöpfung führt.

Desreen und ich haben kirchlich geheiratet. Ihre Mutter war immer gläubig und hat diesen Glauben an ihre Tochter weitergegeben. Desreen war nicht fromm im strengen Sinn, zu ihrer Religion gehörte immer eine Prise Humor und Freude. Sie liebte ihren «Kirchengesang», wie sie sagte, und lief oft nur mit einem Slip bekleidet in der Wohnung herum, machte sauber, staubsaugte, arrangierte Blumen und stellte die Möbel um, während sie wie eine Operndiva Kirchenlieder schmetterte.

> There is a flag flying high from the castle of my
> heart,

From the castle of my heart,
From the castle of my heart.
There is a flag flying high from the castle of my
heart,
For the King is in residence there.

Als sie starb, begann ich zu beten. Ich durchforstete mein Gedächtnis, fand aber nicht die richtigen Worte, also kaufte ich zur Unterstützung eine Bibel und ein Gebetbuch. Kirchen suchte ich ebenfalls auf – ich kam an keiner vorbei, ohne hineinzugehen. Vor dem Zubettgehen betete ich mit Jackson, und mit Bev sprach ich oft über Gott. Ich betete um Orientierungshilfe, wie ich am besten für meinen Sohn sorgen könnte. Ich betete um Mut und Kraft, die ich brauchte, um überhaupt weiterzumachen. Ich betete darum, meine Frau möge eine Seele haben und diese Seele würde Frieden finden. Ich betete darum, dass ihre wunderbaren Eigenschaften auf Jackson und mich übergehen und nicht im Äther verpuffen würden. Und ich betete darum, dass ihr Andenken durch uns weiterleben möge. Aber ich bat Gott nie darum, mir Desreen in irgendeiner geistigen Form zurückzugeben. Ein lebenslanges Interesse an Religionsgeschichte, gepaart mit einem gewissen Zynismus gegenüber Wundern und dem Leben nach dem Tod, führten mich zu der Ansicht, dass ich meine wenige Energie nicht dafür verschwenden sollte.

Ungeachtet meiner Gebete hatte ich immer noch Mühe, meine eigenen Glaubenssätze zu verstehen. Ich fand, in einer Welt voller Schmerzen und Krieg – einer Welt, in der dauernd Menschen unnötig sterben – wäre es zu engstirnig, die Frage auf einen einzigen Todesfall, so bedeutungsvoll er für mich auch sein mochte, einzugrenzen. Einen Grund dafür, warum Desreen so jung sterben musste, gab es nicht. Wenn ich je zu einem

Schluss kommen sollte, würde sich eine weitergefasste Frage stellen: Warum sterben manche Menschen so jung und auf so tragische Weise?

Zwar kann ich mir nicht vorstellen, dass Gott einem Menschen gleicht, aber ich musste mir irgendein Bild herausdestillieren, um meine Gedanken verarbeiten zu können. Also machte ich ihn zum Chef eines Großkonzerns. Plötzlich kam mir die Idee, dass Gott, unser oberster Chef, zwar einen großen strategischen Plan für das Universum haben mag, aber nicht überall gleichzeitig sein kann. Oder dass vielleicht ein Teil von ihm das fertigbringt, aber seine Energie an gewissen Punkten und zu gewissen Zeiten konzentriert auftritt. Gott – oder eine Version von Gott als Konzernchef – hat alle Hände voll zu tun. Eben diese Hände sind vielleicht oft mit seiner Rolle als Führungskraft, oder was auch immer, im ganzen Universum beschäftigt. Vielleicht hat er uns hier eingesetzt, um bei der Firmenleitung zu helfen – damit wir uns um die Alltagsgeschäfte kümmern. Wie alle Chefs macht er Fehler, und seine Mitarbeiter machen an seiner Stelle auch welche. Und dann passiert dieser ganze Mist: Erdbeben, Brände, Krankheiten, sogar Autos geraten außer Kontrolle. Manches davon sind unvermeidliche Naturkatastrophen, manches ist böse und geplant, und manches ist völlig unerklärlich, und die Frage nach den Gründen wird für immer unbeantwortet bleiben.

Während ich im Himmel nach Antworten suchte, entlehnte Kelson, Desreens Vater, ein Ingenieur und eifriger Gärtner, seine Metaphern der Natur.

«Manchmal hat man eine schöne Sonnenblume», sagte er mit Blick aus dem Wohnzimmer auf seinen perfekt gepflegten Garten. «Sie ist stärker als die anderen, schöner, und du pflegst sie mit Hingabe. Aber eines Tages kommt ein Windstoß und fegt sie in der schönsten Blüte nieder. Der restliche Garten wächst und gedeiht, aber er ist nicht mehr so wie zuvor. Er wird nie wieder ganz sein. Und du kannst ihre Schönheit nicht vergessen.»

Wenige Menschen sind imstande, ein so schlichtes Gefühl, in dem aber die Bedeutung der Frage nach dem Warum mitschwingt, auf diese Weise auszudrücken. Traurigerweise glaube ich, die Antwort lautet schlicht *darum*. Andere Lösungen zu suchen würde die Beschäftigung mit Fragen erfordern, die für Menschen wahrscheinlich eine Nummer zu groß sind. Und wenn wir Antworten finden würden, wären wir dann glücklicher? Ich bin mir nicht sicher.

Meine Frau ist nicht an einen besseren Ort gegangen, denn der Ort, den sie am innigsten liebte, war hier bei ihrem Sohn, mit ihrem Mann, ihren Freunden und ihrer Familie als Zuschauer. Wenn sie irgendwo ist, dann quält sie sich wahrscheinlich noch mehr als wir, weil sie von den Menschen getrennt wurde, die sie liebt, und vermisst uns schrecklich. Und wenn es stimmen sollte, dass sie noch bei uns ist, dann stelle ich mir lieber vor, dass sie durch uns lebt als hinter einer Art Glaswand. Sie hat uns so viel Liebe, Lachen, Charisma und Persönlichkeit geschenkt, als sie lebte, dass ich glaube, ihre Energie und ihr Erbe werden weit über ihren Tod hinaus fortbestehen.

Gleichwohl höre ich sie manchmal sagen «Lass die Tussi los», wenn eine Frau, die ich eine Weile nicht gesehen habe, mich tröstend in die Arme nimmt, um ihr Beileid zu bekunden. Jackson vergnügt in Gesellschaft anderer Frauen zu sehen, seien es Verwandte oder Freundinnen, kann auch niederschmetternd sein, denn ich habe das Gefühl, meine Frau zu betrügen, indem ich zulasse, dass anderen Jacksons Zuneigung zuteilwird.

Am Sonntag, dem 28. Juli, hielten wir einen Gottesdienst für Jackson. John, der Geistliche, der unsere Trauung vollzogen und die Trauerfeier für Desreen gehalten hatte, taufte auch unseren

Sohn. Es waren die drei bedeutungsvollsten Ereignisse, an denen ich je teilgenommen habe, und alles innerhalb von zwei Jahren. Nicht einmal ganz zwei Jahren, denn eine Woche später hätten wir unseren zweiten Hochzeitstag gefeiert.

An jenem Tag war ich ratlos, als ich mich in der Kirche umblickte und so viele Leute weinen sah. Ich saß in der ersten Reihe und lächelte, während mein Sohn mit «Old McDonald Had a Farm» in die Kirchenlieder einstimmte, die die restliche Gemeinde sang. Als er aufstand und die Predigt des Pfarrers mit einem Bericht über seine Aktivitäten letzte Woche in der Kita unterbrach, musste ich lachen. Und ich war froh, dass mein kleiner Junge so voller Leben war, obwohl er in so jungen Jahren mit einem gewaltigen Verlust fertigwerden musste.

Erst nach dem Gottesdienst begriff ich, warum viele Teilnehmer so aufgewühlt waren. Das letzte Mal waren wir in so einem Rahmen zur Beerdigung meiner Frau zusammengekommen. Ich hatte jeden Tag und jede Minute mit dem Schmerz gelebt und brauchte keine Erinnerung, um die Ereignisse damals, an diesem Ort, wachzurufen. Während andere also vielleicht an Desreens Beisetzung erinnert und plötzlich von ihrer Trauer überwältigt wurden, genoss ich jeden Augenblick dieser besonderen Zeremonie für meinen Sohn.

«Wir können nicht wissen, wie Gott aussieht», sagte John, was eine Saite in mir zum Klingen brachte. «Aber eines wissen wir – Gott ist Liebe. Und wer nicht liebt, kennt Gott nicht, weil Gott die Liebe *ist.*»

Plötzlich war alles klar. Ich glaube an die Liebe. Die Frau zu verlieren, die ich liebe, ist es, was mich so sehr verletzt hat. Dass ich diese Frau immer noch liebe und ihr Andenken in Ehren halten will, hat mir den Willen gegeben weiterzumachen. Dass ich den Sohn liebe, den wir aus Liebe gezeugt haben, ermöglicht mir, mein Leben in Liebe weiterzuführen. Und wenn Gott einfach Liebe ist und wenn es die Liebe ist, vor der ich niedergekniet bin und gebetet habe, als meine Frau starb, dann ergibt das alles einen Sinn für mich.

Ich glaube an die Liebe, weil die Liebe Tag für Tag in Gestalt meiner Familie, meiner Freunde und meines Sohnes bei mir ist und weil, obwohl Desreen uns ohne Vorwarnung oder Erklärung genommen wurde, ihre Liebe jetzt und in Zukunft in mir weiterlebt.

DIE LIEBE REGIERT

Einsam an diesem bitteren Winterabend,
Suche ich milde Sommertage für dich,
In den Strahlen des Sonnenuntergangs
Leuchtest du auf in seinem Gesicht.

Hoffnung wispert liebe, wärmende Worte:
«Das Licht ist ihr Kuss auf deiner Wange.»
Kalter Trost lässt mich zittern,
«Zeichen der Hoffnung reichen nicht.»
Krachender Donner hallt vor deinem Verlust;
Stumme Blitze schlagen in meine Seele ein.

Der Wind der Veränderung weht wild,
Unsere Landschaft ist vollkommen zerschmettert.
Die Gewitterwut lässt sich nicht bremsen,
Wir können nichts dagegen tun.
Nur einen einzigen Sturm können wir beschwören,
Und so regnet unsere Liebe auf dich herab.

# Ohne Desreen

Es dauerte Monate, bis ich erkannte, dass ich alles in meiner Macht Stehende tat, um zu verhindern, dass ich Desreen wirklich vermisste: Ich ging wieder zur Arbeit, schrieb, zog um, trieb Sport – das alles tat ich wie ein Besessener, um meine Aufmerksamkeit davon abzulenken, dass Desreen physisch nicht mehr da war. Vielleicht fiel es mir deshalb so schwer, mit ihr zu reden; bei diesen einseitigen Gesprächen kam ich mir wie ein Idiot vor, aber sie taten auch so schrecklich weh. Wenn ich an ihr Grab ging, stand ich schweigend da und konnte es einfach nicht fassen, dass sie fort war. Der Friedhof, auf dem sie begraben liegt, kam in unserer gemeinsamen Geschichte nicht vor, und ich hatte dort nie das Gefühl, sie sei anwesend.

In London liegen die Dinge ganz anders. Kurz nach Desreens Tod schickte ich Mitch eine Nachricht, um ihm zu erklären, wie schwer es mir falle, wieder regelmäßig ins Zentrum von London zu fahren. Wahrscheinlich wollte ich ihm begreiflich machen, dass es nicht nur ein Problem war, meine Arbeit wiederaufzunehmen, sondern alles, was damit zusammenhing, ebenfalls schwierig sein würde: die Fahrten zur Arbeit und die Erinnerungen, die sich unterwegs einstellten; meine Unfähigkeit, die Gewohnheit abzulegen, nach dem Handy zu greifen, um meine Frau darüber zu informieren, was es Neues gab, welche Erfolge und Enttäuschungen mein Tag gebracht hatte.

An dem Tag, an dem ich Mitch die Nachricht schickte, kam ich an dem Theater vorbei, in dem Desreen und ich an ihrem

Geburtstag vor einigen Jahren das Musical *Billy Elliot* gesehen hatten. Mir fiel ein, wie sie ein paar Sekunden später als die anderen zu lachen anfing, weil sie die Pointen nicht gleich mitbekam und weil sie den nordwestenglischen Dialekt nicht verstand. Etwas, worüber ich früher gelächelt hatte, versetzte mir jetzt einen Stich ins Herz. Ich kam an der großen blauen Tür vorbei, hinter der sie in Bloomsbury gewohnt hatte, und weinte. An einem Restaurant vorbeizufahren, das wir beide schätzten, tat körperlich weh.

«Viel zu viele Erinnerungen überall», teilte ich Mitch mit, «ich glaube nicht, dass ich damit zurechtkomme.»

Ich ertappte mich dabei, dass ich Stadtteile mied, die wir mochten: Brick Lane, weil Desreen sich hier wenige Monate vor ihrem Tod selbständig gemacht hatte; Stoke Newington, weil wir hier unsere erste gemeinsame Wohnung bezogen hatten; Barons Court, weil ich dort wohnte, als wir uns kennenlernten. Sie kam immer gern sonntags in meine Wohnung, weil wir Teppichboden hatten statt Dielen, das fand sie gemütlich, und sie konnte hier in Ruhe ihren Kater vom Samstag auskurieren.

Aber im Laufe der Monate änderte sich meine Einstellung. An einem Tag im September, als ich mich in Barons Court mit einem Freund traf, merkte ich, wie sich ein Lächeln auf meine Lippen und in meine Augen stahl. Eine kleine Erinnerung daran, wie Desreen und ich hier Hand in Hand gegangen waren, stellte sich ein, und ausnahmsweise machte sie mich glücklich und nicht traurig. Schließlich begann ich die Dinge anders zu sehen – ich war dankbar dafür, dass wir in London ein so intensives Leben geführt hatten und mir praktisch auf Schritt und Tritt wunderbare Erinnerungen begegneten. Das hatte ich mir nicht eingeredet; ich versuchte nicht, positiv zu denken, es passierte einfach. Also lächelte ich und genoss den Augenblick.

In den Wochen unmittelbar nach ihrem Tod meinte ich, ich würde niemals so empfinden können. Damals hatte ich noch gar nicht richtig erfasst, dass Desreen wirklich für immer fort war. Dass es eine Tatsache war, wusste ich, aber es war nicht in jeden Winkel meines Bewusstseins vorgedrungen. Das hieß, dass ich oft, und sei es nur für einen winzigen Augenblick, vergaß, dass sie tot war. Am häufigsten passierte mir das, wenn ich in ihrem zweiten Zuhause, bei Liberty, einkaufen ging. Dort Geld auszugeben war Desreens Lieblingsvergnügen; sie liebte es, dort Geschenke zu kaufen oder welche zu bekommen, die in den typischen lilafarbenen Tüten des Geschäfts steckten. Nach ihrem Tod ging ich gelegentlich hin, um in der Abteilung für Einrichtungs- und Haushaltsartikel im dritten und vierten Stock ein Geschenk zu besorgen und kam dabei nolens volens an der Damenkleidung im ersten Stock vorbei. Manchmal sah ich dort etwas, das ihr gefallen hätte, und nahm es in die Hand, um nach dem Preisschild zu suchen. Ich konnte mir vorstellen, wie sehr sie sich gefreut hätte, im Flur zufällig eine Liberty-Tüte zu entdecken. Und dann wurde mir schwer ums Herz. Auf das kurze Hochgefühl, ausgelöst durch eine Sinnestäuschung, folgte dann ein heftiger Absturz.

Manchmal waren es diese niederschmetternden Erkenntnisse und die damit einhergehenden Empfindungen aber wert. Wenigstens bescherte es mir vorübergehend das Gefühl eines zufriedenen Beisammenseins mit meiner Frau. Mir ging auf, wie sehr es mir fehlte, Sachen für sie zu kaufen. Die Freude in ihrem Gesicht, wenn sie die Schleife von hübsch verpackten Dingen entfernte. Mir würden die E-Mails fehlen, in denen sie ein paar «Kleinigkeiten» auflistete, die ich ihr vielleicht zum Geburtstag schenken könnte und die unweigerlich mindestens zwei- bis dreihundert Pfund kosteten, selbst wenn wir gerade versuchten zu sparen. Es fehlte mir, jemanden zu haben, der sich über meine Gesten so sehr freute wie sie.

Also machte ich damit weiter: Ich besorgte für zu Hause weiterhin Desreens Lieblingsblumenstrauß – bestehend aus Rosen, Eukalyptus, Disteln und Clematis – und wusste im tiefsten Innern, dass ich ihn immer noch für meine Frau kaufte; ich las einen Ordner durch, in dem sie ihre Einfälle zur Inneneinrichtung gesammelt hatte, kaufte dann das Sofa, das sie sich für unser neues Heim wünschte, und wählte für die Wände die Farben, die sie ausgesucht hätte; zu ihrem Andenken aß ich sogar Fischstäbchen, obwohl ich die eigentlich nie recht mochte, solange Desreen am Leben war.

Als ich schließlich zuließ, dass mir Desreen fehlte – zuließ, dass ich um die Frau trauerte, die ich verloren hatte, und nicht nur um das gemeinsame Leben –, fing ich wieder an zu schreiben. Nach wie vor brachte ich es nicht über mich, mit ihr zu reden, also beschloss ich, stattdessen Briefe und Gedichte an sie zu verfassen.

Liebe Desreen,

ich schreibe dir, weil ich dich um Verzeihung bitten will. Was ich getan habe, ist kaum zu entschuldigen. Ich habe deine Kundenkarte bei Liberty gekündigt. Dabei hat dieses Geschäft nur wenige so treue Kundinnen erlebt wie dich. Mehr oder weniger habe ich damit gerechnet, dass mich der Sicherheitsdienst hinaus auf die Regent Street eskortieren oder dass die Mauern ringsum vor Verzweiflung ächzen würden, weil sie um ihre Zukunft bangen, nachdem ihr größter Fan diesem opulenten Warenhaus für Mode, Möbel und megatolle Stoffe den eleganten Rücken gekehrt hat. Aber mit einem Taktgefühl, das typisch ist für die freundlichen Mitarbeiter in dieser Oase der Ruhe in Londons hektischem West End, lächelte die Verkäuferin nur, kam meiner Bitte nach und strich deinen Namen aus den Büchern der Firma.

Jackson und ich sind nämlich gerade umgezogen. Ich habe unsere neue Adresse bei allen Versorgungsbetrieben gemeldet, und jetzt wird nur noch selten Post mit deinem Namen zugestellt. Von Liberty kamen noch Briefe, aber ich dachte mir, vielleicht ist es an der Zeit, sie abzubestellen.

Im Dezember war ich schon mal dort und habe darum gebeten, den Nachnamen in meinem Kundenkonto zu ändern. Jackson und ich hatten gerade deinen Nachnamen angenommen, der jetzt unseren ergänzt. Aber ich brachte es nicht über mich, damals schon deine Beziehung zu dem Geschäft zu beenden. Du kauftest dort ebenso unbefangen Briefpapier wie ein Schulmädchen, das Ende August auf die Kreditkarte seiner Mutter ein Geodreieck, Schreibzeug und Post-it-Zettel bei Smith besorgt. «Oooh, ist das günstig!», meintest du, wenn eine Glückwunschkarte sechs Pfund kostete. «Was soll das?», erwidertest du einmal ärgerlich, als dir die Verkäuferin mitteilte, in diesem Jahr gebe es nur kleine Liberty-Terminkalender. «Was soll ich denn jetzt machen?», wolltest du empört wissen, als wäre sie persönlich dafür verantwortlich.

So hohl und leer es klingen mag, du bist dort für mich überall gegenwärtig. Wir haben deinen Ehering dort gekauft. Du trugst ihn nur einen Monat lang, bevor du starbst, weil es nach unserer Hochzeit ein ganzes Jahr gedauert hat, den richtigen zu finden. Jetzt steckt er an meiner linken Hand neben meinem, weiße Diamanten neben schwarz, sodass ich ein bisschen wie ein prunksüchtiger mittelalterlicher König aussehe. Hier hast du Jacksons Wickeltasche besorgt. Ja, das warst du, Darling: eine Marc-Jacobs-Wickeltasche, ein Designerprodukt, in dem alles Nötige transportiert wird, um den Po deines kleinen Prinzen sauber zu halten. Seine Kleider hast du auch dort gekauft. Du hast so getan, als würdest du es nicht tun, aber als deine Freundin dir erzählte, dass Liberty eine Abteilung für Kinderkleidung eröffnet, dachte ich wirklich, du würdest am liebsten dort einziehen. Du hast alles dort gekauft. Für dich war das dein Supermarkt. Du würdest sagen, ich sollte das nicht so krass formulieren, aber es hat viel damit zu tun, warum alle dich so gerngehabt haben. Es war ganz einfach dein Laden.

Als also weiterhin an dich adressierte Briefe von Liberty kamen, musste ich grinsen. Ich stelle mir gern vor, wie du von Zeit zu Zeit zu uns herunterschaust, nur nicht, wenn Schlussverkauf ist oder der himmlische Postbote dir den neuesten Liberty-Katalog durch die Himmelspforte reicht (die du vermutlich bereits mit der neuesten Schmuckkollektion verschönert hast). Aber ich habe auch Angst, wenn ich dort bin. Ich fürchte, Leute zu treffen, die du kanntest. Panik überfällt mich, wenn ich an den Mitarbeiter in der Herrenabteilung denke, der immer unseren kleinen Jungen erkennt und fragt: «Ist Ihre reizende Frau heute nicht dabei?» Wie werde ich mich wohl fühlen, wenn ich es ihm erklären muss? Und wie wird er reagieren, wenn er hört, was ich zu sagen habe?

Trotzdem gehe ich zu Liberty. Ich gehe hin, um bei dir zu sein. Ich sehe Dinge, die dir gefallen würden, und bin traurig, dass du schon zweimal eine neue Saison verpasst hast, die dir so viel Freude und Spaß bereitet hätte. Dass irgendjemand in den Kleidern, die sie dort verkaufen, so gut aussehen könnte wie du, kann ich mir nicht vorstellen, oder dass irgendwelche Kerzen so gut duften würden wie damals in der Wohnung, die du zu unserem Heim gemacht hast.

Also entschuldige ich mich, aber ich musste das tun, weil ich inzwischen immer ein bisschen traurig werde, wenn eine neue Modesaison beginnt. Die Zeit scheint so schnell zu vergehen. Die Mode sagt mir, wie lange es her ist, seit ich dich zum letzten Mal gesehen habe, obwohl ich nicht danach fragen müsste. Also weiß ich, dass du es verstehen würdest, kann mir aber vorstellen, dass du dennoch ein wenig verstimmt wärst.

Und deshalb habe ich mir die Freiheit genommen, bei Liberty etwas zu kaufen, als ich heute dort war.

Weißt du noch, wie sich dein Vater eine Ming-Vase zu Weihnachten gewünscht hat und wir gelacht haben bei der Vorstellung, dass wir zu Sotheby's gehen und 14 Millionen Pfund für ein Geschenk hinblättern? Tja, ich habe mir zwei Dinge überlegt: 1. dass er nicht unbedingt weiß, was eine Ming-Vase eigentlich ist, und 2. dass er sich über eine Vase im Ming-*Stil* gefreut hätte, wenn du sie für ihn gekauft hättest.

In deinen letzten Lebensmonaten warst du fasziniert von marokkanischer Keramik. Du hast mir zum Geburtstag eine Reise nach Marrakesch geschenkt, damit ich dir dort Töpferwaren kaufen konnte (deine Logik war seltsam, aber wunderbar). Als ich eine handgetöpferte Vase aus dem Land entdeckte, dem du verfallen warst, obwohl du nie die Chance hattest, es zu besuchen, wusste ich, sie war für ihn bestimmt, und sie kam von dir.

Also verzeih mir das mit deiner Kundenkarte, aber ich verspreche, mich um deine Eltern zu kümmern und als Kunde dafür zu sorgen, dass Liberty seine Tore nicht schließen muss. Wo kann ich sonst mit dir zusammen sein, nachdem wir umgezogen sind?

Alles Liebe, Benji xx

MISS YOU

Miss Selbstbewusst
Miss Schüchtern
Miss Spaß
Miss Übermut
Miss Zärtlich
Miss Liebchen
Miss Planvoll
Miss Inspiration
Miss Stark
Miss Zerbrechlich
Miss Großzügig
Miss Loyal
Miss Fashion
Miss Style
Miss Wunderschön
Miss Happy
Miss Frech
Miss Schelmisch
Miss Müde
Miss Genügsam
Miss Feurig

Miss Höflich
Miss Schroff
Miss Unangemessen
Miss Freundlich
Miss Brillant
Miss Party
Miss Zuhause
Miss Business
Miss Mutig
Miss Aufmerksam
Miss Dickkopf
Miss Positiv
Miss Erfolgreich
Miss Wonderful
Miss World
Miss Mami
Miss Ehefrau
Miss Brooks bis zuletzt
Miss you xx

# *Herbst*

# *Aggressionsbewältigung*

Desreen hätte den Sommer geliebt, der auf ihren Tod folgte. Wenn die Sonne schien, war sie immer glücklicher, und ich erinnere mich nicht, wann sie zuletzt in London so hell und so oft geschienen hätte. Ich fand es traurig, dass sie diesen Sommer versäumte, aber das gute Wetter linderte meinen Kummer zumindest ein bisschen. Der klare Wechsel der Jahreszeiten half mir, mich emotional von einem tragischen und scheinbar endlosen Winter zu distanzieren. Aber so große Mühe sich die Sonne auch geben mochte, ich wusste, dass die langen Nächte, die grauen Tage und das nasskalte Wetter bald wiederkehren würden. Und als es so weit war, fürchtete ich, die schmerzlichen Erinnerungen an Desreens Tod vor einem Jahr würden mir sehr zusetzen.

Die Vorstellung, alles Gute müsse einmal enden, war einst ein Klischee gewesen, gegen das ich mich gewehrt hatte. Nach einer durchfeierten Nacht weigerte ich mich, ins Bett zu gehen, weil ich nie wusste, wann es genug war (ein Charakterzug, den ich von meinem Vater übernommen habe und der oft den Unmut meiner Mutter auf sich zog). Ich glaubte, Beziehungen hätten das Potenzial, im Lauf der Zeit besser zu werden, und ich freute mich darauf, mit meiner Frau alt zu werden, allein schon deshalb, weil sie für immer die schönste Frau im Raum sein würde. Aber ich lernte auf die harte Tour, dass die Dinge schließlich – manchmal sehr abrupt – ein Ende finden. Und als der Sommer ging, wurde ich schwermütig.

Vielleicht empfand Jackson das ähnlich, oder er war so sensibel, dass er bemerkte, wie sich meine Stimmung änderte. So oder so, seine Laune schwankte abrupter als meine; er wurde wütend, wütender, als ich je zuvor ein Kind in seinem Alter gesehen hatte. Wenn ihm der passende Deckel zu den Töpfen fehlte, mit denen er ohnehin nicht spielen sollte, oder wenn er den Legostein nicht fand, den er, nach eigener Aussage, *brauchte*, ärgerte ihn das ungemein. Sobald er eine Grenze überschritten hatte, explodierte er – er versuchte mich zu schlagen oder zu beißen, und je mehr ich ihn zu beruhigen versuchte, desto heftiger schlug er um sich. Als ich (letztlich vergebens) die Tröstungs- und Erziehungstaktiken ausprobierte, die in Fernsehsendungen von ruhigen, gefassten Nannys gezeigt werden (und die einst mein Mitleid für die Eltern des schwierigen Kindes geweckt hatten), geriet er in helle Wut. Er versuchte mich wegzustoßen, schlug nach mir, schrie und brüllte so laut, dass ich ein paarmal fürchtete, er bekäme einen epileptischen Anfall.

Jedes Mal, wenn das passierte, fühlte ich mich als Vater wie ein kompletter Versager. Manchmal musste ich den Raum verlassen und abwarten, bis Jacksons Kräfte erschöpft waren. Es kam vor, dass mir nichts anderes einfiel, als ihn Bev zu übergeben, wenn sie bei uns war. Für mich waren das Niederlagen, so als würde ich sowohl ihn wie mich enttäuschen. Aber ich erinnerte mich an ein Versprechen, das ich mir kurz nach dem Tod seiner Mami gegeben hatte: Ich wollte das, was die meisten Leute Trotzanfall nennen, als Ventil für seine Trauer sehen. Angesichts eines Jungen, der mehr an einen Beutelteufel erinnert als an ein Kleinkind, war dieses Gelöbnis schwer durchzuhalten. Hätte nicht jeder Ausbruch damit geendet, dass er erschöpft nach seiner Mami schrie oder wimmerte, hätte ich mich vielleicht damit abgefunden, dass er, wie mir alle eifrig versicherten, einfach nur Trotzanfälle hatte wie jedes andere Kind in seinem Alter.

«Das machen sie alle durch», «Du darfst nur nicht nachgeben», «Da brauchst du dir gar keine Sorgen zu machen», «Er ist nicht anders als andere Kinder» – alles, was ich ständig hörte, hatte nur zur Folge, dass ich auch sauer wurde. Wie konnte jemand, der halbwegs sensibel war, behaupten, Jackson sei nicht anders als andere Kinder? Er war der einzige Zweijährige, der mir je begegnet ist, der bereits seine Mutter verloren hatte, und für mich versteht es sich von selbst, dass dieser Verlust sein Verhalten beeinflusste und ihn vor die Frage stellte, ob denn andere Menschen, auf die er sich verließ, nicht auch plötzlich verschwinden würden.

Mit Platituden wollte ich mich nicht zufriedengeben, also versuchte ich zu erforschen, was ich tun könnte, um meinem Sohn wirklich zu helfen, statt die Probleme einfach unter den Teppich der Trauer zu kehren. Als Erstes zog ich meinen Blog zu Rate. Seit ich meinen ersten Eintrag gepostet hatte, war ich mit einer Fülle von Informationen und Fachkenntnissen versorgt worden, und das Mitgefühl großherziger Leser war mir entgegengeschlagen. Ganz unterschiedliche Menschen gaben mir Ratschläge, wie ich Jackson in seinem Verlust am besten unterstützen könnte: Zentren für trauernde Kinder, Spieltherapeuten, klinische Psychologen, Berater, Lehrer, Ärzte, Krankenschwestern, die Liste könnte man endlos weiterführen. Also vermutete ich, dass mein neuerlicher Hilferuf nicht ungehört bleiben würde. In einem Online-Angebot, in dem die Teilnehmer sich offen und ehrlich über viele Fragen rund um Todesfälle austauschen können, wurde das Thema Trauer immer ernst genommen. Und nur wenige meiner Einträge lösten eine so rege Debatte aus und zogen so viele Antworten nach sich wie der Beitrag, in dem es um Jacksons zunehmende Stimmungsschwankungen ging.

Du bist nicht allein. Ich habe meinen Mann verloren, als mein Sohn zwei Jahre und meine Tochter neunzehn Monate alt waren. Ihre Wutausbrüche bieten kurze Einblicke in ihre innere Trauer und enden immer damit, dass sie nach ihrem Daddy weinen – bei meiner Tochter nicht so sehr wie bei meinem Sohn. Wir waren bei der Spieltherapie, damit er Tod und Trauer besser verstehen lernt, aber damit haben wir erst angefangen, als er viereinhalb war. Zuvor war er noch zu klein, um es zu begreifen, und so blieb mir nichts anderes übrig, als zu warten, bis sich das Unwetter legte. Selbst seine neue Lehrerin brauchte Hilfe, um zu verstehen, dass es bei ihm nicht wie bei anderen Kindern nur um den Umgang mit Wut und um Impulskontrolle geht. Kann sein, dass es darum auch geht, aber viel wichtiger ist, dass er mit Schwierigkeiten und einer Trauer zu kämpfen hat, die kein Kind allein bewältigen muss oder kann.

Wer weiß schon, was im Kopf eines Zweijährigen vor sich geht? Leider wirst du von jetzt an als sein Boxsack herhalten müssen. Meine elfjährige Tochter geht auf mich los, seit sie letztes Jahr ihre Mutter verloren hat. Der Anlass kann noch so gering sein, aber wenn sie explodieren, meine Güte, dann explodieren sie! Jackson braucht ein Ventil für seine Wut und Enttäuschung, und dieses Ventil bist du. Nicht weil er wirklich wütend auf dich wäre, sondern weil er weiß, dass er auf dich losgehen kann, ohne böse Folgen fürchten zu müssen. Wenn er so ist wie meine Tochter, dann werden die Wutanfälle recht schnell in Augenblicke münden, in denen er nur noch von seinem Vater in den Arm genommen werden will, und das reicht für ihn, um zu erkennen, dass du nicht wütend auf ihn bist. Die Erfahrung hat mich gelehrt, dass man das Unwetter nur eine Weile aushalten muss, um es schließlich heil zu überstehen. Das mag manchmal nicht schön sein, aber ich bin sicher, ihr beide werdet es schaffen.

Von meinem Seelenklempner habe ich folgenden Rat gehört, den er anderen gab: «Halt das Kind ganz, ganz fest. Auch wenn es sich wehrt, es will sich geborgen und geliebt und festgehalten fühlen, auch wenn es seine Mutter nicht haben kann. Eine starke, zuverlässige Umarmung, die ihm versichert, dass es etwas gibt auf der Welt, worauf es sich verlassen kann, ist eine große Hilfe.» Ich könnte mir vorstellen, dass er dir raten würde, Jacksons Gefühle zu bestätigen: «Ich weiß, Jackson, du bist so wütend, Mami kann nicht wiederkommen, und das macht dich so wütend. Mami hat dich lieb, aber sie kann nicht wiederkommen, und das ist schlimm. Das ist so traurig.» Ich glaube, dass die meisten Menschen versuchen, die Kinder zu bewegen, über die Trauer hinwegzukommen, obwohl die Kinder diese Gefühle eigentlich fühlen müssen und man ihnen versichern sollte, das sei ganz in Ordnung. Die Leute, die «Kopf hoch, das Leben hat doch auch schöne Seiten» predigen, haben eine Menge zu verantworten, auch wenn sie nicht wissen, was sie tun.

Mein Mann ist klinischer Psychologe, und ich habe ihn gerade gefragt, was ihm dazu einfällt. Er meint, du solltest vielleicht die systemischen Ursachen für die Wutanfälle untersuchen, weil sie in der Regel eine emotionale Reaktion auf ein unbefriedigtes Bedürfnis sind, worin das auch immer bestehen mag.

Die Kommentare ließ ich erst einmal sacken, nur den letzten beherzigte ich sofort. Ich überlegte: Was sind die Auslöser? Dann verfolgte ich die Spur zurück bis zum ersten Mal, als Jackson völlig die Fassung verloren hatte. Wir verbrachten eine Woche bei Lee und Olive in Leeds und waren bereits seit fünf Tagen da, als ihr Sohn Albie seinen vierten Geburtstag feierte. Jackson hatte sich die ganze Woche sehr gut benommen. Ständig mit einem Kind zusammen zu sein, das ein Jahr älter war, führte dazu, dass er besser aß, besser schlief und sogar in der Sauberkeitserziehung Fortschritte machte – er konnte es kaum abwarten, jedem zu zeigen, was für ein «großer Junge» er schon war, wenn er auf die Toilette musste. Bedauerlich für den Garten meiner Freunde war, dass als Toilette entweder ihr Apfelbaum oder ihre Terrassendielen herhalten mussten – was uns aber meist erst auffiel, wenn es schon plätscherte.

An dem Vormittag kamen viele Kinder aus Albies Kindergarten zu Besuch. Besorgt, wie er darauf reagieren würde, dass er zu den wenigen Kindern gehörte, die ohne ihre Mutter hier waren, beobachtete ich ihn von weitem. Er sah ärgerlich aus. Zwar gesellte er sich zu den anderen, die im Garten picknickten – vernünftigerweise in einigem Abstand von dem Apfelbaum und der Terrasse, die Jackson als Klo benutzte –, aber er aß missmutig. Und als es ans Spielen ging, wollte er einfach nicht schön spielen. Ein süßes kleines Mädchen mit Zöpfchen wagte es, eine Holzbanane zu nehmen, die streng genommen Albie gehörte, die aber Jackson für sich beanspruchte, nachdem er die ganze Woche damit gespielt hatte.

Eine Krise bahnte sich an, als ich eingriff, die hölzerne Frucht an mich nahm und Jackson aus der Situation herausholte, bevor er der Kleinen einen Zopf abriss. Das löste eine Kernschmelze von monumentalen Dimensionen aus. Er brüllte und wand sich, während vier kleine Gliedmaßen – die sich anfühlten wie acht – wütend auf mein Gesicht zielten. Und die ganze Zeit schrie er voller Qual immer wieder ein einziges Wort: «Mami!»

Jackson etwas wegzunehmen, was er wollte, löste auch die beiden nächsten Zwischenfälle aus. Eine Episode begann in unserer Küche, als ich einen gläsernen Topfdeckel rettete, den er aus dem Küchenschrank geholt hatte, und der zweite, als ich ihm seinen Roller wegnahm, weil er damit gefährlich schnell fuhr und sein Tempo nicht drosselte, als ich ihn dazu aufforderte. Eltern werden oft paranoid, wenn es um die Sicherheit ihres Kindes geht. Als Vater, der zusehen musste, wie seine Frau von einem Auto niedergefahren wird, und es gerade noch geschafft hat, seinem Sohn dasselbe Schicksal zu ersparen, wurde ich von noch heftigerer Angst um Jackson geplagt als zuvor. Aber natürlich konnte er als Zweijähriger meine Befürchtungen nicht recht nachvollziehen – sondern war nur verstimmt, wenn meine Sorge seinen Wünschen in die Quere kam. Beide Male drehte er völlig durch, und ich hatte mich als Vater nie zuvor so hilflos gefühlt.

Die Auslöser für seinen Zorn, oder «die systemischen Ursachen für die Wutanfälle», wie es die Blog-Leserin formulierte, schienen darin zu bestehen, dass er andere Kleinkinder mit ihren Müttern sah und ihm etwas genommen wurde, was er haben wollte.

Einige Wochen nach Albies Geburtstagsparty kam ich zu dem Schluss, ich müsste mehr tun, als mir den Kopf zu zerbrechen und über Jacksons Verhalten zu spekulieren, also nahm ich ihn zu einem Wochenendseminar für Kinder mit, die ein Elternteil verloren hatten; organisiert wurde die Veranstaltung von Grief

Encounter. Vermutlich wollte ich damit naiverweise bezwecken, dass mein Sohn trauernde Kinder kennenlernte, die ihm sagen konnten, dass eines Tages alles besser sein würde. Erst als wir wieder nach Hause fuhren, dämmerte mir, dass sie wohl nicht teilgenommen hätten, wenn es ihnen gutginge.

Jacksons erster Auftritt dort machte Eindruck. Als mit Abstand jüngster Teilnehmer wurde er mit Zuneigung überschüttet. Auf den ersten Blick war er mit seinen langen Locken und großen braunen Augen wohl einfach ein süßer kleiner Kerl. Aber dann kam die Vorstellungsrunde. Erwachsene und Kinder sollten ihren Namen nennen und erklären, ob sie gerne hier seien oder nicht.

Als der erste Teilnehmer versuchte, etwas zu sagen, fiel ihm Jackson ins Wort: «Nein! Hör auf!» Das Eis war gebrochen, weil angesichts der lauten, wütenden Stimme des kleinen Engelchens alle loslachten. «Das ist nicht lustig!», legte er noch zorniger nach, worauf alle noch herzlicher lachten.

Alle außer mir. Solche Ausbrüche hatten mich hergeführt. Was den meisten Anwesenden liebenswert und spaßig erschien, war der Hauptgrund, warum ich mir als Vater wie ein Versager vorkam.

Ich begab mich auf seine Ebene, setzte mich zu ihm auf den Boden. Alle anderen standen, überragten ihn, und ich ahnte, dass er sich deshalb unsicher fühlte. Also nahm ich ihn in die Arme und flüsterte ihm ins Ohr, er könne tun, was er wollte, so lange wir hier seien. Er dürfe brüllen und schreien und tun, was nötig sei, um uns zu zeigen, wie er sich fühlte. Denn ich sah ein, dass er andernfalls mehr Schwierigkeiten haben würde, sich zu artikulieren, als die meisten übrigen Teilnehmer.

Als wir abends mit anderen Kindern und Eltern am Lagerfeuer saßen, gelang es Jackson erneut, das Eis zu brechen. Ich hatte eine junge jamaikanische Mutter kennengelernt, die mit ihrer ungefähr sechsjährigen Tochter hier war. «Daddy, ich bin jetzt müde», erklärte Jackson erstmals in seinem von Schlafwiderstand geprägten Leben. «Kann ich dieses Mädchen mit ins Bett nehmen?», fügte er hinzu und deutete auf das vier Jahre ältere Kind, das erstaunliche Ähnlichkeit mit seiner Mutter in ihrer Kindheit hatte. Ich konnte mir Desreens Blick vorstellen, halb stolz, halb entsetzt, wenn ihr aufging, dass sich ihr Sohn im zarten Alter von zwei Jahren erstmals in eine Karibikschönheit verknallt hatte; er legte wirklich ein rasantes Tempo vor.

Jackson hatte sich eine Erkältung eingefangen. Die ganze Nacht hustete und zappelte er in dem Bett herum, das wir teilten. Während ich wach lag, dachte ich darüber nach, wie es mir hier ging. Mir wurde klar, dass ich mich selbst vor lauter Sorge um Jackson ganz losgelöst von dem Problem sah. Obwohl Erwachsene und Kinder an dem Wochenende teilnahmen, lag der Schwerpunkt auf der Trauer der Kinder und nicht auf den Gefühlen der Eltern. Vielleicht wäre es nett gewesen, am ersten Abend mehr Zeit für Plaudereien mit den anderen verwitweten Eltern zu haben, aber dafür war ich zu verbohrt – meine einzige Sorge war, wie es Jackson ging. Ich ließ ihn nicht aus den Augen; unaufhörlich überwachte ich sein Verhalten, und so fand ich kaum Zeit, um mit anderen Erwachsenen darüber zu sprechen, was ich als trauernder Ehemann durchmachte.

Am nächsten Morgen wurde Jackson jedoch mit anderen kleineren Kindern in eine Spieltherapiegruppe gesteckt. Und so nahm ich mit einigen anderen Eltern an einer Art Gruppentherapie teil, bei der wir ermuntert wurden, über uns selbst und nicht nur über unsere Kinder nachzudenken. Für mich war dieses Angebot eine Überraschung, aber ich war froh über die Möglichkeit, mit Menschen über meine Gefühle zu sprechen, die zu verstehen schienen, was ich durchmachte; ihren Geschichten zu lauschen fiel mir jedoch schwer. Für mich bietet es wenig Trost zu wissen, dass auch andere leiden, und manche Menschen waren offenbar mit unvorstellbaren Herausforderungen konfrontiert.

Als ich zurückkam, war Jackson allein mit Shelley, der Gründerin der Organisation. Seine Erkältung war schlimmer geworden, und er wollte sich nur noch bei mir ankuscheln; kurz darauf schlief er in meinen Armen ein.

Shelley und ich hatten uns schon mehrfach bei verschiedenen Anlässen getroffen und lange Gespräche über die sensibelsten Fragen des Lebens geführt. Shelley, inzwischen Mutter von vier Kindern, hatte Grief Encounter gegründet, nachdem sie mit vier Jahren ihre Mutter und mit neun ihren Vater verloren hatte. Besser als jede andere Person, die ich kenne, versteht sie, was für tiefgreifende Auswirkungen der Verlust von geliebten Menschen auf Kinder haben kann. Ich war erleichtert, dass ich endlich jemanden gefunden hatte, der auf den Punkt kam und mir nicht versicherte, dass eines Tages alles wieder rosig aussehen würde.

Während Jackson schlief, erklärte ich Shelley, warum ich mit ihm hergekommen war, und sprach über die von mir identifizierten Auslöser, die ihn ausrasten ließen.

«Er ist einfach so schnell gefahren», bemerkte ich zu dem Zwischenfall mit dem Roller, «und er wollte nicht auf mich hören, als ich ihm sagte, er solle langsamer fahren oder stehen bleiben, also habe ich ihm den Roller weggenommen. Ich habe einfach einen Schlusspunkt gesetzt.»

«Interessante Wortwahl, Ben», gab sie zurück. «Er liebt doch seinen Roller? Und noch etwas, das er liebt, wurde ihm unvermittelt weggenommen, nicht wahr?»

Ich nickte und verarbeitete das erst einmal. Vielleicht war er ja unverhältnismäßig wütend, wenn ihm Dinge weggenommen wurden, weil er seine Mutter so plötzlich verloren hatte. Was zum Teufel ein Vater in meiner Lage tun soll, um sicherzustellen, dass ein Kind wie meines weder verunglückt noch verzweifelt, weiß ich immer noch nicht, aber eines wurde mir in diesem Moment klar: Ich spielte eine Rolle dabei, wenn er in solche Aufregung geriet – und vielleicht machte meine Reaktion auf sein Verhalten alles noch schlimmer. Aber ich war auch wütend. Er hatte seine Mutter verloren und ich meine Frau, und wir waren beide wütend, was zweifellos gelegentlich zur Folge hatte, dass wir einander nicht guttaten. Wenn er patzig wurde, wurde ich auch patzig, und umgekehrt. Wahrscheinlich liegt die Überlegung nahe, dass wir einander Zündstoff lieferten. Als der Erwachsene in der Beziehung war ich aber derjenige, der einige Korrekturen vornehmen musste.

Ich hatte den Arzt gewechselt, weil ich bei meinem ersten Besuch bei ihm nach dem Tod meiner Frau feststellte, dass er die Trauer eines Kindes niemals ernst nehmen würde. Meinem neuen Arzt erklärte ich, dass ich nicht an Pillen interessiert sei, um meinen Sohn zu reparieren, und dass ich nicht von ihm erwarte, dass er auf alles eine Antwort wisse, aber eine Überweisung an jemanden bräuchte, der die richtigen Fragen stellen konnte. In weniger als einer Woche bekam ich, was ich mir erhoffte: einen Anruf von meinem neuen Arzt, der mir erklärte, was er für uns herausgefunden hatte, mir Auskunft gab, was als Nächstes passieren würde, und mir versicherte, dass das seelische Wohlergehen meines Kindes von den entsprechenden Gesundheitsbehörden ernst genommen wurde.

Ich suchte also Rat bei Leuten, die mehr wussten als ich, versuchte aber gleichzeitig Wege zu finden, wie ich als Vater gelassener reagieren konnte. Ich fand es scheinheilig, ein Kind anzuschreien, damit es aufhörte zu schreien; es leuchtete nicht ein, wenn ich von ihm verlangte, er solle sich nicht ärgern, wenn ich doch offensichtlich selbst leicht die Nerven verlor. Ich übte, die Zeichen zu erkennen, die einen Stimmungsumschwung bei Jackson ankündigten, und dann seine Aufmerksamkeit auf etwas anderes zu lenken. Allmählich begriff ich, wann es besser war, ihn in die Arme zu nehmen, und wann ich ihn lieber in Ruhe lassen sollte. Manchmal zog er sich in der Küche splitternackt aus, um zu demonstrieren, wie sauer er auf mich war – die Angewohnheit eines Kleinkinds, die in der Erwachsenenwelt einfach nicht funktioniert –, aber ich tat einfach so, als wäre er nicht da, bis er sich aus eigenem Entschluss beruhigte.

Doch die Wut, ausgelöst durch die Trauer meines Kindes, belastete mich als Vater schwer, und meine Reaktion auf seine Launen stürzte mich zunehmend in Konflikte. Einerseits tat es mir unglaublich weh zu beobachten, wie er so offensichtlich unter seinem Verlust litt. Andererseits quälte auch ich mich, und die Trauer hatte auch bei mir eine unterschwellige Wut hinterlassen, darum war es schwer – und wird es vielleicht immer sein –, mich über seine heftigen und immer häufigeren Anfälle nicht zu ärgern.

Also traten wir, wie früher im selben Jahr, als sich Jacksons Zorn gegen jede zufällige Passantin richtete, wieder den Rückzug an. Ich lehnte Einladungen zu Geburtstagspartys anderer Kinder ab, weil ich vermutete, dass sie für Jackson Stress bedeuteten. Zu seinem Geburtstag lud ich nur zwei seiner besten Freunde zu uns ein. Ich denke, mir war klar, dass mein Verhalten das seine beeinflusste und daher auch ich etwas weniger Stress in meinem Leben brauchte. Und es gibt kaum Ereignisse, die stressiger sind, als eine große Geburtstagsfeier für Dreijährige zu veranstalten.

Ich mache mir da nichts vor, Verhaltensprobleme bei trauernden Kindern werden wohl nie wirklich enden, vor allem wenn ihre Schwierigkeiten begonnen haben, bevor sie überhaupt richtig sprechen konnten, aber wir schafften es langsam, unser häusliches Leben etwas harmonischer zu gestalten. Ich versuchte, Jacksons Zorneswallung positiver aufzunehmen, weil ich etwas beherzigte, was mir Shelley an jenem Abend gesagt hatte, als sich die melancholische Gesellschaft der Witwen und Witwer mit ihren Kindern zum Wochenendseminar von Grief Encounter einfand.

«Er ist wirklich toll», begann sie. «Als einige Erwachsene in dem Raum anscheinend zu ängstlich waren, um sich auch nur vorzustellen, zeigte er seine Gefühle ganz deutlich. ‹Ich will nicht hier sein›, erklärte er uns; ‹Ich bin wütend auf das, was passiert ist›, lautete seine Botschaft; ‹Das ist nicht lustig!›, rief er allen Anwesenden zu. Niemand hat sich so geöffnet wie er, und das ist für ein Kind in seinem Alter wirklich erstaunlich.»

Bisher hatte ich seinen emotionalen Aufruhr nur negativ bewertet; vielleicht ist es schwierig, das anders zu sehen, wenn ein Kind kurz davor ist, vor Wut zu explodieren. Als ich aber mit anderen sprach, die etwas Abstand zu der Situation hatten, und als ich mir alles in einer ruhigeren Geistesverfassung durch den Kopf gehen ließ, leuchtete es mir ein. Seit fast einem Jahr versuchte ich, Menschen zu ermuntern, offener mit ihrer Trauer umzugehen, und trotzdem hatte ich übersehen, wie offen ein Kind sein konnte. Die Transparenz seiner Gefühle war fast nicht zu ertragen.

Aber als es beinah zu hart wurde, zwang ich mich zu einem anderen Blick auf die Dinge. *Wie viel schlimmer könnte alles letztlich werden, wenn er seine Gefühle von so jungen Jahren an in sich hineinfressen würde? Was wäre, wenn er seine Wut an anderen*

*Kindern in der Kita auslassen würde statt zu Hause an mir? War ich nicht ein Heuchler, wenn ich von ihm verlangte, seine Emotionen zu unterdrücken, nur weil es manchmal zu weh tat, damit umzugehen? Und war es nicht meine Aufgabe als sein Vater, mein Kind bedingungslos zu lieben und zu unterstützen, ganz egal wie schwierig es gerade ist?*

Wie eine meiner Blog-Leserinnen meinte, hatte mich Jackson als Boxsack benutzt. Seinen offenkundigen Zorn musste er irgendwie abreagieren, und ich begann es zu würdigen, dass sich seine Wut vor allem gegen mich richtete, weil er mich liebt und darauf vertraut, dass ich für ihn da bin, egal was passiert.

Diese Einsicht war nicht nur ein Weckruf für meine Beziehung zu meinem Sohn, sondern auch für die zu meinen Eltern. Jackson und ich hatten uns ganz ähnlich verhalten und denen, die uns am meisten liebten, unsere schlimmsten Seiten gezeigt. In seinem Fall war ich das – sein überlebender Elternteil. In meinem Fall meine Mutter und mein Vater.

Als mir aufging, dass mein Benehmen gegenüber meinen Eltern seit Desreens Tod oft das Verhalten meines zweijährigen Kindes mir gegenüber spiegelte, wusste ich, dass es so nicht weitergehen konnte. Es war an der Zeit, die schmerzlichen Lektionen, die ich als Vater eines trauernden Kleinkindes gelernt hatte, dafür zu nutzen, dass ich meinen Eltern nicht mehr so viel Schmerz bereitete. Sie hatten mich unglaublich unterstützt, seit Desreen gestorben war, aber mir war klar, dass sie im Lauf der Monate von mir wenig Gutes zurückbekommen hatten. Vielleicht lag es daran, dass ich mehr Zeit am Stück mit ihnen verbrachte als sonst und sie somit die vielen Stimmungsschwankungen miterlebten, die ich innerhalb von zwei, drei Tagen durchmachte. Manchmal wachte ich gut gelaunt auf, war aber schon nach dem Frühstück wieder mies drauf. Und weil ich ein so gutes Verhältnis zu meinen Eltern habe, hatte ich das Gefühl, dass ich nicht zu verschleiern brauchte, wie es mir tatsächlich ging.

Mir war klar, dass ich meine Eltern fast ein Jahr lang immer wieder als emotionalen Boxsack benutzt hatte, aber wenn ich sie anblaffte oder meine miserable Laune an ihnen ausließ, fühlte ich mich hinterher nur noch schlechter als zuvor. Ich beschloss, ihnen genau zu erklären, was ich fühlte. Sie sollten verstehen, was die Trauer mit meinem Verhalten und meiner Persönlichkeit machte und dass das nichts mit meiner Liebe für sie zu tun hatte. Und als ich offener mit meinen Eltern redete, folgte Jackson meinem Beispiel.

«Ist Mami in der Wolke da?», fragte er an einem Tag Ende September im Park bei unserem Haus und streckte die Arme aus, damit ich ihn hochnahm. Inzwischen war zumindest Jackson davon überzeugt, dass sich Mami im Himmel befand. Das ist es, was die meisten Menschen einem Kind erzählen, wenn jemand stirbt, und weil ich ihn in die Obhut anderer gegeben hatte, wurde seine Auffassung davon, wohin Desreen gegangen war, nicht nur von mir beeinflusst. Das fand ich mittlerweile gar nicht mehr so schlecht, weil es ihm ermöglichte, ihre Anwesenheit, wenn auch in der Ferne, zu spüren.

«Hat Mami sich den Kopf angehauen, Daddy?», fuhr er fort.

«Ja, Jackson, aber sie hat sich auch alles andere angehauen», erklärte ich leise. «Weißt du noch, ich habe dir doch erzählt, dass sie von einem Auto überfahren wurde und wir deshalb auf der Straße ganz vorsichtig sein müssen.»

«Keine Angst, Daddy!», quietschte er begeistert. «Ich mache es besser.»

Obwohl ich im Herzen traurig war, spielte um meine Lippen ein Lächeln. In diesem kurzen Moment im Park, als wir zum Himmel aufschauten und über den Tod sprachen, lernte ich noch einmal eine wertvolle Lektion über das Familienleben, über die ich mit Oma gesprochen hatte, als sie im Sterben lag. Vielleicht spielt es keine Rolle, wie alt man ist oder auf welchem Zweig im Familienstammbaum man hockt; solange man einander liebt, will man einfach alles richtig machen.

«Jackson», sagte ich, «du weißt, dass Mami nicht mehr mit dir sprechen kann, weil sie fortgehen musste und nicht mehr wiederkommen kann?» Er nickte. «Aber das heißt nicht, dass du nicht mit ihr sprechen kannst», erklärte ich ihm. «Also, wenn du mit Mami reden willst, mach es einfach. Sie kann dir zwar nicht antworten, aber das heißt nicht unbedingt, dass sie dir nicht zuhört.»

## *Papier-Hochzeit*

«Die ersten sind die schlimmsten.» Diesen Kommentar hörte ich sehr oft von sehr vielen Menschen, die ebenfalls die Ehefrau, den Ehemann oder Partner verloren hatten. Gemeint waren all die bedeutsamen Daten, die sie im ersten Jahr nach dem Tod des geliebten Menschen ohne diesen erlebt hatten. In gewisser Weise hatte ich wohl Glück, dass sämtliche Jahrestage, die mir etwas bedeuteten, erst neun Monate später kamen. Allerdings hieß das auch, dass ich mehr Zeit hatte, voller Angst den potenziellen Qualen entgegenzusehen, die ich leiden würde, wenn ich in einem kompakten Elf-Wochen-Block all diese «ersten» durchstehen musste: unseren Hochzeitstag am 6. August, meinen vierunddreißigsten Geburtstag am 12. August, Desreens vierunddreißigsten am 4. Oktober und dann Jacksons dritten Geburtstag am 17. Oktober. All diesen sogenannten Meilensteinen musste ich mich stellen, bevor ich mir auch nur Gedanken darüber machen konnte, wie schrecklich der erste Todestag meiner Frau am 10. November sein würde.

Ich habe inzwischen gelernt, dass Furcht ein interessanter emotionaler Zustand ist. Es liegt in der Natur der Furcht, dass Dinge sozusagen mit Vorwarnung eintreten, anders als beim Schock, der uns ganz unvermittelt überfällt. Schock ist eine verzögerungsfreie Reaktion auf ein Geschehnis, während Furcht allmählich entsteht und sehr wenig Raum für Überraschungen lässt. Furcht ist furchtbar, aber sie ist nicht schockierend.

Im Gegensatz zu dem Schock nach dem Tod meiner Frau gab

mir die Furcht, die ich angesichts der bevorstehenden ersten Jahrestage empfand, Zeit zur Vorbereitung auf das, was kommen würde. Und die kalendarischen Daten selbst waren nie die schlimmsten Tage für mich; was am meisten weh tat, war ihre Vorwegnahme. *Wie konnte Desreen bloß schon vor unserem zweiten Hochzeitstag tot sein? Wie konnte ich ohne sie vierunddreißig werden? Wie würde es mir mit dem Wissen gehen, dass sie immer jünger bleiben würde als ich, obwohl unsere Geburtstage nur ein paar Wochen auseinanderlagen? Wie würde es sein, zum ersten Mal seit acht Jahren nicht ihren Geburtstag mit ihr zu feiern? Wie würde ich mich fühlen, wenn ich meinen Sohn die Kerzen auf seinem Geburtstagskuchen ausblasen und fröhlich Geschenke auspacken sah, die seine Mutter nicht mehr hatte aussuchen können?* Wochenlang quälte ich mich mit all den Fragen, die sich den Platz in meinem Kopf streitig machten.

Mir über die Jahrestage den Kopf zu zerbrechen war quälend, aber heute glaube ich, dass es Teil des Prozesses war, in dem ich den Schock überwand. Als die Zeit, die seit dem Tod meiner Frau ihre Bedeutung für mich verloren hatte, durch Daten, die mein Herz berührten, relevanter wurde, begann mein Hirn mir nach und nach klarzumachen, dass sich das Ereignis wirklich ereignet hatte. Die Geburtstage und Jahrestage trugen jeder für sich etwas von der Schicht unbewusster Leugnung ab, die mich wohl einigermaßen vor dem Abgrund des Schmerzes geschützt hatte, in den mich sowohl die Furcht vor als auch das schließlich tatsächliche Eintreten meiner «ersten» gestürzt hatten.

Ich sah den Daten in Erwartung der Qual entgegen, versuchte aber auch im Vorfeld zu planen, wie ich ihnen entweder ins Auge blicken oder mich von ihnen ablenken konnte. Zunächst traf ich die Entscheidung, dass ich wenigstens einige dieser Anlässe feierlich begehen wollte. Die meisten Menschen stoßen am Hochzeitstag nur mit ihren Ehepartnern an, und deshalb stieß ich hier schon an meine Grenzen. Nur ein Jahr zuvor hatten wir zusammen einen absolut spektakulären Tag im Olympischen Dorf im Osten Londons verbracht. Wir hatten in Soho zu Mittag gegessen und in Fitzrovia zu Abend, um anschließend daheim mit unserem kleinen Jungen zu spielen, der vergnügliche Stunden mit seinem Onkel Anthony hinter sich hatte. Was sollte ich an meinem Hochzeitstag ohne meine Frau tun? Wie sollte ich damit fertigwerden, diesen Tag allein zu verbringen, wie mit dem Gedanken umgehen, dass ich schon eine Woche später älter wurde, als es meine Frau je werden konnte?

Die Antwort fand ich in Gestalt meiner Trauzeugen. Scherzhaft lud ich sie ein, mich zur Feier meiner «zweiten Flitterwochen» noch einmal an den Ort zu begleiten, an dem Desreen und ich unsere ersten verbracht hatten – Ibiza. Da mein Geburtstag unmittelbar bevorstand – übrigens war das Älterwerden an sich für mich kein Thema, viel intensiver spürte ich die Tatsache, dass ich viel zu jung war, um schon Witwer zu sein –, hatte ich das Bedürfnis, mich meinem Alter entsprechend zu verhalten. Die Trauer hatte dafür gesorgt, dass ich mich älter fühlte, als ich war, und ich wollte nun zumindest versuchen, wieder ein wenig Spaß zu haben. Nach Jacksons Taufe verbrachten wir beide eine Woche bei Bev und Kelson, und er blieb noch vier Tage länger, während ich mit meinen Freunden wegfuhr.

Obwohl ich dringend eine Auszeit brauchte, quälte mich der Gedanke, ihn allein zu lassen. Seitdem ich gekündigt hatte, waren wir so viel zusammen, dass selbst eine Trennung von wenigen Stunden Schuldgefühle und Traurigkeit auslöste. Dabei war unwichtig, ob ich die Zeit mit profanen Dingen zubrachte oder mit zwingend notwendigen Rechtsangelegenheiten, immer empfand ich Scham, wenn ich auch nur für kurze Zeit ohne Jackson war.

Ihn für mehrere Tage allein zu lassen, war irgendwie etwas ganz anderes. Die Art, wie Jackson neun Monate nach ihrem Tod über seine Mutter sprach, hat in mir die Überzeugung geweckt, dass Kleinkinder das Vergehen der Zeit nur begrenzt begreifen. Selbst wenn sie es bis zu einem gewissen Maße verstehen, so spielt es für sie, da bin ich mir ziemlich sicher, kaum eine Rolle. Warum auch? Schließlich wird ihr Tagesablauf von anderen Menschen bestimmt. Wer ein Vorschulkind zu versorgen hat, ist eine Art persönlicher Assistent. Trotzdem sollte Jackson während meiner Reise unbedingt bewusst sein, dass ich nicht ebenfalls für immer fortgegangen war, darum erzählte ich ihm vorher eine Woche lang jeden Tag, dass ich ein paar Tage verreisen würde.

«Jackson, Daddy fährt nächste Woche mit Onkel Lee und Onkel Woody ein paar Tage weg, okay?», sagte ich beim ersten Mal.

«Und ich?», fragte er. Ich fürchtete, es könnte noch schwieriger werden als erwartet.

«Nein, dieses Mal geht das nicht, du bleibst bei Oma und Opa.»

«Nein, Dummkopf, ich komme auch mit.»

*Ich probiere es morgen noch mal*, dachte ich.

Als schließlich der Abreisetag bevorstand, warf er mich förmlich hinaus.

«Ich gehe jetzt, mein Schatz, wir sehen uns in ein paar Tagen», sagte ich zu ihm.

«Ich komme nicht mit. Ich bleibe hier bei Oma und Opa. Tschüss, Daddy», sagte er und küsste mich.

Er machte es mir leichter, als ich befürchtet hatte, aber trotzdem konnte ich auf der Fahrt von Havant nach London in einem Zug voller Mütter und Kinder, die zusammen die Sommerferien genossen, nicht aufhören zu weinen. Als ich schließlich meine Freunde traf, brachten die mich schnell zum Grinsen. Woody machte einen dämlichen Kommentar darüber, dass ich aussähe wie Gok Wan, nur weil ich mir die Haare hatte schneiden lassen und neue Turnschuhe trug; Lee konterte mit einem Witz über Woodys neue Bootsschuhe und Woodys Bruder Anthony packte das Ganze auf der Stelle in ein albernes Lied. Ich merkte sofort, dass die Reise mir genau die Art von jugendlicher Leichtigkeit bringen würde, die ich mir erhoffte.

Zwei Sommer zuvor waren wir vier schon einmal nach Ibiza geflogen, um zusammen mit einem knappen Dutzend weiterer Freunde und Verwandte meinen Junggesellenabschied zu feiern. Dieses Mal war es anders. Soweit ich mich erinnere, gab es an jenem Wochenende keine ruhigen Momente der Reflexion; nein, eigentlich überhaupt keine ruhigen Momente. Ganz bestimmt hatten wir uns nicht über den Tod unterhalten. Aber seit jenem Kurztrip war die Mutter von Woody und Anthony an Krebs gestorben, ein Auto hatte meine Frau getötet, und da dreieinhalb Jahre zuvor Lees Vater das Zeitliche gesegnet hatte, fühlte sich keiner von uns unbehaglich oder peinlich berührt, wenn wir über Verlust sprachen.

Die ersten beiden Tage waren erfüllt von Sonnenschein, Alkohol, Gesprächen, Gelächter und House-Musik, und am dritten Tag war es dann so weit: Mein Hochzeitstag brach an. Ich wachte an diesem Morgen als Erster auf. Während die anderen ihren Kater ausschliefen, schlich ich mich aus der Wohnung und setzte mich an den Pool, um auf den Horizont zu blicken. Ich dachte an unseren Strandspaziergang am Tag zuvor. Anthony und ich sprachen gerade über Jackson, als ich aufblickte und eine Frau mit ihrem Sohn im Teenageralter am Strand entlanggehen sah. Sie sahen lässig und zufrieden aus – so wie ich wahrscheinlich auch, damals, als ich Glück noch für selbstverständlich nahm. Ich spürte einen Schmerz in der Brust, als ich über das enge Verhältnis nachdachte, das ich mit einunddreißig noch zu meiner Mutter hatte, und dann darüber, dass Jackson auf eine solche Beziehung zu Desreen verzichten musste. Eine Zeitlang saß ich allein da und hörte mir ein paar Lieder an, die bei unserer Hochzeit und dann wieder auf der Beerdigung meiner Frau gespielt worden waren: «No One» von Alicia Keys und «Finally» von Kings of Tomorrow. Ich erinnere mich nicht, dass ich geweint hätte. Ich starrte einfach nur aufs Meer hinaus und fühlte mich leer, ernüchtert und einsam.

Als die Jungs wach waren, kamen sie zu mir hinunter an den Pool. Beide umarmten mich, und dann blieb Lee zurück und sagte etwas, das mir ein Lächeln entlockte. «Frohen Hochzeitstag, Mann.» Er war an diesem Tag der Einzige, der das zu mir sagte. Viele Leute schickten Nachrichten, um zu zeigen, dass sie an mich dachten, aber niemand sonst wünschte mir einen frohen Hochzeitstag. Später dachte ich viel darüber nach, und mir wurde klar, dass es wirklich Mut erforderte, das auszusprechen; ich hätte etwas antworten können wie: «*Wie zum Teufel soll ich heute froh sein?*» Aber er kennt mich besser. Er weiß, wie glücklich ich bei unserer Hochzeit war, was für einen unglaublichen Tag Desreen und ich damals verlebten, welche Pläne wir für unsere gemeinsame Zukunft geschmiedet hatten und dass ich alles noch mal genauso machen würde, selbst wenn ich unser späteres Schicksal vorhersehen könnte. Ich war niedergeschmettert, weil ich meinen zweiten Hochzeitstag mit meinen Trauzeugen, aber ohne meine Braut erlebte, aber gleichzeitig glücklich darüber, dass ich für den Rest meines Lebens ein besonderes Datum hatte, an dem ich daran zurückdenken konnte, wie stolz ich gewesen war, die Frau zu heiraten, die ich liebe.

An diesem Abend gingen wir vier in ein Restaurant essen, das Desreen sehr gemocht hatte. Ich wollte nicht, dass wir den ganzen Abend lang traurige Erinnerungen austauschten, aber es gab eine Frage, die ich ihnen einfach stellen musste. Ich wollte wissen, wie lange es gedauert hatte, bis die Menschen in ihrem Umfeld aufgehört hatten, über ihren Verlust zu sprechen oder danach zu fragen. Zu meiner Überraschung antworteten alle das Gleiche; nach ungefähr einem Jahr waren die meisten Menschen der Ansicht gewesen, dass es meinen Freunden wieder einigermaßen gutgehen müsste. Es überraschte mich aber nicht, dass dies auf keinen von ihnen wirklich zutraf. Genau wie ich hatten sie sich einfach nur halbwegs daran gewöhnt, dass ihre Lieben gegangen waren, und konnten den Schmerz, den der Verlust ausgelöst hatte, besser verbergen.

Beim Heimflug am nächsten Morgen weinte ich all die Tränen, die ich in den vergangenen vier Tagen, ohne es zu merken, zurückgehalten hatte. Im Flugzeug zu sitzen, ohne dass Desreen ängstlich meinen Arm drückte, hysterisch heulte oder aus Flugangst in eine kleine Papiertüte kotzte, ließ mich ihre Abwesenheit noch stärker spüren als gewöhnlich. Inzwischen wollte ich nur noch wieder bei Jackson sein. Er würde mir helfen, wieder Boden unter die Füße zu bekommen; bloß damit, dass es gar so schlagartig geschehen würde, hatte ich nicht gerechnet.

«Daddy!», kreischte er, als ich unser Haus betrat. «Ich habe A-a gemacht!», fuhr er fort, bevor ich auch nur hallo sagen konnte. Und das hatte er wirklich – es war ziemlich beeindruckend. Trotzdem war es auch das schönste Willkommen zu Hause, das ich je erlebt habe. Wir waren wieder zusammen, und ich hatte ihn so sehr vermisst – samt Windeln und allem.

Ein paar Tage später hatte ich Geburtstag, und wie ich den feiern wollte, wusste ich ziemlich genau: gar nicht. Seit ich Desreen kannte, hatten wir uns an Geburtstagen immer Zeit füreinander genommen. Meist nahmen wir uns frei, gingen mittagessen, redeten, tranken und hatten Spaß. Aber allen Spaß hatte sie, wie es schien, mit sich genommen, als sie gestorben war, und ich hatte das Gefühl, wenig zu feiern zu haben. Dass ich nun vierunddreißig wurde, versetzte mich nur in Angst davor, fünfunddreißig zu werden und dann sechsunddreißig und dann irgendwann vierzig, und zu erleben, wie ich immer älter wurde, als meine Frau je werden konnte.

Jackson und ich verbrachten einen ruhigen Tag und gingen dann zu Marianne und Olly Pizza essen. Sie stand kurz davor, nach dem Mutterschaftsurlaub die Arbeit wieder aufzunehmen, hatte aber ihre Arbeitstage von fünf auf vier reduziert. Montags hatte sie künftig frei und schlug vor, dass Jackson und ich an ihrem freien Tag so oft wie möglich zum Abendessen kommen sollten. Sie und ich konnten die Kinder früher von der Kita abholen, ein bisschen spielen, etwas essen und sie dann baden, sodass Jackson, wenn Olly uns schließlich heimfuhr, schon bettfertig wäre. Ich merke, wie sehr die Liebe der beiden zu Desreen sich in der Zuwendung fortsetzt, die sie ihrem Ehemann und ihrem Sohn immer noch widmen.

Als ich die «ersten» hinter mich gebracht hatte, waren sie eigentlich gar nicht so furchtbar schlimm gewesen. Doch das Datum, dem ich wirklich in Panik entgegensah, war Desreens Geburtstag. Irgendwie machte der Jahrestag ihrer Geburt die Tatsache ihres Todes noch stärker spürbar. Desreen hatte ihren Geburtstag geliebt. Über ihren Tod mit dreiunddreißig bin ich unter anderem deswegen so schrecklich traurig, weil sie so viel darüber geredet hatte, was sie zu ihrem Vierzigsten vorhatte. Für sie gab es keinen Zweifel, dass sie zu diesem Zeitpunkt finanziell im siebten Himmel schweben würde. Sie wusste, welche Handtasche sie sich von mir wünschen und welchen Schmuck sie als Geschenk erwarten würde, und sie hatte sowohl die Urlaubsreise als auch die Party schon geplant. Für mich als ihren Ehemann war das Wunderbare, dass ich sie nicht enttäuschen konnte, da sie die Dinge selbst in die Hand nahm: Einladungen an Freunde wurden bereits Monate im Voraus verschickt; ihr Geburtstags-Outfit (oder ihre Outfits) war schon ausgewählt und gekauft; und Links zu allen Geschenken, die sie haben wollte, gingen per E-Mail direkt in meinen Posteingang.

Als der Tag näherrückte, merkte ich, dass ich auf jeden Fall irgendetwas Besonderes daraus machen wollte. Das Problem war, dass ich mich gleichzeitig am liebsten in einem dunklen Zimmer eingesperrt und geweint hätte. Wieder einmal reckte die Widersprüchlichkeit der Trauer ihr hässliches Haupt. Bis zum Tag vor dem Treffen, das ich schließlich arrangierte, hätte ich fast alles darum gegeben, es absagen zu müssen. Aber ich begriff, dass es für andere inzwischen ebenso wichtig geworden war wie für mich, als ich die Idee dazu hatte. Eine große Zahl Menschen hatten Jackson und mich seit Desreens Tod nur einmal gesehen – bei ihrer Beerdigung – und manche überhaupt nicht. Für viele waren wir beide das Einzige, was von der Frau, die sie geliebt hatten, übrig geblieben war. Desreens Geburtstag gab allen die Gelegenheit, sich noch vor ihrem ersten Todestag an einem Ort zu versammeln. Ich ging davon aus, dass jeder sogenannte Fortschritt, den ich inzwischen gemacht hatte, sich jetzt, da der 10. November nahte, umkehren würde.

Später fiel mir ein Muster auf, das sich durch die Gefühle zog, die ich nach Desreens Tod anlässlich von wichtigen Daten empfand. War es ein Datum, das mit Jackson oder mir zu tun hatte, war es nicht so schlimm; betraf es Desreen, war es fürchterlich. Der Vatertag war schön, mein Geburtstag war ganz in Ordnung, und Jackson an seinem eigenen glücklich zu sehen, erwies sich als Freude. Der Muttertag und Desreens Geburtstag waren schlimm, genau wie die Tage davor. Ich machte dafür die Tatsache verantwortlich, dass Tage, die Lebenden gewidmet sind, mich Dankbarkeit dafür empfinden lassen, dass diese noch am Leben sind. Tage, die Tote betreffen, scheinen ihren Tod noch realer zu machen.

Im September unterzog ich mich noch mal der Entgiftung, die Desreen und ich im Jahr davor ausprobiert hatten. Ich fühlte mich mit jeder Faser meines Körpers entsetzlich. Schließlich hatte ich lauter falsche Sachen gegessen, zu oft getrunken und zu wenig geschlafen. Das Ergebnis war, dass ich meist nicht die Energie aufbrachte zu trainieren, und die mangelnde Bewegung machte meine Schlafstörungen noch schlimmer. Also verzichtete ich erneut auf Weizen, Gluten, Milchprodukte, Alkohol, Koffein und raffinierten Zucker, holte mir einen Personal Trainer, übte Bikram-Yoga und hielt mich an eine Diät, die es mir einen Monat lang praktisch unmöglich machte, mich in Gesellschaft zu begeben.

So gut hatte ich mich zehn Monate lang nicht mehr gefühlt. Indem ich den Druck auf mein Körpersystem reduzierte, verschwand nach und nach auch die Schwere in meinem Kopf. Freunde kommentierten die positive Einstellung, die sich in meine Stimme gemischt hatte, und ich fand es zunehmend einfacher, mit mir selbst zusammenzuleben. Ich war weniger gequält, weniger im Würgegriff der Trauer und eher geneigt, mich auf die guten Dinge zu konzentrieren, die das Leben möglicherweise noch bereithielt.

Allerdings wusste ich, dass das nicht ewig so weitergehen konnte. Als Desreens Geburtstag näherrückte, erlitt ich einen Rückfall. In der Woche vor dem 4. Oktober wurde meine Stimmung wieder dunkel: Wenn ich abends zu Bett ging, musste ich immerzu an den Unfall denken; ich sah die tote Desreen vor mir und konnte ohne chemische Hilfe nicht schlafen. Ich wollte allein sein und spürte, wie meine Energie schwand. Nachdem ich mich dank des Fitnessprogramms, dem ich mich unterzogen hatte, wochenlang gut gefühlt hatte, spürte ich plötzlich das Bedürfnis zu ruhen. Zum ersten Mal in meinem Leben wurde mir bewusst, dass der Körper auf emotionale Probleme viel erschöpfter reagiert als auf physisches Verausgaben. Der Gedanke, dass ich am Geburtstag meiner Frau ohne sie sein würde, nahm mir jede Kraft, irgendetwas zu tun. Manchmal kroch ich am Nachmittag ins Bett, schlief sofort ein und wachte erst nach ein, zwei Stunden wieder auf. Ich begann zu ahnen, dass ich eine depressive Phase durchmachte.

Ich überlegte verzweifelt, wie ich Jackson zu verstehen geben konnte, dass es ein besonderer Tag für seine Mami war, sie aber nicht da sein würde, um mit uns zu feiern. So ließ ich zum ersten Mal einen solchen Anlass vorübergehen, fast ohne ihn meinem Sohn gegenüber zu erwähnen. *Nächstes Jahr,* sagte ich mir, *es ist einfach noch zu früh, für jemanden Kuchen zu backen, dessen Kerze bereits erloschen ist.*

Am Abend vor Desreens Geburtstag ging ich mit den Spice Girls und Lee, dem Verlobten von «Sporty» Caroline, essen. Fast ein Jahr war vergangen, und doch konnte sich keiner von uns an die Lücke gewöhnen, die Desreens Tod in die Tischrunde gerissen hatte. An ihrem Geburtstag selbst traf ich mich mit Jackson und meinen Schwiegereltern zum Mittagessen. Es schien nur passend, Zeit mit Menschen zu verbringen, die ihr das Leben geschenkt und mir nach ihrem Tod geholfen hatten, halbwegs auf Kurs zu bleiben. Anschließend traf ich mich im Pub auf ein paar Drinks mit Olly, um dann früh ins Bett zu gehen.

Am Tag darauf hatte ich für Dutzende Freunde und Angehörige ein Treffen in einem Pub in der Nähe unseres Hauses organisiert. Inzwischen graute es mir davor mehr, als dass ich mich darauf freute. Es war anders als das Lampenfieber, das Menschen oft vor der eigenen Geburtstagsfeier überfällt. Ich machte mir keine Gedanken darüber, wer kommen würde und wer nicht; ich hatte wahrlich andere Sorgen als Beliebtheitswettbewerbe. Aber ich hatte das Gefühl, auf dem Präsentierteller zu sitzen, und dass ich Sachen noch einmal würde durchkauen müssen, über die ich schon tausendmal geredet hatte. Und vor allem würde ich wahrscheinlich in die Trauerfalle tappen und versuchen, all meine Gespräche positiv enden zu lassen, um nicht gebrochen, bemitleidenswert oder einfach als totaler Langweiler dazustehen. «Wenigstens war das Wetter in diesem Sommer schön», sagte ich dann vielleicht, oder: «Aber wir sollten dankbar sein, dass wir ein Dach über dem Kopf haben.» Manchmal war es weniger die Gesellschaft anderer, die mir unerträglich war, als vielmehr der Klang meiner eigenen Stimme, wenn ich in Gesellschaft war. Oft, wenn ich – mir selbst und anderen gegenüber – mit irgendeiner leeren Platitude herausplatzte, wollte ich in Wirklichkeit eigentlich sagen: *«Mir geht's total beschissen, ich kann nicht glauben, dass diese verdammte Scheiße meiner Frau passiert ist, und ich kann verflucht noch mal nicht glauben, wie schrecklich ich mich deswegen für den Rest meines verdammten Lebens fühlen werde.»* Aus irgendeinem Grund sagte ich das aber nie. Ich erinnere mich nur an ein einziges Mal, wo ich solche Worte äußerte: an dem Abend mit Lee und Woody am ersten Jahrestag des Todes von Woodys Mutter – nur fünf Wochen nach Desreens Tod –, und ich weiß noch, dass ich den Klang meiner eigenen Stimme hasste.

Am Tag nach dem Beisammensein anlässlich von Desreens Geburtstag fühlte ich mich beim Aufwachen schlechter als am Tag zuvor – verkatert und aufgelöst. Es hatte mich überwältigt. Der Druck, möglichst mit jedem zu sprechen und gleichzeitig sicherzustellen, dass es Jackson angesichts der vielen zum Teil vertrauten, zum Teil unbekannten Leute gutging, war zu viel für mich. Ich war froh, den Anlass begangen zu haben, und werde es wahrscheinlich wieder tun, aber ich fühlte mich schlecht, weil ich für viele der Menschen, die sich die Zeit genommen hatten zu kommen, so wenig Zeit gehabt hatte. Vielleicht erinnerte mich der Anlass auch daran, wie ich auf Desreens Tod reagiert hatte; dass ich oft mehr Energie dafür aufgebracht hatte, mich um die Gefühle anderer Menschen zu kümmern, als mir meine eigenen bewusst zu machen. Ich hatte etwas Öffentliches arrangieren wollen, aber das, was mir am meisten bedeutete, war privat.

Ich empfand das Bedürfnis, sowohl Desreens als auch Jacksons Geburtstag auf eine intime und bleibende Weise zu würdigen, wusste aber nicht, wie. Für jemanden, der bereits tot ist, ein Geschenk zu kaufen, ist eine echte Herausforderung, und fast ebenso schwierig ist es, etwas Passendes für den dritten Geburtstag eines Kindes zu finden, was nicht am vierten bereits ausrangiert ist. Aber nach langem Nachdenken fiel mir etwas Geeignetes ein.

Als Desreen und ich heirateten, hatte sie keinen richtigen Ehering. Sie zog ihren Verlobungsring aus und ließ ihn vom Pfarrer segnen, zusammen mit dem Ring, den sie für mich zu meinem Dreißigsten hatte anfertigen lassen. Die Fassung ihres Rings war so gestaltet, dass sich schwer ein Ehering finden ließ, der dazu passte. Sie erklärte mir, es sei ihr vor allem wichtig, mit mir verheiratet zu sein, nicht, sich mit einem weiteren Ring zu schmücken. Typischerweise hielt diese Einstellung allerdings nicht lange an. Als ihr dreiunddreißigster Geburtstag nahte, erinnerte sie sich daran, dass ihre linke Hand nicht so geschmückt war, wie sie hätte sein können. Und wenig später erinnerte sie auch mich daran. Am Ende fand sie bei Liberty einen Ring, der ihr ausnehmend gut gefiel – ein einfacher schmaler Weißgoldring mit winzigen weißen Diamanten. Sie trug ihn nur drei Wochen, dann starb sie. Nachdem ich ihn gerade einen Monat zuvor, verpackt in einer edlen gold-schwarzen Schachtel, bei einer freundlichen Verkäuferin erstanden hatte, bekam ich ihn in der Todesnacht in einer durchsichtigen Plastiktüte von einem ernst blickenden Polizisten zurück. Ich streifte ihn über meinen kleinen Finger, neben meinen Ehering, wo er bis heute sitzt.

Desreen war eine kluge Frau. Sie entschied sich für etwas Einfaches, das sie am Mittelfinger der linken Hand trug – nicht nur, weil nichts, was ihr gefiel, zu ihrem Verlobungsring passte, sondern auch, weil der Ring, den sie schließlich entdeckte, dafür vorgesehen war, mit anderen Modellen des gleichen Designers zusammen getragen zu werden. Dieser Ring war der Beginn einer Sammlung, für die, so ihre Erwartung, ich die Kosten tragen würde. Und als ich überlegte, welche Geste passend wäre im Hinblick auf die Vergangenheit meiner Frau und die Zukunft meines Sohnes, ging ich schließlich wieder zu Liberty und erfüllte ihre Erwartungen. Ich kaufte genau den gleichen Ring in der gleichen Größe, allerdings diesmal mit schwarzen anstelle von weißen Diamanten. Und wenn der Zeitpunkt gekommen ist, meinem Sohn zu sagen, was ich seiner Mutter zum vierunddreißigsten Geburtstag, den sie nicht mehr erlebte, gekauft habe, wird das Geschenk an ihn übergehen. Ich werde ihren weißen Ehering behalten, und er wird das exakte Gegenstück in Schwarz bekommen – Geschenke, die zugleich für und von Desreen sind und die Jackson und ich für den Rest unseres Lebens zu schätzen wissen werden.

Ich hatte mir zwar früher im Jahr geschworen, mich nicht damit zu plagen, Jacksons Leben perfekt zu gestalten, aber an seinem Geburtstag wollte ich mir besondere Mühe geben, und zwar nicht nur in Gestalt großer Gesten, die Kleinkinder kaum interessieren. «Willst du Eisenbahn spielen?» sind die Worte, die

Jackson am häufigsten ausspricht, also sollte an seinem Geburtstag meine einzige Antwort *ja* lauten. Wochenlang hörte ich aufmerksam zu, um seine bereits riesige Sammlung wirklich mit denjenigen fehlenden Stücken ergänzen zu können, die er sich am meisten wünschte. Am Abend zuvor buk ich Kuchen, blies Ballons auf und packte die Geschenke ein, und als er an seinem Geburtstag wach wurde, stopfte er sich mit Geburtstagsleckereien voll und stieg in noch höhere Sphären des Lokomotivhimmels empor. Wir spielten, und er war glücklich.

An diesem Tag lehrte er mich etwas: Wenn ein Kind zufrieden ist, dann lässt man es am besten den Augenblick genießen, anstatt es zu etwas anderem zu drängen, das nur dazu dient, dass die Erwachsenen sich damit wohler fühlen. Ich hatte alles genau geplant: Aufstehen, Geschenke auspacken, dann einen schnellen Besuch bei den Dinosaurier-Skulpturen im Crystal Palace Park und zum Abschluss des Tages noch mehr Kuchen und sein Lieblingsgericht zum Abendessen. Doch während er spielte, antwortete er auf meine Frage, wann er gern aufbrechen würde, er wolle gar nicht gehen. Er wollte einfach nur mit seiner Eisenbahn spielen. Als ich ihn am Tag zuvor gefragt hatte, welches Geburtstagsessen er sich wünschte, lautete seine Antwort «Hühnchen mit Reis». Und noch einen Tag zuvor hatte er mir, als ich erwähnte, er habe in zwei Tagen Geburtstag, erklärt, den habe er doch schon am Tag zuvor gehabt. Offenbar hatte man in der Kita etwas für meinen kleinen Jungen organisiert, und damit war er völlig zufrieden. Er erinnerte mich daran, dass es überhaupt nicht darum ging, ein Kind mit materiellen Dingen und übertriebenen Gesten zu überschütten, das doch am liebsten einfach nur seinen Daddy zum Spielen dahaben wollte.

Seine Großmut berührte mich tief. Am Ende wollte er nichts unternehmen außer einem Spaziergang zum Park am Ende unserer Straße, mit ein paar Ballons an einer Schnur, und anschließend auf meinen Schultern nach Hause reiten. Er machte mir nur Freude, und die Tatsache, dass ich den ganzen Tag über in miserablem Zustand war, schien ihn nicht zu beeinträchtigen. Ich merkte, dass ich mich in die Angst vor all den «ersten» hineingesteigert hatte und dieser Tag der letzte erste Jahrestag bis zu Desreens erstem Todestag am 10. November war.

Alle Energie, die ich für Jacksons Geburtstag mobilisiert hatte, war aufgebraucht. So sehr, dass ich irgendwann auf meinem Bett zusammenbrach und das emotionale Chaos, das der Tag gebracht hatte, ausschlafen musste. Das passierte immer öfter und bereitete mir zunehmend Sorge. Vielleicht würde ich dem Gedanken ins Auge blicken müssen, dass ich depressiv war. *Schließlich,* dachte ich, *wäre es doch fast noch seltsamer, wenn ich es nicht wäre, oder?* Ich entschied, mit meinem Arzt nicht darüber zu sprechen. Ich würde mich selbst im Auge behalten und meinen Freunden und Verwandten davon erzählen, sodass auch sie mich im Auge behalten konnten, aber es fühlte sich eher an wie ein vorübergehendes Phänomen, nicht wie eine chronische Krankheit.

Wenn es einen Tag in dem Jahr nach Desreens Tod gab, an dem ich mich hätte gut fühlen können, dann wäre das wohl Jacksons Geburtstag gewesen. Trauer hat die Tendenz, einem nur kurzzeitig einmal Auftrieb zu gewähren, bevor man dann wieder abstürzt – ein bisschen wie ein Geburtstagsballon vielleicht. Und genau so ein Geburtstagsballon war es, der mich zum Absturz brachte. Nein, eigentlich waren es zwei. Zwei unschuldig aussehende Geburtstagsballons bekräftigten die Lektion, die ich aus Desreens plötzlichem Tod gelernt hatte: Dass die Harmonie des Lebens unter völlig unerwarteten Umständen plötzlich erschüttert werden kann. Zum Glück waren die negativen Konsequenzen diesmal zwar leidvoll, aber nicht annähernd so tragisch.

Lee, Olive und Albie schickten Jackson einen wunderschönen, transparenten, mit Helium gefüllten Ballon, verziert mit bunten Bändern aus Seidenpapier und einem Schwanz aus Bändern und farbenfrohen Papierpailletten. Als wir die Schachtel öffneten, in der er geliefert wurde, schwebte er sanft durch unsere Küche und erfüllte sie mit einem Hauch der Liebe unserer Freunde. Als Jackson und ich nur fünf Minuten später von der Küche ins Wohnzimmer gingen, folgte uns der Ballon still und leise.

Wir spielten in einer Zimmerecke Eisenbahn, als wir aus einer anderen Ecke hinter uns, ein lautes Poltern hörten. Der Ballon war in die Mitte der Zimmerdecke hinaufgeschwebt und hatte den Lampenschirm aus der Befestigung gestoßen, woraufhin die Glühbirne herunterfiel und zerbrach. Überall war Glas. Ich hob Jackson hoch, trug ihn aus dem Zimmer und holte seine Hausschuhe, um für den Fall des Falles seine Füße zu schützen. Er war, typisch für ihn, vollkommen unbeeindruckt, und ich konnte es kaum erwarten, meinen Freunden von dem Schaden zu erzählen, den ihr scheinbar harmloses Geschenk seit seiner Ankunft in unserem Zuhause angerichtet hatte. Zu diesem Zeitpunkt fand ich es wohl recht lustig.

Am nächsten Tag stand plötzlich Lee vor der Tür. Ein Kurzbesuch, der dramatisch verlaufen sollte. Mein Sohn, der Lee abgöttisch liebt, wurde ein bisschen hektisch. Ich hatte die Wohnung für das kleine Fest, das später am Tag stattfinden sollte, mit noch mehr Ballons dekoriert, und als Jackson aufgeregt durchs Zimmer rannte, stolperte er über einen davon und landete auf dem Kinn. Zunächst wussten wir nicht recht, was geschehen war, aber es gab einen lauten Plumps und Ströme von Blut. Dann stellte sich heraus, dass seine rasiermesserscharfen Vorderzähne seine Zunge geritzt hatten, woraufhin er aussah wie nach einem Vampirangriff auf seinen Mund.

Es war Stress vom Feinsten: Er war blutüberströmt, ich war blutüberströmt, die weißen Küchenfliesen waren voller Blut, und das Blut, das aus seiner Zunge quoll, machte keine Anstalten zu versiegen. Er hatte außerdem Reiswaffeln gegessen, sodass es aussah, als hätte er lauter abgebrochene Zahnstückchen im Mund. Und wegen des Blutes konnte ich seine Zähne nicht sehen, um festzustellen, ob sie noch an Ort und Stelle waren. Er hatte noch nie zuvor Blut geschmeckt und spuckte es mit einer Mischung aus Ekel, Widerwillen und Wut aus.

Meine Erinnerung an den Unfall hielt sich viel länger als seine Verletzung. Fünf Minuten nachdem er eine Dosis Nurofen geschluckt hatte, verschlang er begeistert ein Törtchen und eine zungenkühlende Eiscreme – es sah also ganz danach aus, als sei weiter nichts passiert. Schon am nächsten Tag deutete abgesehen von dem schmerzhaft aussehenden Loch in der Zunge nichts mehr darauf hin, was passiert war. Als ich ihn bat, den Mund zu öffnen, damit ich den Schaden noch einmal inspizieren konnte, sah er mich an, als sei ich verrückt. Er hatte sowohl diesen Vorfall, bei dem er verletzt wurde, als auch den anderen, bei dem er beinahe verletzt worden wäre, so gut wie vergessen. Aber keine der Ballongeschichten ging mir auch nur einen Augenblick lang aus dem Kopf, weil ich immerzu Parallelen fand: Schönheit und Licht, die krachend zu Boden stürzen; Glück in einem Moment, gefolgt von Schmerz im nächsten; falsche Zeit, falscher Ort; ein einst heiteres Leben ganz plötzlich in Scherben.

## GEBURTSTAGSKIND

Jackson, mein Junge, heute wirst du drei.
Es gibt ein paar Dinge, ein oder zwei.
Dinge, heut weißt du noch nichts davon,

Doch später erzähl ich sie dir, mein Sohn.
Was ich als Erstes sagen mag:
Dass du kamst, erfuhren wir am Valentinstag.
Lang hatten wir's gewünscht, und gewartet auch,
Und nun warst du plötzlich in Mamis Bauch.
Du hast viel geschlafen, warst am Tag ganz still,
Doch nachts, da bewegtest du dich viel!
Deine Mami hast du um den Schlaf gebracht.
Und sie hat dann komische Dinge gemacht.
Sie aß komische Sachen, für sie war ein Traum
Löffelweise Seife und Spülwasserschaum.
Und Fischstäbchen magst du, weil deine Mutter,
Während du unterwegs warst, Millionen gefuttert.
Fast wählte sie Sonny für dich als Name,
Und Jackson heißt du nach Mamas Mama.
Denn so hieß deine Urgroßmama.
Erinnerst du dich, eine schöne Dame.
Viel mehr ich noch zu sagen find
Über Jackson, das Sonntagskind.
Auch dein Daddy war an dem Tag da,
Doch es dauerte lange bis zum Hurra.
Vier Tage hast du dir Zeit gelassen,
Dein Daddy konnte es gar nicht fassen.
Zu Mamis Verdruss wurd' er irgendwann müde,
Perfekt warst du dann, Haut wie Pfirsich, meine Güte.
Mit ein wenig Hilfe kamst du dann bald,
Und im Kreißsaal war es ziemlich kalt.
Mami sah deshalb deinen Pimmel kaum.
Deine großen braunen Augen, und die Haare – ein Traum.

Jeder sagte, der wird Mädchen die Köpfe verdrehen,
Wir jedenfalls konnten das gut verstehen.
Du hast unser Leben auf den Kopf gestellt,
Es folgten zwei Jahre, die schönsten der Welt.
Ich vergesse sie niemals, mein Sohn, das versprech' ich,
Und nun hörst du mehr über Mami und dich.
Kleine Dinge, euren Zoobesuch bei all den Tieren,
Kleine Dinge, ein gemeinsames Bad mit Tirilieren.
Sie machte wirklich alles, damit du lachst,
Niemand hat dich so oft zum Lachen gebracht.
Und alles, was sie tat, war für dich und für mich,
Du machtest sie glücklich wie vorher nichts.
Am Tag ihres Todes, auch das sollst du wissen,
Hat Mami aus Freude weinen müssen.
Du hast auf unsrem Bett Happy Birthday gesungen,
An ihrem Geburtstag war das noch nicht gelungen.
Und der Stolz in ihren Augen war beispiellos
Und die Liebe zu dir in ihrem Herzen grenzenlos.
Dieser Liebe, diesem Stolz galten ihre letzten Worte,
Diese Liebe, dieser Stolz bleibt auch an jenem andern Orte.
Und danke will ich sagen, denn dank dir hab ich's geschafft,
Die Zeit zu überstehen, nur für dich hatt' ich die Kraft.
Und eins zu sagen ist noch wichtig für mich:
Komme, was da wolle – ich liebe dich!

# *Ein Jahr*

Nach dem überstandenen Jahr mit all den Jahres- und Geburtstagen ohne Desreen an meiner Seite sah ich ihrem ersten Todestag irgendwie unerwartet gleichmütig entgegen. Ich hatte begriffen, dass die angstvolle Vorwegnahme all unserer wichtigen Tage mich tatsächlich auf den Moment vorbereitet hatte, in dem sie dann eintraten. Jedes Datum, das mir vor Desreens Tod etwas bedeutet hatte, tat nur deshalb so weh, weil es mich einst so glücklich gemacht hatte.

Der 10. November hingegen war überhaupt nicht mit glücklichen Erinnerungen verbunden. Dieses Datum war vor ihrem Tod ohne Bedeutung gewesen, und überraschenderweise erschien es mir auch ein Jahr nach dem Ereignis ziemlich bedeutungslos und irrelevant. Die Tatsache, dass seit ihrem Tod 365 Tage vergangen waren, hatte für mich keinen anderen Stellenwert, als wenn sie 364 oder 366 Tage zuvor gestorben wäre; ihr Tod trat mir deshalb nicht deutlicher vor Augen, und ich fühlte mich auch nicht lebendiger als am Tag davor oder danach. Wenn ich das Jahr anhand der Gefühlstiefe messen sollte anstatt anhand der verstrichenen Zeit, würde ich sagen, dass die zwölf Monate nach Desreens Tod die längsten (oder vielleicht die tiefsten) gewesen sind, die ich je erlebt habe. Und doch schien es mir, nach den Maßstäben, mit denen ich früher Zeit maß, nicht länger als sechs Wochen her zu sein, seit sie gestorben war. Vielleicht ließ mich die Tatsache, dass nun die Jahreszeit wiederkehrte, in der mir meine Frau genommen wurde, die anderen drei vergessen, die inzwischen ins Land gegangen waren. Aber ob das Grauen und die Angst mir den Tag leichter erträglich machten als erwartet, war eigentlich bedeutungslos – schließlich ist alles relativ, und das Nahen dieses Tages fühlte sich trotzdem schrecklich an.

Passenderweise fiel ihr erster Todestag auf den Gedenktag zum Ende des 1. Weltkriegs. Die Menschen würden sich also an diesem Tag zwangsläufig einen Moment Zeit nehmen, um der Toten zu gedenken. Für mich jedoch war es mehr als bloß ein Tag. Ich weiß heute, dass jeder Tag ein Gedenktag ist: an die guten Zeiten, die wir zusammen erlebten, an die vielen wundervollen Geschenke, die meine Frau mir machte – einschließlich unseres Sohnes –, an die Dinge, die wir gemeinsam zu erreichen hofften, an die Liebe, die uns verband, an die Nacht ihres Todes, an das allabendliche Einschlafen im halb leeren Bett danach, an den Menschen, der ich früher war. Welches Datum wir auch gerade schrieben, ich dachte immer wieder darüber nach, wie sich die Trauer an diesem ersten Todestag anfühlte – für mich anfühlte. Also hielt ich meine Gefühle im gleichen Format fest wie unmittelbar nach Desreens Tod und dann noch einmal sechs Monate später.

Ein Jahr

Es fühlt sich anders an. Anders, weil der Schock abgeklungen ist und langsam die Wirklichkeit an seine Stelle tritt. Anders, weil es in mancher Hinsicht einfacher wird und in anderer schwerer.

Es fühlt sich zyklisch an. Zyklisch, weil die Wiederkehr der Jahreszeit, die mir meine Frau genommen hat, viele der Gefühle wieder an die Oberfläche bringt, die ich unmittelbar nach ihrem Tod empfand. Zyklisch, weil mir, wenn ich an den bevorstehenden Winter denke, das Herz schwer wird angesichts der wiederkehrenden Sorgen, die er bringen mag.

Es fühlt sich enttäuschend an. Enttäuschend, weil so viele Dinge, die wir geplant hatten, niemals geschehen werden. Enttäuschend, weil das Haus, in dem mein Sohn und ich jetzt leben, sich nicht wie ein Zuhause anfühlt. Enttäuschend, weil jetzt, wenn alles nach Plan gegangen wäre, ein zweites Kind unterwegs wäre. Enttäuschend, weil ich weiß, dass meine Frau ein wundervolles Leben gehabt hätte. Enttäuschend, weil ich weiß, dass wir ein wundervolles gemeinsames Leben gehabt hätten. Enttäuschend, weil mein Sohn darauf wird verzichten müssen, dieses wundervolle Leben mit ihr zu teilen.

Es fühlt sich an wie ein Gefängnis. Wie ein Gefängnis, weil ich nicht entkommen kann, wenn die Trauer mich packt. Wie ein Gefängnis, weil sie nie zulassen wird, dass ich ein anderes Gefühl voll und ganz erlebe, sondern immer den Schatten von Sorge und Melancholie darüberwerfen wird.

Es fühlt sich schizophren an. Schizophren, weil ich mir in einem Moment einrede, ich sei glücklich, und mich im nächsten wieder vollkommen am Boden zerstört fühle.

Es fühlt sich schwankungsanfällig an. Schwankungsanfällig, weil ich glaube, dass die Trauer mich zu einem weicheren, freundlicheren und weniger hitzigen Menschen gemacht hat, ich dann aber wegen einer Nichtigkeit wie der Unfähigkeit, auf dem Londoner U-Bahn-Plan eine bestimmte Station zu finden, das Gefühl habe, innerlich vor Wut zu explodieren.

Es fühlt sich an wie eine offene Wunde. Eine offene

Wunde, weil die Gesellschaft mich glauben machen will, dass ich zwölf Monate nach Desreens Tod zur Normalität zurückkehren werde, ich aber nichts davon merke, dass sie verheilt wäre. Eine offene Wunde, weil mir bewusst geworden ist, dass ich, egal wie viel Schmerz es bereitet, lieber mein Herz für die Liebe öffnen werde, die ich immer noch zu meiner Frau empfinde, als es um einer Lösung willen zu verschließen, die ich nicht anstrebe.

Es fühlt sich dauerhaft an. Dauerhaft, weil ich inzwischen akzeptiert habe, dass mich die Trauer mein Leben lang begleiten wird. Dauerhaft, weil ich festgestellt habe, dass ich keine Schlacht gegen sie schlage, ich lebe einfach nur mit einer Kriegsverletzung, die niemals völlig abheilen wird.

Es fühlt sich unfassbar an. Unfassbar, weil mir klargeworden ist, dass die Trauer keinen Abschaltknopf besitzt.

Es fühlt sich bedrückend an. Bedrückend, weil ich spüre, dass die Menschen wollen, dass ich mich erhole, es mir aber nicht gelingt. Bedrückend, weil behauptet wird, das erste Jahr sei ein Meilenstein und es sollte mir nun besser gehen, als es der Fall ist. Bedrückend, weil ich ein Kind habe, das das Recht hat, noch Freude an Weihnachten zu haben, obwohl ich das Fest am liebsten ausfallen lassen würde. Bedrückend, weil ich weiß, dass ich verdammt hart zu mir selbst bin.

Es fühlt sich an wie Weitermachen. Weitermachen und nicht Fortschritte machen, weil «Fortschritte machen» Konnotationen hat, die eher mit den Zwängen zu tun haben, den Erwartungen anderer an einen jungen Witwer, als mit dem, was ich mir für mich selbst wünsche: Ich soll aufhören zu trauern, aufhören, so mitgenommen auszusehen, jemand Neuen finden, das tun, was manche Leute als «mit dem Leben zurechtkommen» bezeichnen würden.

Es fühlt sich sensorisch an. Sensorisch, weil mich das Geräusch von Feuerwerkskörpern zurückversetzt zum Zeitpunkt von Desreens Tod. Sensorisch, weil Sirenen den gleichen Effekt haben. Sensorisch, weil es mich an meine Frau erinnert, wenn ich die Haare meines Sohnes im Gesicht spüre. Sensorisch, weil es mich oft traurig macht, glückliche Paare zu sehen. Sensorisch, weil es mich oft wütend macht, unglückliche Paare zu sehen.

Es fühlt sich an wie Langeweile. Langeweile, weil ich weiß, wie es sich angefühlt hat, Spaß am Leben zu haben. Langeweile, weil meine Fähigkeit, mich ungetrübt an etwas zu freuen, verschwunden ist. Langeweile, weil ich den Menschen gefunden hatte, der mich so oft zum Lachen brachte, und weil das Leben ohne sie einfach nicht so aufregend und komisch ist.

Es fühlt sich an wie Einsamkeit. Einsamkeit, weil ich, sosehr ich auch meine Tage mit Begegnungen mit Verwandten und Freunden ausfülle, doch immer allein zu Bett gehe. Einsamkeit, weil ich weiß, wie es sich angefühlt hat, eine Frau zu haben, die immer für mich da war – und sie es jetzt nicht mehr ist. Einsamkeit, weil der einzige Mensch, der mir immer ein Lächeln entlocken konnte, wenn es mir schlechtging, nicht mehr da sein kann.

Es fühlt sich an wie Dankbarkeit. Dankbarkeit für die unglaublichen Zeiten, die wir zusammen erlebt haben. Dankbarkeit für all die Erinnerungen. Dankbarkeit für den Sohn, den meine Frau mir geschenkt hat. Dankbarkeit für die Tatsache, dass ich mein Leben noch habe und er seines.

Es fühlt sich an wie Bedauern. Bedauern für Jackson, weil er keine Mami haben wird, die ihn im Leben unterstützt. Bedauern, weil er von uns allen am wenigsten Zeit mit ihr verbringen konnte. Bedauern für Desreens Freunde und Angehörige, die sie so sehr vermissen. Bedauern für mich selbst, weil sie nicht mehr da ist.

Es fühlt sich an wie Hoffnung. Hoffnung, weil der Schock und der Schmerz in ihrer Intensität nachgelassen haben. Hoffnung, weil mir klargeworden ist, dass ich versuchen will, ein ausgefülltes Leben zu führen. Hoffnung, weil ich begreife, dass das eventuell noch möglich ist, obwohl jetzt alles anders ist. Hoffnung, weil ich nicht mehr so viel Angst vor der Zukunft habe wie vor einem Jahr. Hoffnung, weil ich inzwischen weiß, dass die Voraussetzung, um in Zukunft wieder einmal Glücksgefühle zu empfinden, mein Wollen ist – und ich will.

Es fühlt sich an wie Verzweiflung. Verzweiflung, weil manchmal alles hoffnungslos scheint. Verzweiflung, weil ich mich an manchen Tagen nicht einmal richtig lebendig fühle. Verzweiflung, weil ich niemals zurückbekommen werde, was ich einst hatte.

Es fühlt sich motivierend an. Motivierend, weil es mir Antrieb gibt, Desreens Andenken zu ehren. Motivierend, weil mein Wunsch, mit meinem Sohn richtig umzugehen, mich mit der Energie dazu versorgt. Motivierend, weil ich beschlossen habe, mein eigener Chef zu werden, wenn es darum geht, mein restliches Leben zu planen. Motivierend, weil ich merke, dass es in Ordnung ist, wenn die Planung ein weiteres Jahr oder sogar zwei, drei Jahre in Anspruch nimmt, weil feststeht, dass es mir, wenn ich mich unter Druck setze, noch schlechter gehen wird als ohnehin schon.

Es fühlt sich demotivierend an. Demotivierend, weil es so schwer ist, mit mir zufrieden zu sein, ganz gleich, was ich tue. Demotivierend, weil ich nichts, was ich tue, als Erfolg empfinde.

Es fühlt sich rebellisch an. Rebellisch, weil es mir so viel weniger wichtig ist als früher, was andere von mir denken. Rebellisch, weil ich mich berechtigt fühle zu tun, was ich will, und nicht, was andere von mir erwarten. Rebellisch, weil ich willens bin, Konventionen über Bord zu werfen und zu tun, was ich für meinen Sohn und mich für richtig halte. Rebellisch, weil ich derjenige sein werde, der darüber entscheidet, ob mein Leben ein Erfolg war, und weil diese Entscheidung auf emotionaler Erfüllung basieren wird und nicht auf Geld oder materiellen Dingen.

Es fühlt sich zwiespältig an. Zwiespältig, weil so viele meiner Gefühle widersprüchlich sind. Zwiespältig, weil ich wieder ein gutes Leben führen möchte, aber weiß, dass ich meine Zeit vergeude, wenn ich versuche zu leben wie zuvor.

Es fühlt sich an wie Liebe. Liebe, weil ich mich sonst jetzt, wo Desreen fort ist, nicht so schlimm fühlen würde. Liebe, weil es mir einen Stich in der Brust gibt, wenn ich nachts an sie denke. Liebe, weil ich meiner Frau immer noch Gutes tun will, obwohl sie nicht mehr da ist. Liebe, weil ich nicht weniger für sie empfinde als zu ihren Lebzeiten.

Und es fühlt sich irreal an. Irreal, weil es nicht wirklich

ins Bewusstsein dringt. Irreal, weil ich manchmal immer noch erwarte, dass sie gleich zur Tür hereinkommt. Irreal, weil ich nicht glauben kann, dass das nie geschehen wird. Irreal, weil mir nicht gelingt zu akzeptieren, dass damit alles aus ist.

## *Großer Junge*

Lieber Dad,

ich weiß, dass du es nicht magst, dass ich dich schon *Dad* nenne, aber ich bin jetzt drei, und das heißt, ich bin ein großer Junge. Als ich mich zum ersten Mal dabei ertappte, kurz nach meinem dritten Geburtstag, kam mir auch in den Sinn, dass Mami immer *Mami* bleiben will. Ich werde sie nie als etwas anderes kennen, weil sich die Gelegenheit dazu nicht geboten hat. Sie wird nicht plötzlich Ma werden, weil das Ich, das sie gekannt hat, immer zwei Jahre alt bleiben wird. *Mami* wird nie der Vergangenheit angehören, weil *Ma* nie Teil meiner Gegenwart gewesen ist.

Es ist ein bisschen wie mit der Liebe. Zwar bin ich ja noch nicht in der Schule – und selbst wenn ich das dann bin, wird man mir wohl nichts über Grammatik beibringen –, aber meine *Liebe* für Mami kann nicht plötzlich zu einem *geliebt* werden, denn ich habe nie aufgehört sie zu lieben. Wenn ich richtig liege, Dad, dann ist *geliebt* die Vergangenheitsform von lieben, *geliebt* würde also bedeuten, dass meine Liebe der Vergangenheit angehört. Aber ich liebe meine Mami immer noch. Sie mag gestorben sein, aber meine Liebe zu ihr ist immer noch gegenwärtig, und an der Traurigkeit in deinen Augen jetzt, wo sie nicht mehr da ist, merke ich, dass das bei dir genauso ist.

Und ich mache mir Sorgen wegen deiner Traurigkeit,

Dad. Ich weiß, dass du manchmal versuchst, sie zu verstecken, aber du siehst inzwischen ein bisschen aus wie das Brot, das wir im Park an die Enten verfüttern. Du sagst mir, ich soll es nicht essen, weil es nicht so glücklich ist wie vorher, und es hat graue Härchen genau wie du. Heißt das, dass du nicht mehr glücklich bist? Bist du auch vergammelt, Dad? Ich hoffe wirklich, dass du deine beste Zeit nicht schon hinter dir hast. Was soll ich tun, wenn wir als Nächstes dich in die Grube werfen müssen? Jetzt, wo Mami nicht mehr da ist, brauche ich dich nötiger denn je. Ich will dich nicht auch noch verlieren.

Also habe ich beschlossen, dass wir einen Plan brauchen, damit du nicht vergammelst, und ich habe mir alles genau überlegt. Häng einfach mit mir ab! Ich werde mein Bestes tun, um dich frisch zu halten: Ich werde verhindern, dass du allzu bald alt und mürrisch wirst; ich werde dir helfen, wieder Freude am Leben zu haben; ich werde meine Süßigkeiten mit dir teilen, dich drücken, wenn du morgens aufwachst, und wenn ich je erlebe, dass jemand dir ein Haar krümmen will, werde ich ihm die Hölle heißmachen. Auch ich habe eine verdammt harte Zeit, da kannst du drauf wetten, aber ich werde dich auch genauso lieben, wie du mich liebst, denn das weiß ich. Und ich werde es tun, weil ich Mami so sehr liebe, und wenn Mami dich so sehr geliebt hat, dann liebe ich dich auch so sehr.

Es ist nicht das Gleiche ohne sie, Dad. Ich vermisse sie mehr, als ich es je zeigen könnte. Warum sie gegangen ist, wird mir immer ein Rätsel bleiben, und wo sie hingegangen ist, weiß ich auch nicht so recht. Ich dachte, du würdest sehr glücklich sein, als ich dir sagte, dass ich heute in den Himmel aufsteigen würde, um sie zu retten, aber das warst du anscheinend nicht. Ich weiß nicht, warum ich das nicht darf. Warum lässt du es mich nicht wenigstens probieren, Dad? Ich will sie einfach nur zurückhaben, aber du sagst mir immer wieder, das würde nicht gehen. Wenn ich also meine Mami nicht zurückhaben kann, dann will ich wenigstens meinen Daddy zurück. Es regnet heute nicht, Dad, also gehen wir raus zum Spielen. Mit ein bisschen Glück finden wir dann sogar Daddy. Ich würde mich so freuen, ihn wiederzusehen.

Ich hab dich lieb, Dad.

Jackson x

# *Danksagungen*

Ich habe dieses Buch aus zwei Gründen geschrieben: um für meine Frau um meines Sohnes willen ein Vermächtnis zu hinterlassen; und um auf ungeschönte und unmittelbare Weise Trauer festzuhalten, wie sie sich ereignet hat, in der Hoffnung, anderen zu helfen, die den Schmerz eines Verlusts erleiden müssen. Dies wäre mir niemals gelungen ohne die Güte, die Liebe und die Unterstützung meiner Verwandten und alten wie neuen Freunde.

Ich möchte allen Mitarbeitern von Hodder & Stoughton dafür danken, dass sie an das Potenzial dieser Geschichte geglaubt und mir geholfen haben, die quälenden Worte in meinem Kopf in ein schönes Buch zu verwandeln, das mein Sohn wird lesen können, wenn die Zeit reif ist. Zu besonderem Dank bin ich meiner Lektorin Hannah Black verpflichtet, deren umsichtiger, aber nie übertrieben vorsichtiger Ansatz mich darin unterstützt hat, das Selbstbewusstsein und den Mut aufzubringen, mich mit jenen Elementen meiner Trauer zu konfrontieren, vor denen ich Angst hatte. Speziell danke ich ihr, dass sie mich ermutigt hat, Desreens Leben in der Geschichte ihres Todes so viel Raum zu geben. Ohne Hannahs Beratung wäre dieses Buch längst nicht so, wie ich es mir wünsche; sie hat wirklich ein großes Dankeschön verdient. Sehr dankbar bin ich auch Helen Coyle für ihr redaktionelles Know-how. Sie hat ganze Arbeit dabei geleistet, die Geschichte auf Kurs zu halten.

Meiner Agentin Ajda Vucicevic von Luigi Bonomi Associates

würde ich einen Bärendienst erweisen, wenn ich mich bei ihr bedankte, ohne sie auch als Freundin zu würdigen. Ich habe alle, die mit mir an diesem Buch gearbeitet haben, gebeten, mich nicht mit Glacéhandschuhen anzufassen; kaum jemand ist diesem Wunsch besser gerecht geworden als sie. Es ist wirklich ziemlich schwer vorstellbar, wie oft wir unterwegs zusammen lachen konnten.

Das phantastische Cover, das Alice Laurent für dieses Buch gestaltet hat, wird mich mein Leben lang berühren. Ich bin dankbar, dass sie ihr Talent dafür eingesetzt und einen flüchtigen iPhone-Schnappschuss zu einem außergewöhnlichen Bucheinband gemacht hat, der mir jetzt so viel bedeutet.

Bev Brooks, meiner Schwiegermutter, verdanke ich so viel, denn sie hat alles liegen und stehen lassen, um meinen Sohn und mich zu unterstützen. Ohne sie wäre ich in der Zeit nach Desreens Tod zu kaum etwas gekommen, geschweige denn dazu, ein Buch zu schreiben. Lob und Dank schulde ich auch meiner gesamten Familie: meinen Eltern für ihre grenzenlose Liebe, Hilfe und Geduld; meiner Großmutter für weise Worte, lustige Stunden und dafür, dass sie so verdammt wunderbar ist; meinen Brüdern Mat und Nick sowie ihren Familien dafür, dass sie immer für mich da waren; meinem Schwiegervater und meinem Schwager, Kelson und Anthony, dafür, dass sie mich weiterhin wie einen Sohn und Bruder behandelten; und allen anderen sowohl aus meiner als auch aus Desreens Familie dafür, dass sie mich nie im Stich gelassen haben.

Liebe und Dankbarkeit verbindet mich mit jedem und jeder einzelnen unserer Freunde und Freundinnen. Was für ein Glück, dass ich in den besseren Zeiten meines Lebens so viele wundervoll hilfreiche, loyale, fürsorgliche und unterhaltsame Menschen kennengelernt habe! Wie es gewesen wäre, die schlimmsten

Zeiten ohne sie alle durchzustehen, mag ich mir gar nicht vorstellen.

Ein besonderes Dankeschön an: Woody, der keine größere Hilfe hätte sein können (wozu auch seine unglaubliche Verlobte Katy beigetragen hat, die ihm stets den Rücken stärkte); Lee und Olive – der Gedanke, dass wir nie mehr zu viert zusammen sein können, bricht mir das Herz, aber es macht mich auch froh zu wissen, dass wir in Zukunft noch gute Zeiten erleben und unsere kleinen Racker wie immer so viel Fröhlichkeit in unser Leben bringen werden; Michael und Vikki (und Dave) für ihre grenzenlose Liebe, das Lachen und ihre Freundschaft, dafür, dass sie mich zum Paten der bezaubernden Jemima gemacht haben, und für ein Buch, das meine Einstellung zu den Dingen verändert hat; Marianne und Olly für ihre unermüdliche Hilfe und dafür, dass sie Jackson in Gestalt von Annalise so eine besondere kleine Freundin geschenkt haben; Dan dafür, dass er mir das Selbstvertrauen gegeben hat zu tun, was mir richtig erschien; Paul für ein Lied, das er komponiert hat und das Jackson und ich immer lieben werden; Mitch dafür, dass er mich nicht nur im Arbeitsleben unterstützt hat; all den Jungs, mit denen ich das Wochenende in den Witterings verbracht habe; Lee und dem Großen und dem Kleinen Woody für Ibiza; und Zac und Laura dafür, dass sie mich an jenem Abend vom Boden aufgesammelt und seitdem nie wieder losgelassen haben.

Das ohnehin schon unglaublich schwierige Jahr, das ich in diesem Buch behandle, wäre noch härter gewesen ohne die Unterstützung von Organisationen wie Grief Encounter, Winston's Wish und Child Bereavement UK, die trauernden Kindern helfen. Ein kollektives Dankeschön für all die Zeit und all die Ratschläge, die sie mir gegeben haben, seit mein Sohn seine Mutter verloren hat. Shelley Gilbert und Vicky Baruch von Grief Encounter verdienen besondere Erwähnung, denn sie haben sowohl Jackson als auch mir spezielle Aufmerksamkeit gewidmet. Ich bin stolz, dass sie zu meinen Freundinnen zählen.

Andere Organisationen, die ich lobend erwähnen möchte, sind Care for the Family, die mir sehr bald nach dem Tod meiner Frau Rat und Anregungen geboten haben, und die Stiftung WAY, die jungen verwitweten Menschen, die oft nicht wissen, wohin sie sich wenden sollen, unglaublich wertvolle Hilfe bietet.

All die Zuwendung und Zuneigung, die meinem Sohn und mir durch meinen Blog *Life as a Widower* zuteilwurde, wird mich stets mit Demut erfüllen. Ich habe unterwegs unschätzbar wertvolle Lektionen gelernt, für die ich ewig dankbar sein werde. Ich habe zudem Menschen kennengelernt, die mich gar nicht besser hätten ermutigen und mit ihrem Mitgefühl stärken können, und es berührt mich, dass wir in der Lage gewesen sind, einander in so schwierigen Zeiten zu helfen. Ich bewundere all die Gastschreiber, die mit dem gemeinsamen Ziel, anderen zu helfen, ehrlich und offen Beiträge darüber geliefert haben, wie die Trauer ihr Leben beeinträchtigt hat. Ihnen allen möchte ich danken.

Emma Latchem danke ich dafür, dass sie mir Wege aufgezeigt hat, meinen Sohn durch das Spiel zu verstehen. Sie hat zu seiner Entwicklung beigetragen, ohne es auch nur zu wissen, und das soll nicht unausgesprochen bleiben, bloß weil wir uns nie begegnet sind. Zu Dank verpflichtet bin ich auch Rob Savage für seine Hilfe in Finanzfragen, die es mir ermöglicht hat, mir Auszeiten mit Jackson zu nehmen, als ich sie am dringendsten brauchte.

Ich danke all den Medien, die auf so einfühlsame Weise mitgeholfen haben, das Thema «trauernde Kinder» ins Rampenlicht zu setzen: dem *Guardian*, der *Sunday Times Style*, der *Sun*, der *Sunday People*, *This Morning*, *BBC Breakfast* und zahllosen anderen, die über unsere Geschichte berichtet und meinen Blog unterstützt haben. Dank außerdem an BritMums für das Vertrauensbekenntnis in Form des BiBs 2013 Blog Awards. Dankbar bin ich auch all jenen, die es weitergesagt und dafür gesorgt haben, dass mein Blog die Menschen erreicht, für die er gedacht ist.

Und natürlich gelten meine herzliche Liebe, Freundschaft und Dankbarkeit all den Witwern in unserem privaten kleinen «Fight Club». Es heißt, wenn du es baust, werden sie kommen. Tja, Gott sei Dank haben wir das Feld der Träume gebaut, weil das, was vorher unmöglich schien, durch die Empathie, Unterstützung und Ehrlichkeit, die wir einander boten, in den Bereich des Möglichen gerückt ist. Wir sind vielleicht Freunde aus der Ferne, aber trotzdem Freunde, und ich bin froh, dass wir einander gefunden haben.

Und schließlich gelten meine grenzenlose Liebe und mein Dank Desreen und Jackson. Ich habe festgestellt, dass Worte viel mehr Macht haben, als ich mir vorstellen konnte, aber keines kann die tiefe Liebe in meinem Herzen zu meiner Frau, die ich unsäglich vermisse, und zu meinem Sohn, meinem Lebensretter, wirklich ausdrücken.

# *Anhang*

*Wie du jung verwitweten Menschen helfen kannst –* diese Dinge solltest du wissen

**Sprich mit mir** – selbst wenn du nicht weißt, was du sagen sollst. Zu wissen, dass es dir leidtut, reicht für den Anfang.

**Pfleg den Kontakt;** ruf mich weiterhin an, vor allem, wenn aus Wochen Monate und Jahre werden. Sei für mich da.

**Sprich ruhig über meinen Partner.** Ich höre gern, woran du dich erinnerst.

**Überleg dir genau, was du sagst** – ich bin im Moment verletzlich, und mangelndes Feingefühl kann mir den Rest geben.

**Hör mir zu** – das kann wichtiger sein als das, was du sagst. Manchmal brauche ich das Gefühl, dass ich gehört werde.

**Unterstütze mich praktisch.** Ich bin momentan nicht in der Lage, mit dem Alltag fertigzuwerden, also ist es lebenswichtig, dass du mir im Haushalt und mit den Kindern hilfst oder uns mal etwas kochst.

**Biete konkrete Hilfe an** – *«Ich hole die Kinder am Freitag ab, gehe mit ihnen raus, trinke Tee mit ihnen und bringe sie um 18 Uhr zurück.»*

**Sprich weiterhin über wichtige alltägliche Dinge.** Ich bin nach wie vor an dir interessiert und an dem, was sich in meiner Umgebung tut, aber «Smalltalk» kommt mir oft sehr trivial vor.

**Meide mich nicht** – es tut so weh, wenn du die Straßenseite wechselst, wenn du mich kommen siehst, anstatt dich mir zu stellen.

**Ruf nicht an, bloß um zu sagen** *«Sag Bescheid, wenn ich dir helfen kann»* und es dabei zu belassen.

**Mach dir nichts draus,** wenn du das Gefühl hast, «ungeschickt» zu sein – sei normal, sei du selbst, mein Freund – ich bin nach wie vor derselbe Mensch.

**Verzichte auf Äußerungen wie** *«Du kannst immer noch mal heiraten, du bist ja noch jung.»*

**Warte nicht darauf,** dass ich dich um Hilfe bitte – anfangs brauche ich ganz viel Hilfe bei fast allem.

**Lade mir nicht zu viel Verantwortung auf** – eine Zeitlang schaffe ich weiter nichts, als morgens aufzustehen und mich anzuziehen.

**Wenn du gläubig bist,** gib dich nicht allzu spirituell und hab nicht das Gefühl, Gottes Wege verteidigen zu müssen.

**Begreife,** dass es dauern wird, bis ich mich auch nur ansatzweise mit dem Leben abgefunden habe, das ich künftig werde führen müssen.

**Denk nicht,** dass Tod ein Lachverbot bedeutet. Mich mit Freude an die guten Zeiten zu erinnern, die wir zusammen hatten, ist wichtig und trägt zu meiner Heilung bei.

Bens Blog ist zu finden unter www.lifeasawidower.com, er twittert unter @lifeasawidower. Auf Facebook ist er zu finden unter www.facebook.com/lifeasawidower.

In Deutschland finden Sie Angebote für junge verwitwete Menschen u. a. bei der Nicolaidis YoungWings Stiftung: www.nicolaidis-youngwings.de.

MIX
Papier aus verantwortungsvollen Quellen
FSC® C083411

Das für dieses Buch verwendete FSC®-zertifizierte Papier
*Lux Cream* liefert Stora Enso, Finnland.

**Gib mir den Raum,** zu sein, wie ich bin, samt Tränen und allem. Versuche nicht, mich vom Weinen abzuhalten, und sei bitte auch bereit, mit mir zu weinen.

**Sei sensibel und mach dir klar,** dass zum Beispiel bei Weihnachtskarten eine Erwähnung meines Partners mich wissen lässt, dass auch du ihn oder sie zu dieser Zeit vermisst.

**Vergiss meine Kinder nicht!** Sie werden manchmal vernachlässigt, weil sie nicht ohne weiteres bereit sind zu reden.

**Lade mich ruhig in ein Café** oder in ein Lokal ein – damit ich mal etwas anderes sehe.

**Sei nachsichtig,** was das Verhalten meiner Kinder angeht. Möglicherweise agieren sie zerstörerisch und schwierig. Sie brauchen jetzt viel Geduld und Liebe.

**Lade mich weiterhin zu Ereignissen oder Festen ein,** aber habe Verständnis, wenn ich mich manchmal nicht in der Lage sehe zu kommen, oder wenn ich früh gehe.

**Sei dir bewusst, dass der Schein oft trügt** – vielleicht sieht es aus, als käme ich gut zurecht, während ich innerlich am Boden bin.

**Vergiss nicht,** dass Trauer keine Zeitbegrenzung hat – sie wird viel länger anhalten, als andere erwarten. Bitte begleite mich auf diesem Weg.

**Finde Möglichkeiten,** der Jahrestage zu gedenken, die der Familie wichtig sind – sei kreativ. Ich freue mich über Ideen anderer.

**Hab nicht das Gefühl,** irgendwas tun zu müssen – sei einfach da.

**Ignoriere den Verlust nicht** und vermeide auch Fragen nicht, die die verstorbene Person betreffen.

**Erwarte nicht von mir,** dass ich darüber hinweg bin – ich werde nie darüber hinwegkommen, aber mit der Zeit finde ich vielleicht zu einer «neuen Normalität».

**Sag nicht** «*Sei stark*» – das bedeutet: *«Zeig deinen Schmerz nicht, behalt ihn für dich.»*

**Weiche in der Öffentlichkeit** – in Schulen, Kirchen etc. – dem Thema nicht aus.

**Vergiss nicht,** meinen Kindern Zeit und Aufmerksamkeit zu schenken – vielleicht komme ich ja mit meinen Gefühlen ihnen gegenüber nicht zurecht.

**Erzähl mir nicht,** dass du zu beschäftigt warst, um anzurufen oder dich zu melden. Sag lieber: *«Ich wusste nicht, was ich sagen sollte.»*

**Frag mich nicht,** wie es mir geht, wenn du nur hören willst *«Danke, ganz gut»*. Mach dich auf die Wahrheit gefasst.

**Wenn du gläubig bist,** sag nicht einfach *«Ich bete für dich»*. Sei bereit, zur Lösung beizutragen, indem du dich engagierst.

**Hab keine Angst,** deine Gefühle zu zeigen, weine mit mir und erzähl mir, was du empfindest.

**Sei bereit,** dir das ganze Gefühlschaos anzuhören, das ich vielleicht durchmache, ohne gleich Lösungen zu präsentieren und ohne zu werten.

**Sei dir bewusst,** dass meine Kinder vielleicht in einer Weise reagieren, die untypisch scheint – sie haben die schlimmste vorstellbare Erfahrung gemacht und sind möglicherweise sehr verängstigt und verunsichert.

**Zeig Sensibilität** – ruf vorher an – steh nicht einfach vor der Tür. Obwohl das vielleicht genau die Pause ist, die ich brauche – stell dich darauf ein, dass ich sage, ich kann jetzt im Moment keine Gesellschaft ertragen.

**Sei dir bewusst,** dass es Zeiten gibt, wo ich mich nicht in der Lage fühle zu reden – was aber nicht heißt, dass ich nicht ein andermal froh bin, reden zu können.

**Lass mich wissen,** dass auch du den Verlust empfindest und meinen Partner vermisst. Das kann meine Isolation durchbrechen und eine große Hilfe sein.

**Ermutige mich,** freundlich zu mir zu sein und mich nicht unter Druck zu setzen, um den Erwartungen anderer, wie ich sein sollte, zu entsprechen.

**Hilf mir bei der Planung der Beerdigung, mach Vorschläge** – vor einer Hochzeit macht man sich monatelang Gedanken, vor einer Beerdigung hat man nur wenige Tage Zeit. Details spielen eine große Rolle.

**Beurteile mich nicht nach meinem Verhalten,** meinen Worten, Taten oder Gesten – mit der Zeit werden sie sich auf ein angemessenes Niveau einpendeln.

**Versuch nicht,** mir Lösungen zu präsentieren – keine davon wird mich zufriedenstellen. Lass mich einfach meine Ängste, Fragen und Zweifel ausdrücken.

**Miss meine Art zu reagieren und die Emotionen,** die ich zeige, nicht an eigenen Erwartungen oder Erfahrungen. Meine Trauer ist für mich einzigartig.

**Sag nicht,** dass du verstehst, was ich empfinde – wie auch immer dein Verlust aussehen mag, er ist bestimmt anders als meiner, denn Trauer ist individuell.

**Denk nicht** dass *«er/sie noch viele Lebensjahre vor sich hat»*. Das Leben, das ich geführt und geplant habe, ist vorbei. Jetzt gilt es erst einmal, mich damit zu arrangieren, bevor ich über eine Zukunft nachdenken kann.

**Versuch nicht,** irgendetwas Positives am Tod meines Partners zu finden.